妇产科常用中药临证速查掌中宝

主编　任　磊　李国华　任国华

U0868006

中医古籍出版社
Publishing House of Ancient Chinese Medical Books

图书在版编目（CIP）数据

妇产科常用中药临证速查掌中宝 / 任磊，李国华，任国华主编 . -- 北京：中医古籍出版社，2024. 11.
ISBN 978-7-5152-2936-2

Ⅰ. R271.1

中国国家版本馆 CIP 数据核字第 2024RB4143 号

妇产科常用中药临证速查掌中宝

任　磊　李国华　任国华　主编

策划编辑　郑　蓉
责任编辑　刘　婷
文字编辑　张　威
封面设计　艺点锦秀
出版发行　中医古籍出版社
社　　址　北京市东城区东直门内南小街 16 号（100700）
电　　话　010-64089446（总编室）　010-64002949（发行部）
网　　址　www.zhongyiguji.com.cn
印　　刷　北京市泰锐印刷有限责任公司
开　　本　880mm×1230mm　1/64
印　　张　11.125
字　　数　377 千字
版　　次　2024 年 11 月第 1 版　2024 年 11 月第 1 次印刷
书　　号　ISBN 978-7-5152-2936-2
定　　价　48.00 元

本书编委会

序

中医药学是一个伟大的宝库，而中药学是这个伟大宝库的重要组成部分。中医药学之所以历经数千年而不衰，是因为它有显著的临床疗效。中医药治疗妇产科疾病具有明显的优势，其疗效深受患者认可。然而，中医妇产科学虽然源远流长，专著众多，但是能从中医、西医两方面阐述妇产科常用中药的药理知识，并研究中药在妊娠期和哺乳期的应用、对胎儿和新生儿安全性的专著较少。

任磊主任医师潜心妇产科疾病已达十七年之久。她勤奋好学，刻苦钻研岐黄之术，熟读中医经典著作，是第五批全国中医临床优秀人才研修项目培养对象。她治病求本，善于把握阴阳，辨证施治的功底十分深厚。多年来，她结合临床实践，对治疗妇产科疾病常用中药的中西医药理进行了深入研究。《素问》载："大毒治病，十去其六；常毒治病，十去其七；小毒治病，十去其八；无毒治病，十去其九。谷肉果菜，食养尽之。无使过之，伤其正也。不尽，行复如法。”对于妇产科疑难病症的治疗，有时使用一定毒性的药物会取得良好疗效。然而，对于部分异质性疾病的患者及妊娠期、哺乳期患者来说，有可能造成自身或胎儿、新生儿的病理性损害。提高临床疗效、实现安全用药，是妇产科医师需要掌握的专业技能。

《妇产科常用中药临证速查掌中宝》一书具有较高的学术价值，而且蕴含着丰富的妇产科疾病诊疗经验，内容精炼，重点突出，纲目清晰，简单明了，便于记忆和查阅，是广大中医妇产科医师和学生可借鉴和参考的可靠资料，是以为序。

吕新亮

2024年10月于呼和浩特

内容提要

本书以《临床中药学》[①]为蓝本，介绍了妇产科常用中药的中医知识及西医临床药理知识，着重阐述了临床常用中药在妊娠期和哺乳期应用时对胎儿和新生儿可能出现的不良影响及其风险度。内容精炼，重点突出，纲目清晰，简单明了，便于记忆和查阅。本书适合从事妇产科临床工作的各级中医药从业者、西医学习中医人员及广大中医药爱好者参考使用。

① 高学敏，钟赣生. 临床中药学［M］. 石家庄：河北科学技术出版社，2006.

前　言

中医妇产科医师在临床工作中离不开中药的使用，尤其是月经期、妊娠期、哺乳期用药，关系到广大女性的健康及优生优育问题。所以，临床医生尤其是妇产科医生应明确每味中药在月经期、妊娠期和哺乳期应用时，对女性、胎儿和新生儿可能出现的不良影响及风险。掌握药物作用的规律，避免药物的有害作用，达到合理用药的目的，是广大医务人员的职责。

本书在参考大量文献典籍、临床报道及实验研究资料的基础上，对月经期、妊娠期、哺乳期用药进行了较为系统的整理和归纳，以便于中医工作者更准确、更容易地应用中药，从而保障女性患者及胎儿的健康。在西医药理方面，本书重点介绍了药物在妇产科方面的药理知识。除此之外，药物的其他西医药理知识一并介绍，以便读者对中药的理解更加全面。

本书以《临床中药学》[①] 为蓝本，参考了《中药学》[②]、《张廷模中药学讲稿》[③]、《妊娠期中西药物用药禁忌》[④]，编写力求客观，以“精要、实用、易学、方便查阅”为宗旨，从临床实际出发，在中医药理论指导下，以临床用药为核心，着眼于中医辨证用药、中药西医药理，为中医妇产科医师安全、有效、合理地运用中药提供科学依据。期望为初学者打开便捷之门，为从事妇产科临床、教学、科研工作的同道们提供有益的参考。

本书虽经作者反复修改，但仍感不尽如人意，恳请各位读者不吝赐教，以臻完善。

本书编委会

2024年10月于呼和浩特

---

① 高学敏，钟赣生．临床中药学［M］．石家庄：河北科学技术出版社，2006.

② 颜正华．中药学［M］．北京：人民卫生出版社，2006.

③ 张廷模．张廷模中药学讲稿［M］．北京：人民卫生出版社，2010.

④ 杜慧兰．妊娠期中西药物用药禁忌［M］．北京：人民卫生出版社，2007.

目　录

总　论

第一章　女性的用药原则与特点……3
第一节　月经周期用药原则与特点……3
第二节　妊娠期用药原则与特点……5
第三节　哺乳期用药原则与特点……7
第二章　妊娠禁忌药……8
第一节　不同书籍所记载妊娠禁忌药……9
第二节　正确认识妊娠禁忌药……17

各　论

第一章　解表药……20
第一节　辛温解表药……21
麻黄……22

桂枝……24
紫苏叶……26
苏梗……29
生姜……29
生姜皮……32
香薷……32
荆芥……34
防风……36
羌活……38
藁本……39
白芷……41
细辛……43
辛夷……46
第二节 辛凉解表药……48
薄荷……48
牛蒡子……51
蝉蜕……53
葛根……55
柴胡……57
升麻……60
桑叶……62
菊花……64

第四节　清热凉血药……136
生地黄……136
玄参……138
牡丹皮……140
赤芍……142
紫草……145
第五节　清虚热药……147
青蒿……147
白薇……149
地骨皮……150
第三章　泻下药……153
第一节　攻下药……154
大黄……155
芒硝……158
第二节　润下药……160
火麻仁……160
第三节　峻下逐水药……161
甘遂……162
芫花……164
牵牛子……166

第四章 祛风湿药……168
第一节 祛风寒湿药……169
独活……170
威灵仙……172
川乌……174
木瓜……177
蚕沙……178
路路通……179
伸筋草……180
徐长卿……181
海风藤……183
透骨草……184
雪莲花……185
第二节 祛风湿热药……188
秦艽……189
防己……190
桑枝……193
雷公藤……194
丝瓜络……196
络石藤……197
豨莶草……198

第三节 祛风湿强筋骨药……200
桑寄生……200
五加皮……202
狗脊……204
千年健……205
鹿蹄草……206
石楠叶……207

第五章 化湿药……209

苍术……210
厚朴……212
藿香……214
佩兰……215
砂仁……217
豆蔻……218
草豆蔻……219

第六章 利水渗湿药……221

第一节 利水消肿药……222
茯苓……222
猪苓……224
泽泻……225

薏苡仁……227
赤小豆……229
玉米须……230
第二节 利尿通淋药……231
车前子……231
车前草……233
滑石……233
通草……235
川木通……236
瞿麦……237
萹蓄……239
地肤子……240
海金沙……241
石韦……242
冬葵子……243
灯心草……244
萆薢……246
第三节 利湿退黄药……247
茵陈……247
金钱草……249
虎杖……250

第七章　温里药……………………………………253
附子……………………………………………254
肉桂……………………………………………256
干姜……………………………………………258
吴茱萸…………………………………………260
高良姜…………………………………………262
小茴香…………………………………………264
花椒……………………………………………265
荜茇……………………………………………267
第八章　理气药……………………………………269
陈皮……………………………………………270
橘核……………………………………………272
橘络……………………………………………272
橘红……………………………………………272
化橘红…………………………………………273
青皮……………………………………………273
荔枝核…………………………………………275
枳实……………………………………………276
附药：枳壳……………………………………278
木香……………………………………………278

香附……280
乌药……282
九香虫……283
川楝子……284
薤白……286
大腹皮……287
佛手……288
香橼……290
玫瑰花……291
绿萼梅……292
柿蒂……293
甘松……294

第九章　消食药……296

山楂……296
神曲……298
麦芽……299
谷芽……301
莱菔子……301
鸡内金……303

第十章 驱虫药……305
苦楝皮……305
槟榔……307
第十一章 止血药……309
第一节 凉血止血药……310
小蓟……310
大蓟……312
地榆……313
槐花……315
侧柏叶……317
白茅根……319
苎麻根……320
第二节 化瘀止血药……321
三七……322
茜草……324
蒲黄……326
花蕊石……328
降香……329
血余炭……331
第三节 收敛止血药……332

白及……332
仙鹤草……334
紫珠……336
藕节……337
棕榈炭……338
鸡冠花……339
卷柏……340
第四节 温经止血药……342
艾叶……342
炮姜……344
第十二章 活血化瘀药……346
第一节 活血止痛药……347
川芎……348
延胡索……350
郁金……352
姜黄……354
乳香……356
没药……358
五灵脂……360
第二节 活血调经药……361
丹参……362

红花…………………………………………………………364
附药：西红花……………………………………………366
桃仁…………………………………………………………366
益母草………………………………………………………368
附药：茺蔚子……………………………………………371
泽兰…………………………………………………………371
牛膝…………………………………………………………373
川牛膝………………………………………………………375
鸡血藤………………………………………………………376
王不留行……………………………………………………378
月季花………………………………………………………379
凌霄花………………………………………………………380
第三节　活血疗伤药………………………………………381
土鳖虫………………………………………………………381
骨碎补………………………………………………………382
血竭…………………………………………………………384
苏木…………………………………………………………385
刘寄奴………………………………………………………387
第四节　破血消癥药………………………………………388
莪术…………………………………………………………388
三棱…………………………………………………………390
水蛭…………………………………………………………391

蛇虫……………………………………………………393
鬼箭羽…………………………………………………395
第十三章　化痰止咳平喘药……………………397
第一节　温化寒痰药……………………………398
半夏……………………………………………………398
天南星…………………………………………………400
附药：胆南星………………………………402
白芥子…………………………………………………402
皂荚……………………………………………………404
皂角刺…………………………………………………405
旋覆花…………………………………………………406
白前……………………………………………………407
第二节　清化热痰药……………………………408
川贝母…………………………………………………409
浙贝母…………………………………………………410
瓜蒌……………………………………………………411
竹茹……………………………………………………413
天竺黄…………………………………………………414
前胡……………………………………………………415
桔梗……………………………………………………416
胖大海…………………………………………………418

海藻……419
昆布……420
黄药子……421
海蛤壳……423
瓦楞子……424
礞石……425
第三节　止咳平喘药……426
苦杏仁……426
百部……428
紫菀……429
款冬花……430
紫苏子……432
桑白皮……433
葶苈子……435
海浮石……436
枇杷叶……437
白果……438
第十四章　安神药……440
第一节　重镇安神药……440
磁石……441
龙骨……442

琥珀 …… 443
第二节 养心安神药 …… 445
酸枣仁 …… 445
柏子仁 …… 446
远志 …… 447
合欢皮 …… 449
附药：合欢花 …… 451
首乌藤 …… 452
灵芝 …… 453
第十五章 平肝息风药 …… 455
第一节 平抑肝阳药 …… 456
石决明 …… 456
珍珠母 …… 458
牡蛎 …… 460
代赭石 …… 462
刺蒺藜 …… 463
紫贝齿 …… 465
罗布麻 …… 466
第二节 息风止痉药 …… 468
羚羊角 …… 468
牛黄 …… 470

珍珠……472
天麻……474
钩藤……476
地龙……477
僵蚕……480
全蝎……482
蜈蚣……484

第十六章　开窍药……487

麝香……488
冰片……490
石菖蒲……492
苏合香……493

第十七章　补虚药……495

第一节　补气药……496
人参……497
党参……501
西洋参……504
太子参……506
黄芪……507
白术……511

山药……513
白扁豆……515
甘草……516
大枣……519
蜂蜜……521
饴糖……523
刺五加……524
绞股蓝……527
红景天……529
沙棘……531
第二节　补阳药……533
鹿茸……533
鹿角……536
鹿角胶……536
鹿角霜……537
仙茅……538
淫羊藿……539
巴戟天……542
杜仲……543
续断……545
补骨脂……546
益智仁……549

菟丝子……550
沙苑子……552
肉苁蓉……554
锁阳……555
核桃仁……557
韭菜子……558
紫石英……559
胡芦巴……560
冬虫夏草……562
蛤蚧……564
蛤蟆油……566
羊红膻……567
第三节 补血药……569
熟地黄……570
当归……573
白芍……576
阿胶……578
龙眼肉……580
何首乌……581
楮实子……583
第四节 补阴药……584
北沙参……585

南沙参…………………………………………586
玉竹…………………………………………588
黄精…………………………………………589
石斛…………………………………………591
麦门冬…………………………………………593
天冬…………………………………………595
百合…………………………………………596
桑椹…………………………………………598
黑芝麻…………………………………………599
枸杞子…………………………………………601
女贞子…………………………………………602
墨旱莲…………………………………………604
鳖甲…………………………………………606
龟甲…………………………………………607
龟甲胶…………………………………………609

第十八章　收涩药…………………………………………610

第一节　固表止汗药…………………………………………611
麻黄根…………………………………………612
浮小麦…………………………………………613
第二节　敛肺涩肠药…………………………………………614
五味子…………………………………………614

乌梅……617
诃子……618
五倍子……620
肉豆蔻……622
石榴皮……623
赤石脂……624
禹余粮……626
第三节 固精缩尿止带药……627
山茱萸……627
覆盆子……629
桑螵蛸……631
海螵蛸……632
莲子……634
莲子心……635
莲须……636
莲房……636
荷叶……638
荷梗……639
石莲子……639
芡实……640
椿皮……641
刺猬皮……643

金樱子……643
第十九章 攻毒杀虫止痒药……645
硫黄……646
白矾……647
蟾酥……649
蛇床子……651
蜂房……652
第二十章 拔毒化腐生肌药……655
炉甘石……656
硼砂……657
附录……659
药名笔画索引……660
药名拼音索引……670

总　论

中药的发明和应用，在我国有着悠久的历史，有着独特的理论体系和应用形式，充分反映了我国历史文化、自然资源方面的若干特点。因此人们习惯把凡是以中国传统医药理论指导采集、炮制、制剂，说明作用机理，指导临床应用的药物，统称为中药。简而言之，中药就是指在中医理论指导下，用于预防、治疗、诊断疾病并具有康复与保健作用的物质。它对维护我国人民健康、促进中华民族的繁衍昌盛作出了重要贡献。

由于女性生理特点与男子不同，故临床用药有其独到之处。

第一章　女性的用药原则与特点

女子一生经历“经、孕、产、乳”的生理过程，故在不同生命时期，生理特点不同，用药有别。女子“以血为本”“数伤于血”，故“阴常不足”，此为公论。但不少医家认为，女子亦“阳常不足”，临床用药强调补阳的作用。所以女性的用药有其自身特点，需要掌握用药原则，才能更好地指导临床。

第一节　月经周期用药原则与特点

女性月经周期不同阶段生理特点不同，顺应月经周期中阴阳转化和气血盈亏的变化规律，“顺势而为”用药，事半功倍。

1. 四期理论

将月经周期分为四期，即月经期－经后期－经间期－经前期，其用药特点为：经期血室正开，宜和血调气，或引血下行，过寒过热、大辛大散之剂宜慎，以免滞血或动血；经后血海空虚，宜予调补，勿滥攻；经间期气血活动宜促动为主，勿逆其规律；经前血海充盈，宜予疏导，勿滥补。四期理论适合月经周期尚规律的女性临床用药。

2. 两期理论

将月经周期分为经后期－经前期，经后期为月经后至排卵前，此期以滋补肾阴为主，少佐活血，并结合辨证；经前期为排卵后至下次月经前，此期以温补肾阳为主，少佐活血，并结合辨证。两期理论适合能够坚持测基础体温以了解有无排卵的女性，通过监测基础体温以了解有无排卵，指导治疗。

3. 七期理论

国医大师夏桂成教授将月经周期独创性地分为七期，即行经期－经后初期－经后中期－经后末期－经间期－经前前半期－经前后半期。行经期调经为主，重在除旧；经后初期滋阴养血，重在恢复；经后中期滋阴助阳，促进阴长；经后末期滋阴助阳，阴阳并重；经间期重在促排卵；经前前半期补肾助阳，辅助阳长；经前后半期助阳理气，补理兼施。七期理论适合闭经、月经后期或月经规律的患者。

4. 经期用药的问题

对于月经量及经期无明显异常的患者，经期是否用药，每位医家观点不尽相同。国医大师柴嵩岩认为：经期 1 ～ 4 天不用药，第 5 天开始用药，以免破坏女性正常的生理周期。而对于月经量及经期异常的患者，可以经期用药。其他医家，如国医大师夏桂成则主张即使是月经正常的女性，经期仍应“因势利导”，除旧祛瘀。

第二节 妊娠期用药原则与特点

妊娠期用药关系到母亲和孩子的安全与健康，是涉及优生优育的重要问题。由于目前自然流产的发病率越来越高，复发性流产的比例与日俱增，妊娠期用药的安全性问题提高到前所未有的高度，故妇产科医生临床工作中一定要谨慎用药，避免人为造成流产、早产、胎儿畸形等问题。

1. 排卵后可疑妊娠用药的问题

《中华妇产科学》妊娠用药部分提道：受精后 2 周内，孕卵着床前后，药物对胚胎的影响是“全”或“无”的：“全”表现为胚胎早期死亡导致流产；“无”则为胚胎继续发育，不出现异常。受精后 3 ～ 8 周以内（即停经 5 ～ 10 周以内）是胚胎器官分化发育阶段，胚胎开始定向发育，受到有害药物作用后，即可产生形态上的异常而形成畸形，称为致畸高度敏感期。具体来说，如神经组织于受精后 15 ～ 25 日，心脏于 20 ～ 40 日，肢体于 24～46 日易受药物影响等。基于以上理论，部分医家提出保胎的关口前移问题，即排卵后 10 天左右到下次预期月经来潮前，属于无法生化检查确认怀孕的阶段，应按照早孕期处理，予补肾安胎药物。而部分医家认为，此阶段无法确认是否怀孕，应在排卵后 10 日左右至下次月经来潮前不予用药，以免干预自然月经周期或影响胚胎着床。如无妊娠需求，大多数医家主张排卵后按照经前期用药，予补肾助阳为主，佐以活血药物促进月经来潮。

2. 确认妊娠用药的问题

妊娠期生理特点为阴血下聚以养胎，故易致阴虚阳亢而发病，俗谓“胎前一盆火”即指此而言。针对这一病理特点，医家们提出“胎前宜凉”之说，即妊娠期用药往往选用清热凉血、凉血止血的药物。注意慎用或禁用发汗、催吐、泻下药物，又要注意避免攻逐滑利、祛痰破血、耗气散气及一切有毒之品。凡有害胎儿的药物，均应谨慎使用，以防止损害胎元或致畸。确属病情需要时，亦可选用上述药物，但须严格掌握剂量，“衰其大半而止”，以免带来不良影响。

第三节 哺乳期用药原则与特点

哺乳期的生理特点可以归纳为三点：一是虚，分娩时的产创和出血导致亡血伤津，甚则阴虚火旺；二是瘀，孕产所致的恶露瘀滞可以导致多种病变，所谓“败血妄行，贻害无穷”；三是寒，俗有“产后一块冰”之说，临产用力过多，必然耗气，且亡血伤津，亦必及气，气虚阳弱，阳气偏虚，故易出现寒变。此外，产后易汗，百节空虚，风寒易侵，所谓“邪之所凑，其气必虚”“最虚之处，便是容邪之所”，故产后发病难痊也。在治疗上，注意产后“多虚多瘀，易寒易热”的特点。

1. 哺乳期用药特点

根据哺乳期即产后期的特点——“多虚多瘀，易寒易热”，临床用药选择补气活血之品尤多。根据哺乳期多汗的特点，“汗为心之液”，此期多选用滋阴养血、固表止汗之品。

2. 哺乳期用药时间的选择

根据母亲的用药情况对喂奶过程进行干预具有积极意义，这样也能使母亲用药的依从性更好。例如，母亲可以选择在晚上最后一次喂奶之后用药，这样可以避开血药浓度峰值时间，从而使药物进入乳汁的量降到最低。

第二章　妊娠禁忌药

数千年来，中医学非常重视妊娠期用药，可以说，逐渐形成的“妊娠禁忌中药”是几千年临床实践的结晶，对中华民族的繁衍昌盛、民族素质的提高以及优生优育工作的开展发挥了积极的作用。但历代医家对哪些药属于妊娠禁忌药争议颇多，目前的中医院校统编教材对此论述也较少，出现了许多亟待澄清的问题。一方面，存在目前已证实有胚胎毒性作用而未被列入妊娠禁忌的中药。如天花粉，在民间有用纱布包裹其末纳入阴道进行人工流产者。药理研究证实，具有抗原性的天花粉植物蛋白，能引起胎盘合体滋养细胞坏死及破坏蜕膜组织而终止妊娠。另一方面，对已列入妊娠禁忌药者亦有重新认识的必要。如半夏，从古至今，诸多医家以之治妊娠恶阻，屡用屡效，未见出现明显的不良反应，即《黄帝内经》所谓“有故无殒，亦无殒也”。近年来研究证实，半夏蛋白Ⅰ可经胃蛋白酶降解而丧失活性，故采用口服给药途径可大大降低其毒性。而动物实验证实，当药量达到临床用药的150倍时，确能终止小白鼠早孕。由此看来，药物剂量、剂型及给药途径均可影响其作用。诸多实际问题的出现，亟须对妊娠禁忌中药重新整理，对近、现代各种新研究、新发现系统归纳。

第一节　不同书籍所记载妊娠禁忌药

2005年版《中华人民共和国药典》（简称《中国药典》）记载有妊娠禁用药有23种：甘遂、玄明粉、芒硝、芫花、益母草、猪牙皂、斑蝥、雄黄、黑种子草、阿魏、附子、京大戟、牵牛子、轻粉、莪术、三棱、土鳖虫、川牛膝、马钱子、马钱子粉、巴豆、巴豆霜、水蛭；孕妇慎用药36种：蒲黄、蜈蚣、漏芦、赭石、瞿麦、蟾酥、麝香、白附子、西红花、肉桂、华山参、冰片、红花、苏木、桃仁、凌霄花、通草、硫黄、番泻叶、郁李仁、郁金、草乌叶、枳实、禹州漏芦、禹余粮、急性子、穿山甲、三七、干漆、大黄、制川乌、王不留行、天南星、木鳖子、牛膝、片姜黄；孕妇忌用药4种：千金子、千金子霜、天山雪莲、天仙子。

2015版《中国药典》记载有妊娠禁用药25种：甘

遂、芫花、斑蝥、雄黄、阿魏、京大戟、牵牛子、轻粉、三棱、莪术、干漆、土鳖虫、皂角、千金子、川乌、草乌、马钱子、马兜铃（2020版《中国药典》中无此药）、天仙藤（2020版《中国药典》中无此药）、巴豆、水蛭、朱砂、全蝎、蜈蚣、麝香；慎用药42种：人工牛黄、牛黄、三七、大黄、川牛膝、牛膝、王不留行、天花粉、天南星、木鳖子、片姜黄、白附子、玄明粉、芒硝、西红花、红花、肉桂、冰片、芦荟、苏木、牡丹皮、没药、乳香、附子、郁李仁、虎杖、卷柏、枳实、枳壳、穿山甲（2020版《中国药典》中无此药）、桃仁、凌霄花、益母草、通草、硫黄、番泻叶、蒲黄、漏芦、代赭石、薏苡仁、瞿麦、蟾酥。

2020版《中国药典》记载有妊娠禁用药32种：千金子（千金子霜）、马钱子（马钱子粉）、红粉、轻粉、干漆、蜈蚣、阿魏、闹羊花、全蝎、巴豆（巴豆霜）、牵牛子、大皂角、猪牙皂、三棱、土鳖虫、芫花、天仙子、甘遂、两头尖、丁公藤、京大戟、莪术、斑蝥、雄黄、黑种草子、商陆、朱砂、罂粟壳、麝香、草乌、川乌、水蛭；慎用药57种：急性子、蒲黄、天南星（制天南星）、白附子、漏芦（禹州漏芦）、桂枝、肉桂、卷柏、禹余粮、赭石、玄明粉、金铁锁、硫黄、片姜黄、皂矾、苏木、小驳骨、凌霄花、没药、乳香、瞿麦、芒硝、常山、飞扬草、天花粉、天然冰片、艾片、冰片（合成冰片）、郁李仁、芦荟、黄蜀葵花、苦楝皮、枳壳、枳实、番泻叶、王不留行、木鳖子、薏苡仁、牡丹皮、红花、西红花、三七、蟾酥、川牛膝、牛膝、益母草、通草、虎杖、牛黄、人工牛黄、华山参、桃仁、草乌叶、附子、制川乌、制草乌、大黄。

需要强调的是，在其他中药学教材中提及妊娠禁忌但《中国药典》未说明需禁忌的药物有：川木通、川贝母、川芎、小通草、木通、乌梢蛇、火麻仁、仙茅、白茅根、白果、冬瓜皮、半夏、当归、血竭、红大戟、远志、合欢皮、合欢花、吴茱萸、赤芍、龟甲、杏仁、郁金、昆布、白花蛇、金银花、泽兰、泽泻、降香、细辛、茯苓、柏子仁、姜黄、夏枯草、苦参、夏枯草、浙贝母、蛇蜕、猪苓、紫石英、紫苏子、滑石、槐花、槐角、路路通、蜂房、蜂蜜、酸枣仁、蝉蜕、鳖甲、青皮。

颜正华《中药学》（第二版）中所记载妊娠禁忌药物中，妊娠禁用药包括剧毒之药，如水银、砒霜、雄黄、轻粉、斑蝥、蟾酥（2020版《中国药典》为慎用）、马钱子、草乌；或药性峻猛之品，如催吐药胆矾、藜芦

（2020版《中国药典》无此药）、瓜蒂（2020版《中国药典》无此药）；峻下逐水药甘遂、大戟、芫花、巴豆、牵牛子、商陆；破血逐瘀药麝香、干漆、水蛭、虻虫、三棱、莪术等。经现代研究有确切终止妊娠、引产、抗早孕等作用的药物，也应当引起我们注意，如天花粉（2020版《中国药典》为慎用）、槐角（2020版《中国药典》未说明妊娠禁忌）、金银花（2020版《中国药典》未说明妊娠禁忌）。妊娠慎用药，包括祛瘀通经药，如牛膝、川芎（2020版《中国药典》未说明妊娠禁忌）、红花、桃仁、姜黄、牡丹皮；行气导滞泻下药，如枳实、大黄、芒硝、番泻叶、芦荟；以及辛热之品，如肉桂、附子等。此外，一些常用而有毒的中药，也应当属于妊娠慎用药，如朱砂（2020版《中国药典》为禁用）、黄药子（2020版《中国药典》无此药）、半夏（2020版《中国药典》未说明妊娠禁忌）、天南星、白附子、杏仁（2020版《中国药典》未说明妊娠禁忌）、远志（2020版《中国药典》未说明妊娠禁忌）、木通（2020版《中国药典》未说明妊娠禁忌）等。由于历代医药书籍所载妊娠禁忌药为数颇多，且出入较大，故很难准确地确定具体药物数目。

妊娠禁忌药的实验研究可归纳为：①水银、砒霜、钩吻、轻粉、斑蝥、瓜蒂等剧毒药，对人体（包括孕妇及胎儿）损伤极大。②大黄、巴豆、芫花、大戟、牵牛子、木通等峻下泻利药，能造成盆腔充血，甚至堕胎。③麝香、红花、牛膝、莪术、姜黄、蝉蜕等药物对子宫尤其是妊娠子宫有兴奋收缩作用，而川芎对子宫的作用小量则兴奋、大量则麻痹。④天花粉、芫花、甘遂、莪术、姜黄、水蛭、槐角、川芎等药物分别具有终止妊娠、引产、抗早孕等作用。⑤桃仁、郁李仁、苦参、酒等药物所含的某些活性成分有致胎畸形作用。

高学敏《临床中药学》将妊娠禁忌药物进行分类：①据药性分：可分为大毒、辛热、大寒之品。大毒者如水银、地胆、铅粉、狼毒、砒石等；辛热者如附子、乌头、肉桂、花椒（2020 版《中国药典》未说明妊娠禁忌）等；大寒者如龙胆草（2020 版《中国药典》未说明妊娠禁忌）、羚羊角（2020 版《中国药典》未说明妊娠禁忌）等。②据药效分：凡功可活血通经、破气行滞、软坚散结、攻逐峻下、滑利重坠、走窜开窍者皆为妊娠禁忌药。活血通经者，如三棱、莪术、乳香、红花等；破气行滞者，如青皮（2020 版《中国药典》未说明妊娠禁忌）、枳实、槟榔（2020 版《中国药典》未说明妊娠禁忌）、檀香（2020 版《中国药典》未说明妊娠禁忌）等；软坚散结者，如鳖甲（2020版《中国药典》未说明妊娠禁忌）、贝母（2020版《中国药典》未说明妊娠禁忌）、夏枯草（2020版《中国药典》未说明妊娠禁忌）、半夏（2020版《中国药典》未说明妊娠禁忌）、天南星（2020版《中国药典》为妊娠慎用）等；攻逐峻下者，如商陆、葶苈子（2020版《中国药典》未说明妊娠禁忌）、甘遂、芫花、牵牛子、大黄等；滑利重坠者，如蓖麻子（2020版《中国药典》未说明妊娠禁忌）、冬葵子（2020版《中国药典》无此药）、榆白皮（2020版《中国药典》无此药）、滑石（2020版《中国药典》未说明妊娠禁忌）、车前子（2020版《中国药典》未说明妊娠禁忌）、木通（2020版《中国药典》未说明妊娠禁忌）、磁石（2020版《中国药典》未说明妊娠禁忌）、礞石（2020版《中国药典》未说明妊娠禁忌）等；走窜开窍者，如麝香、冰片、苏合香（2020版《中国药典》未说明妊娠禁忌）等。③据作用对象分：因母体和胎元的不同，妊娠禁忌药可分为如下两类：作用于母体，使其受到损害不能继续妊养胎儿，从而终止妊娠者，如红花、薏苡仁、芫花、三棱、通草、常山、滑石（2020版《中国药典》未说明妊娠禁忌）、瓜蒌根、大黄等；作用于胎元，可直接损伤胎元，使其发育障碍，如半夏损胎

（2020 版《中国药典》未说明妊娠禁忌），巴豆烂胎，吴茱萸毒胎（2020 版《中国药典》未说明妊娠禁忌）等。大部分妊娠禁忌药属作用于母体。④据作用结果分：妊娠禁忌药又有杀胎（烂胎）、堕胎（下胎、落胎）、滑胎（动胎）、毒胎之不同。杀胎者，如巴豆、水银等；堕胎者，如芫花、甘遂、大戟、牵牛子、王不留行、穿山甲、川芎（2020 版《中国药典》未说明妊娠禁忌）、硫黄、桃仁等；滑胎者，如车前子（2020 版《中国药典》未说明妊娠禁忌）、冬葵子（2020 版《中国药典》无此药）、槐实（2020 版《中国药典》无此药）、泽泻（2020 版《中国药典》未说明妊娠禁忌）；毒胎者，如郁李仁、青蒿（2020 版《中国药典》未说明妊娠禁忌）、细辛（2020 版《中国药典》未说明妊娠禁忌）、槟榔（2020 版《中国药典》未说明妊娠禁忌）等。⑤据作用强度分：可分为禁用与慎用。禁用药多毒性较强或药性猛烈，可引起母体或胎元的严重损伤，导致胎死或胎堕，如水银、砒霜、巴豆、大戟、商陆、藜芦（2020 版《中国药典》无此药）、乌头、铅粉等。慎用药毒性较低，药性较缓，活血行气、攻下利水、软坚散结、走窜重坠之品多属此类，如红花、桃仁、槟榔、青皮、大黄、泽泻（2020 版《中国药典》未说明妊娠禁忌）、牡蛎（2020

版《中国药典》未说明妊娠禁忌）、苦参（2020 版《中国药典》未说明妊娠禁忌）、细辛（2020 版《中国药典》未说明妊娠禁忌）等。

新世纪全国高等中医药院校规划教材《中药学》（第七版）记载的孕妇禁用药 5 种：马钱子、斑蝥、朱砂、麝香、雄黄。孕妇忌用药 62 种：重楼、漏芦、锦灯笼、射干、大黄、番泻叶、芦荟、牵牛子、甘遂、京大戟、芫花、商陆、巴豆、千金子、芒硝、川乌、草乌、丁公藤、昆明山海棠、雪上一枝蒿、路路通、雷公藤、雪莲花、附子、肉桂、鹤虱、蝼蛄、滑石、木通、通草、瞿麦、虎杖、阿魏、花蕊石、姜黄、乳香、没药、枫香脂、凌霄花、土鳖虫、血竭、莪术、苏木、牛膝、红花、桃仁、三棱、水蛭、虻虫、天南星、皂荚、礞石、蜈蚣、海马、瓜蒂、硫黄、蟾酥、樟脑、木鳖子、轻粉、砒石、大蒜（忌灌肠用）。孕妇慎用药 31 种：桂枝、蝉蜕、贯众、大血藤、鸦胆子、郁李仁、伸筋草、厚朴、枳实、槟榔、泽泻、冬葵子、三七、川芎、五灵脂、丹参、王不留行、月季花、刘寄奴、穿山甲、洋金花、华山参、合欢皮、珍珠母、代赭石、刺蒺藜、牛黄、全蝎、冰片、赤石脂、禹余粮。孕妇不宜用药 3 种：牡丹皮、禹白附、常山。

第二节　正确认识妊娠禁忌药

由于历代文献记载的妊娠禁忌药及其歌诀不统一，甚至连权威的《中国药典》与全国高等中医药院校规划教材《中药学》的内容都有较大分歧，因此至今没有一个公认的标准。尽管中药的妊娠毒理已被诸多研究证实，但目前临床应用时医疗事故仍是屡见不鲜。因此，制定合理的妊娠用药禁忌范围非常重要，对妊娠禁忌药必须给予足够的重视。由于列入妊娠禁忌的药物大多是历代医家从临床实践中不断总结出来的，具有科学性、实践性，因此对指导妇产科临床安全用药意义重大。故凡属禁用的药物，特别是剧毒药，如砒霜、水银、斑蝥、马钱子等，绝对不能使用。属慎用的药物，如大黄、木通等，一般情况下应尽量避免使用，以免发生事故。特殊情况下，可根据孕妇患病的情况斟酌使用。其次，对历代医药书籍中所载列的妊娠禁忌药，应认真分析，区别对待。随着临床实践经验的积累和实验研究的进展，妊娠禁忌药的范围也会有所变动。其中部分妊娠禁忌药可能逐渐被“昭雪”，被视为无毒而可用之品。如薏苡仁、白茅根、干姜等药物，药性平和，以常量给药，对胚胎并无损害，更不会导致堕胎。还有些日常食物或调味品，如驴肉、鲜鱼、鳖肉、兔肉、生姜等，本为常用食品与调味品，有的营养价值极高，不但不必忌服，而且可以常服。这些药物及食物之所以被古人列入妊娠禁忌，可能是偶然的巧合，或因某些偏见所致。另有少数毒性较大的药物，因种种原因未被收入妊娠禁忌药，如黄药子、朱砂等，临证亦当禁用或慎用，万不可粗心大意。再者，妊娠禁忌药，特别是慎用药，是否能危害孕妇、损伤胎元，与药物的品种、配伍、炮制、用量、用法，以及孕妇的体质强弱、个体差异等因素有密切关系。有时即使是作用强烈的药物，服用常量或经适当配伍、炮制，亦不一定能中断正常妊娠。若孕妇身有顽疾，非峻烈之品不为功时，仍可酌情适量使用。此即《素问·六元正纪大论》“有故无殒，亦无殒也”。但不可孟浪从事，仍需谨慎投药，斟酌用量，中病即止，切勿过剂。

各　论

第一章　解表药

凡以发散表邪、解除表证为主要作用的药物，称为解表药。

当外界气候发生异常，人体抗病能力不足时，外感病邪便能侵袭人体肌表，则为表邪。由表邪导致恶寒、发热、头痛、身痛、无汗（或有汗）、脉浮等症，即称为表证。《素问 · 阴阳应象大论》云："其在皮者，汗而发之。" 解表药多味辛能散，入肺经与膀胱经（膀胱经即足太阳经）。肺主皮毛，太阳主一身之表，解表药能使肌表之邪外散或从汗解，从而解除表证。

解表药除发散表邪、解除表证外，还有以下几方面作用：①某些解表药能开宣肺气，兼有平喘止咳作用，可用于表邪犯肺、肺气不宣的喘咳。②某些解表药能促使斑疹透发，故适用于斑疹表邪未解，或需要透发者。③解表药通过发汗可以退肿，其中有些药物兼有行水作用，可用于水肿有表证或腰以上肿者。④某些解表药有行痹止痛的作用，故对具有表邪的头痛、身痛以及风湿痹痛等均可应用。

解表药虽有辛散发表的共性，但其性质又有温、凉的不同，所治的表证也就有所区别。因此，解表药又分为辛温解表药与辛凉解表药两类。

妇产科常用解表药应选用发汗力量适中的药物，不可选用发汗过多致耗散阳气、损伤津液之品。使用时应注意以下几方面：①平素或产后表虚自汗、阴虚盗汗、久病体虚或有失血的患者，应禁用或慎用发散力强的药物。②应控制用量，中病即止，如使用过多，发汗太多，可导致亡阴或亡阳。③温暖季节容易出汗，用量宜小；寒冷季节不易出汗，用量宜稍增大。④解表药多属辛散轻扬之品，不宜久煎，以免有效成分挥发而降低疗效。

第一节　辛温解表药

辛温解表药，性味多为辛温，发汗之力较强，适用于外感风寒引起的恶寒、发热、头痛、无汗、舌苔薄白、口不渴、脉浮等表证。对咳嗽、气喘、风湿痹痛以及水肿等，初起具有上述表证者，也可应用。

麻黄

【来源】为麻黄科多年生草本状小灌木草麻黄、木贼麻黄和中麻黄的草质茎。

【性味归经】辛、微苦，温。归肺、膀胱经。

【中医功效】发汗解表，宣肺平喘，利水消肿，温散寒邪。

功效	主治	应用
发汗解表	外感风寒表实证	麻黄汤
宣肺平喘	风寒外束、肺气壅遏喘咳证	三拗汤，麻杏石甘汤，小青龙汤
利水消肿	水肿兼有表证	越婢加术汤
温散寒邪	风寒湿痹，阴疽	麻杏苡甘汤，阳和汤

【用法用量】煎服，3～10g，治疗水肿10～30g。

【使用注意】**麻黄能刺激子宫收缩，所以孕妇口服应禁忌。哺乳期应避免使用。**

麻黄发汗力强，凡表虚自汗、阴虚盗汗及肺虚咳喘者均当慎用；麻黄能兴奋中枢神经、收缩血管、升高血压，对心脏有兴奋作用，故烦躁、失眠及高血压患者慎用；因其有散瞳作用，故青光眼患者禁用。

【西医药理】

1. 生殖系统作用

麻黄具有兴奋子宫的作用，对动物子宫一般表现为张力及振幅增加。此兴奋作用可被麦角胺阻断，被可卡因增强。麻黄中的麻黄碱可以增加豚鼠离体子宫的收缩，有一定的兴奋作用。而对人子宫表现为抑制，会缓解月经疼痛。因促进子宫收缩，故妊娠期不宜使用。

2. 其他作用

（1）中枢神经系统作用：兴奋中枢神经系统。治疗量即可兴奋大脑皮质和皮质下中枢，引起精神兴奋、失眠等症状；较大剂量可引起不安、震颤，亦能兴奋中脑、延髓呼吸中枢和血管运动中枢。麻黄挥发油有发汗、镇痛、解表、降温作用。

（2）呼吸系统作用：麻黄碱和伪麻黄碱能缓解支气管平滑肌痉挛，有镇咳、平喘作用；麻黄挥发油有一定的祛痰作用。

（3）心血管系统作用：麻黄碱能增强心肌收缩力，加快心率，增加心输出量，收缩血管，升高血压，并且具有降血脂的作用。

（4）抗病原微生物作用：麻黄煎剂和挥发油对金黄

色葡萄球菌、肺炎链球菌、白喉杆菌、大肠杆菌等均有不同程度的体外抑制作用；挥发油对流感病毒有明显抑制作用。

（5）血液系统作用：麻黄能改善血流变状态，抑制血小板聚集，提高纤溶功能，抗凝血。

（6）胃肠道及泌尿系统作用：麻黄尚有一定的利尿、缩尿、降低尿毒症毒素、抗炎、抗过敏、抑制胃肠蠕动、利胆、保肝作用。

（7）毒性作用：麻黄毒性较小，用1%麻黄碱滴鼻可引起豚鼠鼻黏膜损伤。临床上可引起尿潴留。急性中毒反应有头晕、不安、失眠、胸闷、心悸、流泪、大汗、上腹部不适、口干、恶心、呕吐、耳鸣、血压升高，以及心动过速，大剂量可抑制心脏，引起心动过缓。

桂枝

【来源】为樟科植物肉桂的干燥嫩枝。

【性味归经】辛、甘，温。归心、肺、膀胱经。

【中医功效】解肌发表，温通经脉，助阳化气，温中散寒。

功效	主治	应用
解肌发表	风寒表实证，表虚证	麻黄汤，桂枝汤
	风寒湿痹	桂枝附子汤，甘草附子汤
温通经脉	妇女经寒血滞（月经不调，痛经，癥瘕）	桂枝茯苓丸
助阳化气	胸痹证	枳实薤白桂枝汤，炙甘草汤
	痰饮证	苓桂术甘汤
	蓄水证	五苓散
温中散寒	中焦虚寒腹痛	小建中汤

【用法用量】煎服，3 ～ 9g。

【使用注意】桂枝辛温助热，易伤阴动血，凡外感热病、阴虚火旺、血热妄行等证，均当禁用；**孕妇及月经过多者慎用**，以免影响胎儿或致妇女崩漏不止。

【西医药理】

1. 生殖系统作用

桂皮油对子宫有特异性充血作用，月经过多者不适宜使用。

2. 其他作用

（1）中枢神经系统作用：桂枝具有镇痛、镇静、抗惊厥、降温、解热作用；能刺激神经，使皮肤血管扩张，改善外周循环。

（2）抗病原微生物作用：桂枝挥发油对炭疽杆菌、金黄色葡萄球菌、霍乱弧菌、沙门氏菌、痢疾杆菌、伤寒杆菌、副伤寒杆菌有较强的抑制作用，对霉菌也有较强的抑制作用。

（3）免疫系统作用：桂枝浸膏在肾炎研究中，对嗜异性抗体反应显示出抑制补体活性作用，被认为有较强的抗过敏功能。

（4）呼吸系统作用：桂枝挥发油部分由呼吸系统排出，对呼吸道有消炎作用，且可稀释其分泌液，有祛痰、止咳作用。

（5）消化系统作用：桂皮油可健胃，缓解胃肠道痉挛；桂皮醛能使肠胃蠕动亢进。

（6）心血管系统作用：桂枝能增加冠状动脉血流量，有强心、利尿作用。

（7）其他：桂皮醛有抗肿瘤作用。

紫苏叶

【来源】为唇形科一年生草本植物紫苏的叶。

【性味归经】辛，温。归肺、脾、胃经。

【中医功效】解表散寒，行气宽中，安胎，解鱼蟹毒。

功效	主治	应用
解表散寒	外感风寒证	杏苏散，香苏散
行气宽中	脾胃气滞，胸闷不舒，恶心呕吐	藿香正气散
安胎	胎动不安	与砂仁、陈皮等同用
解鱼蟹毒	鱼蟹中毒	可单用或与生姜配伍

【用法用量】煎服，5～9g，不宜久煎，解鱼蟹毒可增至50g。

【西医药理】

1. 生殖系统作用

紫苏叶提取物能抑制子宫收缩，有安胎作用。

2. 其他作用

（1）抑菌、抗病毒作用：对葡萄球菌、链球菌、伤寒杆菌、大肠杆菌、痢疾杆菌、白喉杆菌、脑膜炎球菌、奈瑟卡他球菌、流感病毒及白色念珠菌均有不同程度的抑制作用，能抑制皮肤丝状菌类的生长，还可抑制孤儿病毒。

（2）解热作用：能扩张皮肤血管，刺激汗腺分泌而解热。

（3）中枢神经系统作用：水提物及紫苏醛均可显著

延长环己巴比妥诱导的睡眠时间，水提物可抑制大鼠运动量，能抑制神经兴奋传导。紫苏醛有镇静作用。

（4）呼吸系统作用：能减少支气管分泌物，缓解支气管痉挛，对丙烯醛或枸橼酸引起的咳嗽有明显的镇咳作用，小鼠酚红试验呈阳性作用，证明紫苏有化痰、止咳、平喘作用。

（5）消化系统作用：能促进消化液分泌，增加胃肠蠕动。

（6）血液系统作用：紫苏有止血和抗凝血双重作用。紫苏水提液能缩短凝血时间，血浆复钙时间和凝血活酶时间，说明紫苏对内源性凝血系统有促进作用，对外源性凝血系统影响不明显。

（7）免疫系统作用：其乙醚提取物能增强脾细胞免疫功能，而乙醇提取物和紫苏醛却有免疫抑制作用。

（8）代谢：在给等热量、等氮食物的前提下，喂紫苏油的兔体重、肝重、血浆胆固醇、肝胆固醇、血糖、酸性碳酸酶活性都比对照组有不同程度的升高。

（9）其他：紫苏对放射线皮肤损害有保护作用，提取物能抗氧化。所含薄荷醇有止痒、局部麻醉、防腐及祛风作用。

苏梗

【来源】为紫苏或同属植物白苏的茎。

【性味归经】辛、甘，微温。归肺、脾、胃经。

【中医功效】宽胸利膈，顺气安胎。

功效	主治	应用
宽胸利膈	胸腹气滞，痞闷作胀	消胀汤
顺气安胎	胎动不安	安胎饮

【用法用量】煎服，5 ～ 10g，不宜久煎。

【使用注意】理气解郁之性平和，故体虚者更适宜。发散风寒力差。

【西医药理】

生殖系统作用

本品与孕酮有相同的子宫内膜酶活性增强作用。

生姜

【来源】为姜科植物姜的新鲜根茎。

【性味归经】辛，微温。归肺、脾、胃经。

【中医功效】解表散寒，温中止呕，温肺止咳，解毒。

功效	主治	应用
解表散寒	外感风寒表证	桂枝汤
温中止呕	胃寒、胃热呕吐	小半夏汤，橘皮竹茹汤
温肺止咳	风寒客肺，咳嗽痰多	止嗽散，杏苏散
解毒	中鱼蟹毒、吐泻等症	单用或配紫苏同用
	生半夏、生南星毒	炮制用或单用煎汤解毒

【用法用量】煎服，3 ～ 9g，或捣汁服。

【使用注意】生姜助火伤阴，故热盛及阴虚内热者忌服。

【西医药理】

1. 生殖系统作用

对生殖道毛滴虫及念珠菌具有杀灭作用，可治疗多种阴道炎。

2. 其他作用

（1）抗病原微生物作用：对金黄色葡萄球菌、伤寒杆菌、宋内氏痢疾杆菌、绿脓杆菌均有明显抑制作用，且与浓度呈正相关性，姜油酮和姜烯酮对上述病原菌均有强烈的杀菌作用，又抗诸多真菌。

（2）消化系统作用：姜辣素能促进胃液分泌及肠管蠕动；生姜丙酮提取物具有显著的抗大鼠盐酸－乙醇性

溃疡作用，抑制胃黏膜损伤；生姜可作用于交感及迷走神经系统，有抑制胃功能及直接兴奋胃平滑肌的作用，故有止吐作用。生姜油、姜辣素等能抗肝损伤，丙酮提取物等能利胆。

（3）中枢神经系统作用：生姜有明显解热、镇痛、镇静、抗惊厥作用。6-姜酚、6-姜烯酚能抑制小鼠自发运动，延长戊巴比妥钠睡眠时间，并能对抗戊四氮所致惊厥，降低实验发热大鼠体温，显示出中枢抑制作用。

（4）心血管系统作用：醇提取物对麻醉猫血管运动中枢有兴奋性，并间接兴奋心脏，升高血压；姜酚可兴奋迷走神经，抑制心脏，从而产生降压作用；生姜水提取物抑制血小板聚集，姜的甲醇提取物对胆固醇饮食家兔有降低血清胆固醇、抑制血清总胆固醇 / 磷脂的比值升高、减轻动脉粥样硬化病变的作用。生姜提取液有抗脑缺血再灌注损伤的作用，还能抑制脑组织脂质过氧化产物生成，并提高 SOD 活性和 Na-K-ATP 酶活性。

（5）呼吸系统作用：姜辣烯酮对豚鼠有明显止咳作用，能兴奋呼吸中枢。

（6）其他：抗炎、抗过敏、抑制癌细胞生长等作用。

生姜皮

【来源】为生姜根茎的外皮。

【性味归经】辛，凉。归肺、脾、胃经。

【中医功效】利水消肿。

功效	主治	应用
利水消肿	水肿，小便不利	五皮散

【用法用量】煎服，3 ～ 9g。

香薷

【来源】为唇形科植物石香薷或江香薷的干燥地上部分。

【性味归经】辛，微温。归肺、脾、胃经。

【中医功效】发汗解表，化湿和中，利水消肿。

功效	主治	应用
发汗解表	外感风寒表证	香薷散
化湿和中	脾胃湿阻证	香薷散
利水消肿	水肿、小便不利以及脚气浮肿	深师薷术丸

【用法用量】煎服，3～9g。用于发表，量不宜过大，且不宜久煎；用于利水消肿，量宜稍大，且需浓煎。

【使用注意】辛温发汗之力较强，表虚有汗及暑热证当禁用。

【药理作用】

1. 生殖系统作用

对生殖系统无明显作用。

2. 其他作用

（1）抗病原微生物作用：对流感病毒有一定灭活作用；对金黄色葡萄球菌、乙型链球菌、伤寒杆菌、白喉杆菌、脑膜炎球菌有较强的抗抑作用。对皮肤真菌有抑制作用。

（2）解热、镇痛、镇静作用：可兴奋汗腺而起到解热作用。石香薷挥发油能镇痛、镇静。

（3）消化系统作用：能刺激消化腺分泌，促进胃肠蠕动。石香薷挥发油对离体肠管的自发性收缩有显著抑制作用。

（4）利尿作用：所含香薷酮能使肾小球血管充血，滤过压增高而有利尿作用。

（5）免疫系统作用：石香薷挥发油对机体非特异性及特异性免疫功能均有显著增强作用。

（6）其他：能祛痰、镇咳。

荆芥

【**来源**】为唇形科植物荆芥的全草或花穗。

【**性味归经**】辛，微温。归肺、肝经。

【**中医功效**】祛风解表，透疹疗疮，解痉，止血。

功效	主治	应用
祛风解表	外感风寒表证	荆防败毒散
	外感风热表证	银翘散
祛风透疹	麻疹透发不畅，风疹瘙痒	竹叶柳蒡汤
祛风疗疮	疮疡初起，兼有表证	牛蒡解肌汤
祛风解痉	产后冒风发痉	华佗愈风散
炒炭止血	吐、衄、尿、便诸种出血证，崩漏	槐花散

【**用法用量**】煎服，4.5～9g，不宜久煎。发表透疹消疮宜生用，止血宜炒用。荆芥穗更长于祛风。

【**使用注意**】阴虚火旺者禁用，无风邪或表虚有汗者不宜服。

【**西医药理**】

1. 生殖系统作用

对生殖系统无明显作用。

2. 其他作用

（1）抗病原微生物作用：煎剂对金黄色葡萄球菌和白喉杆菌有较强的体外抑菌作用，对炭疽杆菌、乙型链球菌、伤寒杆菌、痢疾杆菌、绿脓杆菌和人型结核杆菌均有一定抑制作用，对麻疹病毒、流感病毒亦有抑制作用。

（2）镇痛作用：荆芥中的小薄荷酮、3-甲基环己酮有镇痛作用。

（3）抗炎与免疫系统作用：荆芥煎剂及荆芥与防风混合煎剂均可明显抑制小鼠耳郭肿胀，荆芥可明显对抗醋酸所致炎症，荆芥穗有明显的抗补体作用。

（4）止血作用：生荆芥不能明显缩短出血时间，而荆芥炭使出血时间缩短；生荆芥、荆芥炭使凝血时间缩短，说明荆芥炭有止血作用。

（5）解热、镇静：煎剂及乙醇浸剂有微弱的解热作用，并有一定镇静作用。

（6）皮肤：能增强皮肤血液循环及汗腺分泌，促进疮癣组织的吸收和修复。

（7）呼吸系统作用：祛痰、平喘。荆芥油有较好的支气管扩张作用而能平喘，荆芥煎剂能直接松弛豚鼠支气管平滑肌。

（8）其他：有解痉作用。体外试验有较弱的抑制癌细胞作用，以及抗氧化、抗过敏作用。

防风

【来源】为伞形科植物防风的根。

【性味归经】辛、甘，微温。归膀胱、肝、脾经。

【中医功效】祛风解表，胜湿止痛，止痉，止泻，止血。

功效	主治	应用
祛风解表	外感风寒、风热、风湿表证	荆防败毒散，羌活胜湿汤
祛风胜湿止痛	风寒湿痹	蠲痹汤
	风疹瘙痒	常与白蒺藜、蝉蜕、荆芥等配伍
祛风止痉	破伤风、抽搐痉挛	玉真散
止泻	腹痛、泄泻证	痛泻要方
止血	妇女崩漏	单用本品炙赤研末

【用法用量】煎服，3 ～ 9g。

【使用注意】药性偏温，阴血亏虚、热病动风者不宜使用。

【西医药理】

1. 生殖系统作用

对生殖系统无明显作用。

2. 其他作用

（1）抗病原微生物作用：对绿脓杆菌、金黄色葡萄球菌、痢疾杆菌、枯草杆菌及溶血性链球菌有抗抑作用。

（2）解热作用：防风煎剂和浸剂给伤寒混合菌苗致热兔灌胃，半小时后出现中等强度解热作用。

（3）抗炎和免疫功能：煎剂与乙醇浸液可在一定程度上抑制大鼠炎性反应；水浸液能显著提高小鼠腹腔巨噬细胞的巨噬细胞百分率和吞噬指数，并能对抗氢化可的松对小鼠腹腔巨噬细胞吞噬功能的影响，使其恢复并超过正常水平，同时增加小鼠脾重量，明显提高免疫功能。

（4）中枢神经系统作用：乙醇浸液给小鼠灌服及皮下注射均有一定的镇痛作用；可抑制小鼠自主活动而表现出镇静作用，对小鼠电休克有一定的对抗作用。

（5）消化系统作用：可抑制实验动物的胃内排空及肠道的输送功能，抑制酒精所致的胃黏膜损伤，抑制诱发的应激性溃疡。

羌活

【来源】为伞形科植物羌活或宽叶羌活的干燥根茎及根。

【性味归经】辛、苦，温。归膀胱、肾经。

【中医功效】解表散寒，祛风胜湿，止痛。

功效	主治	应用
解表散寒	外感风寒夹湿证	九味羌活汤
祛风胜湿	风寒湿痹	蠲痹汤
止痛	头项肩背疼痛	羌活芎藁汤

【用法用量】煎服，3～9g。

【使用注意】辛香温燥之性较烈，故阴血亏虚者慎用；用量过多，易致呕吐，脾胃虚弱者不宜服。

【西医药理】

1. 生殖系统作用

（1）抗宫颈癌作用：有研究认为羌活具有抗宫颈癌的作用，可用于预防宫颈癌或宫颈癌患者的中药辅助治疗。

（2）促排卵作用：可用于排卵期促进排卵。

2. **其他作用**

（1）抗菌作用：对布氏杆菌、皮肤真菌有抗抑作用。

（2）解热、镇痛作用：羌活挥发油能兴奋汗腺而解热，并使小鼠扭体次数明显减少，具有明显的镇痛作用。

（3）免疫系统及抗炎作用：羌活挥发油有抗炎作用，醇提物有明显的抗组胺作用，挥发油有抗过敏作用。

（4）心血管系统作用：水溶部分能延缓并缩短乌头碱诱发小鼠心律失常持续时间，这一作用在一定范围内呈剂量依赖性；羌活挥发油能够明显加强心肌营养性血流量而改善心肌缺血，还可扩张脑血管，增加脑血流量。

（5）抗血栓形成：煎剂能抗血栓形成，有部分抗凝作用。

（6）其他：有抗休克、抗癫痫、抗氧化等作用。

藁本

【来源】为伞形科植物藁本或辽藁本的干燥根茎及根。

【性味归经】辛，温。归膀胱经。

【中医功效】祛风散寒，胜湿止痛。

功效	主治	应用
祛风散寒	外感风寒夹湿证	羌活胜湿汤
胜湿止痛	风寒湿痹	除风湿羌活汤
祛风止痛	太阳风寒头痛	神术散

【用法用量】煎服，3 ～ 9g。

【使用注意】辛温香燥，凡阴血亏虚、肝阳上亢、火热内盛之头痛者忌服，热证禁用。

【西医药理】

1. 生殖系统作用

对抗催产素引起的子宫肌张力升高作用，可用于缓解子宫收缩痛。

2. 其他作用

（1）抗病原微生物作用：对常见致病性皮肤癣菌有抗抑作用。

（2）抗炎作用：水与脂溶性部分能抗炎。

（3）中枢系统作用：藁本中性油有显著的镇静、镇痛和解热等中枢抑制作用。

（4）心血管系统作用：能明显减慢耗氧速度，延长小鼠存活时间，增加组织耐缺氧能力，对抗由脑垂体后叶素所致的大鼠心肌缺血。

（5）消化系统作用：藁本中性油能对抗组织胺、乙酰胆碱等引起的肠活动兴奋，抑制小鼠小肠蠕动，并抑制蓖麻油所致的小鼠腹泻。

（6）呼吸系统作用：有平喘作用。藁本内酯可松弛豚鼠离体气管，对气管平滑肌痉挛有明显的解痉作用；亦有显著的松弛作用。

白芷

【**来源**】为伞形科植物白芷或杭白芷的干燥根。

【**性味归经**】辛，温。归肺、胃、脾经。

【**中医功效**】解表散寒，祛风止痛，通鼻窍，燥湿止带，消肿排脓。

功效	主治	应用
解表散寒	外感风寒表证	九味羌活汤
祛风止痛	阳明头痛，风邪头痛	都梁丸，川芎茶调散
通鼻窍	鼻渊	苍耳子散
燥湿止带	妇女白带过多	与乌贼骨、椿根皮等药同用
消肿排脓	痈疽，疮疡	仙方活命饮，托里消毒散，托里透脓汤

【用法用量】煎服，3～9g，外用适量，研末敷。

【使用注意】辛香温燥，阴虚血热者忌服。

【西医药理】

1. 生殖系统作用

可使豚鼠在位和离体子宫张力下降，并能对抗垂体后叶素或麦角新碱对豚鼠在位和离体子宫的兴奋作用。可用于缓解子宫收缩痛。

2. 其他作用

（1）抗菌作用：体外试验表明，川白芷水煎剂对大肠杆菌、伤寒杆菌、副伤寒杆菌、宋内氏杆菌、变形杆菌、绿脓杆菌、霍乱弧菌等有一定抑制作用。

（2）光敏作用：所含佛手柑内酯、花椒毒素、欧芹属素乙为呋喃香豆精的光敏性物质，能治疗白癜风、银屑病。能间接促进脂肪分解和抑制脂肪合成。

（3）美白作用：白芷能改善局部血液循环，消除色素在组织中的过度堆积，促使皮肤细胞新陈代谢，进而达到美容作用。

（4）解热、镇痛、抗炎作用：煎剂有明显解热、镇痛作用，莨菪素有明显的抗炎作用。

（5）中枢系统作用：小量白芷毒素有兴奋中枢（血管运动中枢、呼吸中枢）、迷走神经及脊髓的作用，升高血压、加深呼吸，并能引起流涎、呕吐；大量白芷毒素能引起强直性痉挛，继以全身麻痹。白芷能对抗蛇毒所致的中枢神经系统抑制。

（6）其他：白芷呋喃香豆素与肾上腺素、促肾上腺皮质激素（ACTH）可共同抑制胰岛素从糖合成脂肪；滇白芷能对抗乙酰胆碱对家兔离体及在位小肠的兴奋作用。

细辛

【来源】为马兜铃科植物北细辛、汉城细辛或华细辛的全草。

【性味归经】辛，温，有小毒。归肺、肾、心经。

【中医功效】解表散寒，祛风止痛，通窍，温肺化饮。

功效	主治	应用
解表散寒	风寒表证	九味羌活汤
	阳虚外感风寒证	麻黄附子细辛汤
祛风止痛	头痛	川芎茶调散
	痹证，腰膝疼痛	独活寄生汤
	口舌生疮	与黄连同用，研末外掺
通窍	鼻渊，鼻塞，流清涕	与辛夷、白芷、苍耳子同用
温肺化饮	外感风寒，内有寒饮喘咳证	小青龙汤

【用法用量】煎服，1 ～ 3g，散剂每次 0.5 ～ 1g。

【使用注意】阴虚阳亢头痛、肺燥伤阴干咳者禁用，不宜与藜芦同用。

【西医药理】

1. 生殖系统作用

细辛挥发油**对兔的离体子宫具有双向作用**，低浓度使张力先增加后下降，振幅增加；高浓度则成抑制。

2. 其他作用

（1）中枢神经系统作用：细辛挥发油有明显的中枢抑制作用，并有明显的抗惊厥作用，且细辛挥发油具有明显的解热作用。

（2）抗炎及免疫系统作用：细辛油有明显的抗炎作用，细辛煎剂有免疫抑制作用。

（3）局部麻醉作用：细辛 50% 煎剂能阻滞蟾蜍坐骨神经的冲动传导，且有可逆性；挥发油具有表面麻醉（兔角膜反射）作用。

（4）呼吸系统作用：细辛挥发油能松弛离体气管痉挛；细辛浸剂可对抗吗啡所致的呼吸抑制；北细辛醇浸剂可使离体肺灌注流量先短暂降低，而后持续增加。

（5）心血管系统作用：①心脏：细辛挥发油能明显增加豚鼠离体心脏的冠脉流量；对离体兔和豚鼠心脏均

有明显的兴奋作用。②血管与血压：细辛挥发油对蟾蜍内脏血管灌流量显示有扩张作用；且给麻醉犬、猫静脉注射均有降压作用。

（6）内分泌系统作用：从细辛中分离的消旋去甲乌药碱具有 β 肾上腺素能受体激动剂样的广泛生理作用，因而有松弛平滑肌、增强脂质代谢及升高血糖作用。

（7）抑菌作用：细辛挥发油对黄曲霉菌、黑曲霉、白色念珠菌等 16 种真菌有抗抑作用；其醇浸剂、挥发油等对革兰氏阳性菌、枯草杆菌及伤寒杆菌有抑制作用；煎剂对结核杆菌及伤寒杆菌亦有抑制作用。

（8）自由基代谢作用：细辛抗氧化作用，能有效地减少脂质过氧化作用，能避免有害物质对组织细胞结构和功能的破坏作用。另外，增强机体对自由基的清除能力，减少自由基对机体的损伤。

（9）毒性作用：大剂量细辛挥发油可使中枢神经系统先兴奋后抑制，使随意运动和呼吸减慢，反射消失，最后因呼吸麻痹而死亡。另外，细辛对于心肌有直接抑制作用，过量使用可引起心律失常。中毒时主要表现为头痛、呕吐、烦躁、出汗、颈项强直、口渴、体温及血压升高、瞳孔轻度散大、面色潮红等，如不及时治疗，可迅速转入痉挛状态，牙关紧闭，角弓反张，意识不清，四肢抽搐，尿闭，最后死于呼吸麻痹。细辛中毒的主要原因：一是直接吞服过大剂量的单方散剂，二是较大剂量入汤剂煎煮时间过短。所以必须严格按照规定的用法、用量使用，方能保证用药安全。细辛各剂量组对大鼠肝肾功能均有不同程度的影响。其中，以高剂量组的损害程度更为严重。

辛夷

【来源】为木兰科植物望春花、玉兰或武当玉兰的干燥花蕾。

【性味归经】辛，温。归肺、胃经。

【中医功效】发散风寒，通鼻窍。

功效	主治	应用
发散风寒	外感风寒表证	常与防风、白芷、细辛等发散风寒药同用
通鼻窍	鼻渊	苍耳子散

【用法用量】煎服，3～9g，有毛，易刺激咽喉，入汤剂宜用纱布包煎。

【使用注意】鼻病因于阴虚火旺者忌服。

【西医药理】

1. 生殖系统作用

煎剂和流浸膏能**兴奋子宫，妊娠期不适宜使用**。

2. 其他作用

（1）抗病原微生物作用：煎剂对致病性真菌有抑制作用，高浓度时对白色念珠菌、金黄色葡萄球菌、乙型链球菌、白喉杆菌、痢疾杆菌、炭疽杆菌、流感病毒也有抑制作用。

（2）心血管系统作用：可扩张血管、阻断神经节、抑制心脏，因而有降压作用；水或醇提物对麻醉犬、猫、兔及不麻醉大鼠均有降压作用。

（3）中枢神经系统作用：辛夷对中枢多巴胺能神经系统有抑制作用，其作用的一部分可能是多巴胺受体水平上的切断作用。

（4）免疫系统作用：辛夷油具有良好的抗过敏和平喘作用，能直接拮抗慢反应物质，也能拮抗组胺、乙酰胆碱对致敏豚鼠回肠的过敏性收缩，对豚鼠的过敏性哮喘具有明显的保护作用。

（5）局部收敛、刺激和麻醉作用：辛夷有收缩鼻黏膜血管的作用，能保护鼻黏膜，并促进黏膜分泌物的吸收，降低炎症，乃至鼻腔通畅；挥发油可使静脉亦扩张，微血管扩张。

（6）肌肉组织：柳叶木兰碱可使兔离体肠运动亢进，肌力增加。

（7）其他：辛夷还有镇静、抗惊厥、抗癌作用。

第二节 辛凉解表药

辛凉解表药，性味多辛凉，发汗作用比较缓和，适用于外感风热所致的发热、微恶风寒、口渴、无汗或有汗、舌苔薄白或薄、脉浮数等表证。对于风热所致的咳嗽、咽喉肿痛，以及麻疹透发不畅，也可应用。

薄荷（苏薄荷、鸡苏薄荷）

【来源】为唇形科植物薄荷的茎叶。

【性味归经】辛，凉。归肺、肝经。

【中医功效】疏散风热，清利头目，利咽透疹，疏肝行气，辟秽。

【用法用量】煎服，3～6g，宜后下。薄荷叶长于发汗解表，薄荷梗偏于行气和中。

【使用注意】本品芳香辛散，发汗耗气，故体虚多汗者不宜使用。

功效	主治	应用
疏散风热	外感风热，温病初起而有表证	银翘散，桑菊饮
清头目，利咽喉	风热上攻	银翘散，六味汤
透疹	麻疹透发不畅	宣毒发表汤
	皮肤风疹瘙痒	常与荆芥、防风、僵蚕等同用
疏肝行气	肝气不疏，胸胁胀满	逍遥散
辟秽	痧胀，腹痛，吐泻	甘露消毒丹

【西医药理】

1. 生殖系统作用

（1）抗早孕作用：薄荷油有终止早期妊娠和抗着床的作用。通过向家兔和小白鼠宫内注射或肌内注射薄荷油，显示不同剂量皆有一定的抗早孕和抗着床作用，作用强度随剂量增加，达到一定剂量时，抗早孕率可达100%。其机制可能与对滋养叶的损害有关，而与加强子宫收缩无关（但有轻度加强缩宫素的作用）。

（2）兴奋子宫作用：妊娠期不适宜使用。

（3）抗宫颈癌作用：薄荷热水提取物体外实验对人子宫颈癌有抑制作用。

2. 其他作用

（1）消化系统作用：薄荷油能抑制胃肠平滑肌收缩，能对抗乙酰胆碱而呈现解痉作用。薄荷醇等多种成分有明显的利胆作用。

（2）抗病原微生物作用：薄荷煎剂对单纯性疱疹病毒、流行性腮腺炎病毒等有抑制作用，对金黄色葡萄球菌、甲型链球菌、乙型链球菌、奈瑟卡他球菌、肠炎球菌、福氏痢疾杆菌、炭疽杆菌、白喉杆菌、伤寒杆菌、绿脓杆菌、大肠杆菌有抑制作用。

（3）局部作用：薄荷油外用，能刺激神经末梢的冷感受器而产生冷感，并反射性地造成深部组织血管的变化而起到消炎、止痛、止痒、局部麻醉和抗刺激作用。

（4）中枢神经系统作用：内服小量薄荷可通过兴奋中枢神经系统，而使气管产生新的分泌物，而使皮肤毛细血管扩张，促进汗腺分泌，增加散热，故有发汗解热的作用。

（5）呼吸系统作用：薄荷有抗刺激作用，可使器官产生新的分泌物，而使增厚的黏液易于排除，故有祛痰作用，并有良好的止咳作用。

（6）毒性作用：肝肾功能损伤。大鼠一次性口服大剂量薄荷油可造成急性肝脏毒性，并呈一定的毒性时效、量效关系；肝细胞损伤可出现脂肪变性、坏死等结构变化。

牛蒡子（牛子、大力子、鼠粘子、恶实）

【来源】为菊科植物牛蒡的成熟果实。

【性味归经】辛、苦，寒。归肺、胃经。

【中医功效】疏散风热，宣肺祛痰，利咽透疹，解毒消肿。

功效	主治	应用
疏散风热，利咽	外感风热，发热咳嗽，咽喉肿痛	银翘散
宣肺祛痰	风热犯肺或肺热咯痰不畅	与桑叶、桔梗、前胡配伍
透疹	麻疹透发不畅	竹叶柳蒡汤
	风疹瘙痒	消风散
解毒消肿	咽喉肿痛，痈肿疮毒	牛蒡解肌汤，普济消毒饮

【用法用量】煎服，6～12g。炒用可使其苦寒及滑肠之性略减。

【使用注意】性寒，滑肠通便，气虚便溏者慎用。

【西医药理】

1. 生殖系统作用

牛蒡子有舒张子宫的作用，抑制子宫收缩，可以缓解子宫收缩痛。

2. 其他作用

（1）钙拮抗剂样作用：牛蒡子中所含的木脂素（Lignan）具有强烈的钙拮抗剂样活性。

（2）抗肾病变：可对抗氨基酸核苷引起的肾病变，减少尿蛋白含量，并可改善血清生化指标。口服牛蒡子苷可明显抑制尿中蛋白的排泄量。牛蒡子苷元对免疫性肾炎有对抗作用。

（3）抗肿瘤作用：牛蒡子热水提取物可减少人癌细胞（JTC–26）的抗药性。与化疗药合用，可减少或阻止抗癌剂耐药性的增加。

（4）抗病原微生物作用：牛蒡子煎剂对肺炎链球菌有显著抗抑作用。水浸剂对多种致病性皮肤真菌及人类免疫缺陷病毒（HIV）有不同程度的抑制作用。

（5）其他：牛蒡子有**扩张血管**、肠管以及降低血糖作用，能引起短暂降压，对运动神经及骨骼肌呈麻痹作用。

蝉蜕（蝉衣、蝉壳）

【来源】为蝉科昆虫黑蚱的若虫羽化时脱落的壳。

【性味归经】甘，寒。归肺、肝经。

【中医功效】疏散风热，利咽开音，透疹，明目退翳，息风止痉。

功效	主治	应用
疏散风热	外感风热	清解汤
利咽开音	音哑	海蝉散
透疹止痒	麻疹透发不畅	竹叶柳蒡汤
	风疹瘙痒	消风散
明目退翳	风热目赤，翳膜遮睛	蝉菊散
息风止痉	小儿急惊风	天竺黄散
	小儿慢惊风	蝉蝎散
	破伤风	五虎追风散

【用法用量】煎服，3 ～ 10g，或单味研末冲服。一般病症用量宜小，止痉则需大量。

【使用注意】《名医别录》有“主妇人生子不下”的记载，故**孕妇当慎用**。

【西医药理】

1. 生殖系统作用

蝉蜕外用不仅能使脱垂的阴道壁炎症吸收，溃疡面愈合，而且发现它对膨出的阴道壁有明显收敛复旧作用。临床证明，蝉蜕具有使子宫脱垂及会阴局部炎症吸收、肌肉弹性功能改善的作用，可用于盆腔器官脱垂。

2. 其他作用

（1）抗惊厥作用：蝉蜕水提液能降低硝酸士的宁引起的动物惊厥死亡率，表明其有一定的抗惊厥作用，延长破伤风毒素所致惊厥小鼠的存活期，但不能拮抗戊四氮引起的惊厥。

（2）镇痛作用：给小鼠皮下注射蝉蜕水提液，经扭体法测定，证明蝉蜕有明显的镇痛作用。

（3）镇静作用：蝉蜕水提液对小鼠有明显的镇静作用，并能增强戊巴比妥的催眠效力。蝉蜕醇提取物也有显著的镇静作用，与戊巴比妥类药物有协同作用。

（4）抗癌作用：蝉蜕水提物体内试验证明，蝉蜕对艾氏腹水癌细胞显示高度的抗肿瘤活性。

（5）免疫系统作用：蝉蜕提取液能明显减轻免疫器官胸腺、脾脏的重量。用鸡红细胞法证明，蝉蜕能明显降低腹腔巨噬细胞吞噬功能。蝉蜕提取液有抗过敏作用。

（6）其他：蝉蜕能防止静脉注射垂体后叶素引起的急性缺血性心电图改变，对红细胞有一定的保护作用，还有降低毛细血管通透性的作用。

葛根

【来源】为豆科植物野葛或甘葛藤的根。

【性味归经】甘、辛，凉。归脾、胃经。

【中医功效】解肌退热，透疹，生津止渴，升阳止泻。

功效	主治	应用
解肌退热	外感发热、头痛、项强	柴葛解肌汤，葛根汤
透发麻疹	麻疹透发不畅	升麻葛根汤
生津止渴	热病烦渴，内热消渴	玉泉丸
升阳止泻	湿热泄痢	葛根芩连汤
	脾虚泄泻	七味白术散

【用法用量】煎服，9～15g。解肌退热、透疹、生津宜生用，止泻宜煨用。

【西医药理】

1. 生殖系统作用

（1）**雌激素样作用：葛根素有雌激素样作用，可用于缓解低雌激素症状。**

（2）**抗生育作用：有研究葛根可用于避孕，具体原理不详。**

2. 其他作用

（1）调节平滑肌作用：葛根所含不同成分分别具有收缩和舒张平滑肌的作用。

（2）心血管系统作用：葛根煎剂、醇浸剂均能对抗垂体后叶素引起的急性心肌缺血。葛根总黄酮能扩张冠脉血管和脑血管。葛根素及葛根乙醇提取物能对抗多种动物实验性心律失常。葛根能直接扩张血管，使外周阻力下降，有明显降压作用。葛根素可防治动脉粥样硬化。

（3）血液系统作用：抑制血小板聚集作用，葛根素能抑制二磷酸腺苷（ADP）和5-羟色胺（5-HT）诱导的血小板聚集。葛根素还能抑制5-HT从血小板中释放。

（4）内分泌系统作用：葛根煎剂对正常家兔有轻微降血糖作用。口服葛根煎液能对抗饮酒大鼠因乙醇所致的血中ApoA-Ⅰ降低及胆固醇、甘油三酯的升高现象。

（5）中枢系统作用：葛根煎剂及葛根的乙醇浸剂口服给药，均能使人工发热兔体温降低，浸剂作用强于煎剂。

（6）抗缺氧、抗氧化作用：葛根大豆苷元对小鼠有明显抗缺氧作用。甲醇提取物有较强的抗氧化作用。

（7）提高学习记忆能力：葛根醇提物能对抗东莨菪碱所致的小鼠记忆获得障碍和40%乙醇所致记忆障碍。能改善实验小鼠的学习记忆。

（8）消化系统作用：葛根异黄酮对中毒性肝损伤、高脂性肝病均有抑制作用。不同剂量的葛根素能显著缩短醉酒小鼠的醒酒时间，且发现葛根素剂量与其解酒效果之间存在正性相关关系，葛根素对急性酒精中毒导致的小鼠肝损伤具有保护作用。

柴胡

【来源】为伞科植物柴胡和狭叶柴胡的根。

【性味归经】苦、辛，微寒。归肝、胆经。

【中医功效】解表退热，疏肝解郁，升举阳气。

【用法用量】煎服，3～9g。解表退热宜生用，且用量宜稍重，疏肝解郁宜醋炙，升阳可生用或酒炙，其用量均宜稍轻。

功效	主治	应用
解表退热	伤寒邪在少阳证	小柴胡汤
疏肝解郁	肝郁气滞证	逍遥散，柴胡疏肝散
升举阳气	气虚下陷证	补中益气汤

【使用注意】柴胡其性升散，古人有“柴胡劫肝阴”之说，阴虚阳亢，肝风内动，阴虚火旺及气机上逆者禁用或慎用。

【西医药理】

1. 生殖系统作用

动物实验证明，柴胡具有**兴奋子宫的作用，妊娠期不适宜使用**。

2. 其他作用

（1）中枢神经系统作用：柴胡对中枢神经系统有明显的镇静、镇痛、解热、降温、镇咳等作用。

（2）抗炎作用：柴胡皂苷对许多炎症过程（包括渗出、毛细血管通透性、炎症介质的释放、白细胞游走等）都有影响。其抗炎强度与泼尼松龙相似。

（3）免疫系统作用：实验结果表明，柴胡多糖能提高小鼠体液和细胞免疫功能，并使免疫抑制状态有一定程度的恢复。

（4）消化系统作用：柴胡有较好的抗脂肪肝、抗肝损伤、利胆、降低转氨酶、兴奋肠平滑肌、抑制胃酸分泌、抗溃疡、抑制胰蛋白酶等作用。但也有研究证实，长时间、大剂量使用柴胡水煎剂可造成大鼠明显的肝毒性损伤。

（5）心血管系统作用：柴胡皂苷有抑制心肌的作用。柴胡粗皂苷、柴胡黄酮能使大鼠血压下降、心率减慢。

（6）溶血作用：柴胡粗皂苷有明显的溶血作用。柴胡皂苷不同结构具有不同类型的溶血活性。

（7）肾脏作用：柴胡皂苷具有减少尿蛋白、改善低蛋白血症和高脂血症的作用，并可抑制血小板凝聚倾向；柴胡皂苷维持肾小球上皮细胞、内皮细胞的功效和肾小球基底膜（GBM）的完整性。

（8）抗肿瘤作用：柴胡皂苷d灌服或腹腔注射，对小鼠艾氏腹水癌有抑制肿瘤生长作用，且能明显延长动物生存时间。柴胡能使癌细胞坏死、裂解。

（9）抗病原微生物作用：柴胡对结核菌的生长有抑制作用，对钩端螺旋体及牛痘病毒也有抑制作用。柴胡有可能阻止疟原虫发育。柴胡尚具有抗感冒病毒作用。

（10）内分泌系统作用：柴胡能降低血浆胆固醇与

甘油三酯。促进肝蛋白质生物合成和增加肝糖原等作用，并有一定的耐常压缺氧作用。

（11）其他：抗氧化作用、抑制钙通道，有防醉作用。醇沉提取物及多糖有抗辐射作用。

升麻

【来源】为毛茛科植物大三叶升麻、兴安升麻或升麻的根茎。

【性味归经】辛、微甘，微寒。归肺、脾、胃、大肠经。

【功能主治】解表透疹，清热解毒，升举阳气。

功效	主治	应用
解表透疹	外感风热，温病初起	十神汤
	麻疹透发不畅	升麻葛根汤
清热解毒	咽喉肿痛	牛蒡子汤
	口舌生疮	清胃散
	痈肿，疮毒	普济消毒饮，升麻黄连汤
升举阳气	气虚下陷，脱肛，子宫下垂	补中益气汤

【用法用量】煎服，3～9g。发表透疹、清热解毒

宜生用，升阳举陷宜炙用。

【使用注意】麻疹已透，阴虚火旺，以及阴虚阳亢者，均当禁用。

【西医药理】

1. 生殖系统作用

升麻煎剂对正常离体家兔子宫有兴奋作用，表现为频率增加和短时间的提高张力。对**未孕子宫呈兴奋作用，对妊娠子宫呈抑制作用**。

2. 其他作用

（1）抗病原微生物作用：升麻对多种皮肤真菌，以及结核杆菌、金黄色葡萄球菌、奈瑟卡他球菌都有不同程度的抑制作用。对猴艾滋病病毒具有抑制作用。

（2）抗炎作用：北升麻及其成分异阿魏酸有抗炎作用。

（3）中枢神经系统作用：升麻能使实验动物活动减少，降低大鼠的正常体温，对小鼠有镇痛作用。能对抗樟脑或士的宁引起的惊厥，故有解热降温、镇痛、镇静、抗惊厥作用。

（4）对平滑肌的影响：对膀胱呈兴奋作用，对离体肠管呈抑制作用。

（5）免疫系统作用：升麻有抑制抗体生成作用，提取物能诱导淋巴细胞产生干扰素。

（6）消化系统作用：升麻的甲醇提取物可以抑制四氯化碳所致小鼠血清谷草转氨酶和谷丙转氨酶的升高，能抑制动物肝损伤，减轻肝细胞变性、坏死。

（7）血液系统作用：升麻提取物在体外能延长牛凝血酶凝聚人纤维蛋白原的时间，显示较强的抗凝作用。升麻在炒炭前后均能缩短出血时间、凝血时间，止血作用明显。

（8）其他：能降血脂、解痉。并能抑制心脏活动、减慢心率、降低血压。兴安升麻能增强支气管及消化道的腺体分泌。可升高白细胞。

桑叶（冬桑叶、霜桑叶）

【来源】为桑科植物桑的叶。

【性味归经】甘、苦，寒。归肺、肝经。

【中医功效】疏散风热，清肺润燥，平抑肝阳，清肝明目，凉血止血。

【用法用量】煎服 5～9g；或入丸散。外用煎水洗眼。桑叶蜜制能增强润肺止咳作用，故肺燥咳嗽多用蜜制桑叶。

功效	主治	应用
疏散风热	外感风热证	桑菊饮
清肺润燥	燥热伤肺	桑杏汤，清燥救肺汤
平抑肝阳	肝阳上升，头晕目昏	羚角钩藤汤
清肝明目	风热或肝火引起的目赤肿痛	桑麻丸
凉血止血	血热吐血	其力较弱，需与其他凉血药同用

【西医药理】

1. 生殖系统作用

对性周期的鼠子宫有兴奋作用。

2. 其他作用

（1）内分泌系统作用：桑叶总多糖有显著的降血糖作用，并可提高糖尿病小鼠的耐糖能力，增加肝糖原含量而降低肝葡萄糖，提高正常大鼠中胰岛素水平。

（2）心血管系统作用：桑叶中所含的芸香苷、槲皮素能增加蛙心的收缩力及心输出量，并减慢心率 / 扩张冠状动脉血管。芸香苷及槲皮素能保持毛细血管正常的抵抗力，减少血管通透性，有一定的降压作用。

（3）抗病原微生物作用：鲜桑叶煎剂体外实验对金黄色葡萄球菌、乙型溶血性链球菌、白喉杆菌、炭疽杆菌均有较强的抑制作用，对大肠杆菌、伤寒杆菌、痢疾杆菌及绿脓杆菌亦有一定抑制作用。高浓度桑叶水煎剂在体外有抗钩端螺旋体作用。

（4）抗炎作用：桑叶可抑制醋酸引起的小鼠腹腔液渗出，表现出较强的抗炎活性。

（5）减肥作用：槲皮素（桑叶提取物中）衍生物改善脂质代谢，抗氧化活性，降低血脂水平，并抑制脂肪积累在肝脏。可抑制高脂肪的饮食诱导肝脂代谢，调节肥胖。

（6）其他：对鼠肠肌有抑制作用，从而抑制肠蠕动。对人体也能促进蛋白质合成，降低血脂。用乙醇提取的桑叶中植物雌激素喂饲小鼠可减慢生产率。

菊花

【来源】为菊科植物菊的头状花序。

【性味归经】辛、甘、苦，微寒。归肺、肝经。

【中医功效】疏散风热，平抑肝阳，清肝明目，清热解毒。

【用法用量】煎服，10～15g。疏散风热宜用黄菊花，平肝、清肝宜用白菊花，清热解毒用野菊花。

功效	主治	应用
疏散风热	外感风热，温病初起	桑菊饮
平抑肝阳	肝阳上升，头晕目眩	羚角钩藤汤
清肝明目	肝经风热，目赤肿痛	与蝉蜕、白僵蚕等配伍
	肝阴不足，眼目昏花	杞菊地黄丸
清热解毒	疔疮肿毒	菊花甘草汤，也可用鲜菊叶捣烂外敷

【西医药理】

1. 生殖系统作用

对生殖系统无明显作用。

2. 其他作用

（1）心血管系统作用：菊花有扩张冠脉、增加冠脉流量的作用。对心肌收缩力的作用或是增强或是减弱，但以增强的机会较多。能提高心肌耗氧量。

（2）抗病原微生物作用：菊花水浸剂或煎剂体外对金黄色葡萄球菌、乙型溶血性链球菌、大肠杆菌、宋内氏痢疾杆菌、伤寒杆菌、副伤寒杆菌、绿脓杆菌、人型结合杆菌、霍乱弧菌以及多种皮肤真菌都有抑制作用。高浓度在体内有抗病毒及抗钩端螺旋体的作用。

（3）镇静、解热作用：菊花浸膏灌胃，对人工发热家兔有解热作用，并与其对体温中枢的抑制作用有关。

（4）对红细胞膜的保护作用：菊花提取物对膜流动性的降低有保护作用，菊花提取物可进入膜双层的脂区而起作用。

（5）抗疲劳作用：菊花提取物可以提高小鼠抗疲劳能力。

（6）降血脂作用：菊花提取物对大鼠血清胆固醇的升高有明显的改善作用。

（7）抗衰老作用：菊花可以增强谷胱甘肽过氧化物酶的活性，降低过氧化脂（LPO）含量，清除负氧自由基的能力。

（8）其他：菊花具有抗基因突变、抗染色体畸变、抗炎、缩短凝血时间、降压等作用。

蔓荆子

【来源】 为马鞭草科落叶小灌木单叶蔓荆和蔓荆的果实。

【性味归经】 辛、苦，凉。归膀胱、肝、胃经。

【中医功效】 疏散风热，清利头目，祛风除湿。

【用法用量】 煎服，5 ～ 9g。

功效	主治	应用
疏散风热	风热头痛、头风	配伍菊花、白蒺藜、川芎、薄荷
清利头目	目赤肿痛	配伍菊花、决明子、龙胆草
	齿龈肿痛	配伍生地黄、生石膏、黄连
祛风除湿	风湿痹痛	羌活胜湿汤

【西医药理】

1. 生殖系统作用

对生殖系统无明显作用。

2. 其他作用

（1）镇痛作用：蔓荆子水煎液腹腔注射有明显镇痛作用，且生品醇总提取物作用尤为显著。

（2）抗炎作用：蔓荆子 70%甲醇提取物对大鼠炎症足的镇痛系数明显上升，并对小鼠腹腔内色素渗出有抑制作用和抗缓激肽的作用。

（3）呼吸系统作用：蔓荆子醇浸液有非常显著的祛痰作用，蔓荆子水煎液、石油醚提取液可使豚鼠离体气管平滑肌舒张，说明有平喘作用。

（4）心血管系统作用：蔓荆子醇浸液有明显降压作用，且维持时间长，对心电图无明显影响。蔓荆子叶提取物不仅能够改善外周微循环，而且对内脏微循环亦有较好的改善作用。

（5）其他：蔓荆子水煎液、醇浸液均有抑制肠平滑肌作用。常压耐缺氧试验表明，蔓荆子醇浸液可延长小鼠死亡时间，并有一定的退热、抗菌、抗病毒作用。

淡豆豉

【来源】为豆科植物大豆的成熟种子发酵加工品。

【性味归经】辛、微苦、甘，寒。归肺、胃经。

【中医功效】解表，除烦，宣发郁热

功效	主治	应用
解表	外感表证	银翘散，葱豉汤
除烦，宣发郁热	胸中烦闷	栀子豉汤

【用法用量】煎服，10～15g。

【西医药理】

1. 生殖系统作用

有研究认为，淡豆豉具有**雌激素样作用**。

2. 其他

淡豆豉有发汗、解热、健胃、助消化作用。

第二章 清热药

凡以清解里热为主要作用的药物，称为清热药。

清热药药性寒凉，按《黄帝内经》“热者寒之”的治疗原则用于热证，通过清热泻火、解毒、凉血等功效，达到热清病愈的目的，主要用于温热性疾病，症见痈肿疮毒、湿热泄痢及阴虚发热等，以里热证为主。

里热证由于发病因素不一，病情发展变化的阶段不同，以及受病者的体质强弱、年龄长幼等多种因素影响，因而有多种类型的临床表现。既有实热与虚热之分，又有气分与血分的差异；既有局部与整体的区别，又有发病脏腑的不同。治疗时必须选择针对性强的清热药，才能获得理想的效果。

在应用清热药时，除详细察辨里热证的不同类型之外，尚须审明有无兼证，以便配伍应用，主次兼顾。如果热证兼有表邪者，当配伍解表药，以期表里双解；气分热与血分热同时出现者，宜清气分药与清血分药并用，以求气血双解之效。

清热药各有所长，有的以泻火为主，有的以解毒为主，有的以凉血为主，有的以燥湿为主，等等。为在了解本类药物共性的基础上把握其个性，兹将本类药物分为五类，即：清热泻火药，清热燥湿药，清热解毒药，清热凉血药，清虚热药。

妇产科医生选用清热药时应注意：

（1）应选用力量适中的药物，不可选用过于苦寒之品，且用药时间不可过长。因清热药性味苦寒者居多，易伤脾胃，脾胃虚弱者，应与健运脾胃药同用，且中病即止。

（2）花类清热药使用时剂量不可过大，因花类药多具有理气行气之功，易耗散正气，故用量宜轻。

第一节　清热泻火药

清热泻火药以清泄气分邪热为主，主要用于热病邪入气分而见高热、口渴、汗出、烦躁，甚或谵语神昏、脉象洪大等气分实热证。且清热泻火药各有不同的作用部位，分别适用于肺热、胃热、心火等引起的多种实热证。

石膏

【来源】为一种含水硫酸钙的矿石。

【性味归经】甘、辛，大寒。归肺、胃经。

【中医功效】生用：清热泻火，除烦止渴；煅用：敛疮生肌，收湿，止血。

功效	主治	应用
清热泻火，除烦止渴	阳明经证	白虎汤
	表寒里热	大青龙汤
	气血两燔	化斑汤，清瘟败毒饮
	肺热喘咳	麻杏石甘汤
	胃热呕吐	镇逆白虎汤
	胃火牙痛，兼有阴虚	玉女煎
收湿敛疮，生肌止血	湿疮，疮疡不敛，烧烫伤，外伤出血	单用，或配合青黛、黄柏等

【用法用量】生石膏煎服，15 ～ 60g，宜先煎；煅石膏适量外用，研末撒敷患处。

【使用注意】脾胃虚寒及血虚、阴虚内热者禁用。

【西医药理】

1. 生殖系统作用

对生殖系统无明显作用。

2. 其他作用

（1）神经系统作用：生石膏具有中枢性解热作用，能提高外周神经的兴奋性。

（2）心血管系统作用：小剂量有兴奋离体心脏作用，而大剂量时则有抑制作用；石膏有扩张血管作用，还能缩短凝血时间，大剂量石膏可使血压下降。

（3）消化系统作用：石膏可使小肠推进功能减慢，并促进大鼠和猫的胆汁排泄。

（4）运动系统作用：石膏可提高肌肉的兴奋性。亦有报道，服用石膏可增加钙离子血药浓度，从而通过抑制神经应激能力，减弱骨骼肌的兴奋性。

（5）免疫系统作用：石膏能明显增强兔肺泡巨噬细胞对白色葡萄球菌死菌及胶体金的吞噬能力，并能促进吞噬细胞的成熟。

（6）其他：石膏有抗病毒作用。

知母

【来源】为百合科多年生草本植物知母的根茎。

【性味归经】苦、甘，寒。归肺、胃、肾经。

【中医功效】清热泻火，滋阴润燥。

功效	主治	应用
清热泻火	肺胃实热证，高热烦渴	白虎汤
清肺润燥	阴虚燥咳，肺热咳嗽	二母散
滋阴降火	阴虚火旺，骨蒸潮热	知柏地黄丸，大补阴丸
滋阴润燥、生津止渴	肺胃燥热口渴、消渴	玉液汤
滋阴润燥	阴虚肠燥便秘	通关丸

【用法用量】煎服，6～12g。清热泻火生用，盐知母长于清下焦虚热。

【使用注意】知母性寒质润，有润肠之弊，故脾虚便溏者不宜用。

【西医药理】

1. 生殖系统作用

保护卵巢颗粒细胞的作用，增加卵巢颗粒细胞的活性和数量，抑制卵巢功能衰退和细胞凋亡。可用于改善卵巢功能。

2. 其他作用

（1）解热作用：知母浸膏能防止和治疗大肠杆菌所

致的兔高热，且作用持久。

（2）抗病原微生物作用：知母煎剂对痢疾杆菌、伤寒杆菌、副伤寒杆菌、大肠霍乱弧菌、变形杆菌、白喉杆菌、葡萄球菌、肺炎链球菌、乙型溶血性链球菌、白色念珠菌等均有不同程度的抑制作用，对常见致病性皮肤癣菌亦有抑制作用。

（3）心血管系统作用：知母浸膏具有降低血压、减弱心脏收缩的作用，知母叶中提得的芒果苷能抑制血小板聚集。

（4）内分泌系统作用：知母醇提取物能升高血糖，知母水浸提取物则能降低血糖。

（5）抗肿瘤作用：知母皂苷具有抗肿瘤作用。

（6）对激素作用的影响：能使受地塞米松抑制的血浆皮质醇浓度升高，并可防止肾上腺萎缩。临床观察发现同服生地知母甘草汤和皮质激素时，激素的不良反应减少。

（7）其他：知母还有抗炎、利胆、去痰、抑制磷酸酯酶，调节脑 M 受体及 β 肾上腺素受体，调节免疫，降低缺氧性肺动脉高压，抗氧自由基和抗氧化，改善学习记忆功能等作用。

芦根

【来源】为禾本科多年生草本植物芦苇的根茎。

【性味归经】甘，寒。归肺、胃经。

【中医功效】清热泻火，生津止渴，除烦，止呕，利尿。

功效	主治	应用
清热泻火	外感风热，发热咳嗽	桑菊饮，银翘散
清胃生津止呕	热病伤津，烦热口渴	五汁饮
	胃热呕逆	芦根饮子
清肺排脓	肺热咳嗽、肺痈	苇茎汤
利尿	热淋涩痛	常配伍白茅根、车前子

【用法用量】煎服，干品 10 ～ 30g，鲜品加倍，或捣汁用。

【使用注意】脾胃虚寒者忌服。

【西医药理】

1. 生殖系统作用

有研究发现，芦根有雌激素样作用，可用于缓解低雌激素的症状。

2. 其他

芦根有解热、镇痛、降血压、降血糖、抗氧化作用，对乙型溶血性链球菌有抑制作用，所含薏苡素对骨骼肌有抑制作用，苜蓿素对肠管有松弛作用。芦根多糖有保肝及免疫促进作用。

天花粉

【来源】为葫芦科多年生宿根草质藤本植物栝楼、双边栝楼的根。

【性味归经】甘、微苦，微寒。归肺、胃经。

【中医功效】清热泻火，生津止渴，消肿排脓。

功效	主治	应用
清热生津	热病伤津，口干烦渴	玉液汤，沙参麦冬汤
清肺润燥	肺热燥咳	滋燥饮，射干兜铃汤
消肿排脓	痈肿，疮毒	仙方活命饮
	外伤肿痛	复元活血汤

【用法用量】煎服，10 ～ 15g。注射剂需皮试。

【使用注意】**孕妇慎服**。反乌头，脾胃虚寒，大便滑泄者忌服，痰饮色白清稀者、汗下之后亡液作渴者、阴虚火动致津液不能上承而作渴者勿服。

【西医药理】

1. 生殖系统作用

（1）**致流产和抗早孕作用：**从天花粉中提取的结晶天花粉蛋白有明显的抗早孕效果，能使绒毛膜上皮细胞变性坏死，促使胎盘激素水平下降和胎儿死亡，能使蜕膜细胞产生前列腺素，发生宫缩而流产。

（2）生殖毒性作用：妊娠早期和中期的小鼠对天花粉蛋白的引产作用非常敏感。当胚胎着床后，在器官形成期间，天花粉蛋白的引产能力下降，但胚胎的存活能力明显下降，生长受阻，胚重和胚长减少。天花粉蛋白对小鼠离体和体内胚胎的发育皆有不良影响。小鼠母鼠胚胎培养和动物试验测试天花粉蛋白对胎鼠早期器官形成有致畸作用。头、躯干和四肢可发生畸形，体节数目及轴长减少。母鼠在器官形成期给药，天花粉蛋白可降低胎鼠存活能力，活胎率下降、吸收点数目增加。存活胎鼠顶臀长度较对照组短。畸形胎鼠数目增加，畸形以露脑最为明显。此外有短肢、短尾和矮小。

2. 其他作用

（1）免疫系统作用：天花粉蛋白对免疫系统具有双向作用，天花粉对脾脏免疫细胞的形成和分化有促进作用，对体液、细胞免疫有抑制作用，也可以明显抑制迟发型超敏反应。

（2）抗癌作用：天花粉蛋白对滋养层细胞和绒癌细胞有高度专一亲和性的特殊细胞毒作用。对肝癌、肺癌、骨肉瘤、结肠癌、人黑色素瘤细胞株也有抑瘤作用。

（3）血糖作用：用家兔实验未见天花粉有降血糖作用，且反见血糖上升。

（4）抗菌、抗病毒作用：煎剂在体外对溶血性链球菌、肺炎球菌、白喉杆菌等有一定抑制作用。天花粉蛋白在体外有抗艾滋病毒活性。

（5）不良反应：天花粉蛋白有较强的抗原活性，可致过敏反应，一般是纯度越高，异蛋白反应越轻。天花粉蛋白常见的不良反应还有发热、头痛、皮疹、咽喉痛、肌肉注射局部红肿疼痛等。

夏枯草

【来源】为唇形科多年生草本植物夏枯草的带花果穗。

【性味归经】辛、苦，寒。归肝、胆经。

【中医功效】清热泻火，明目，散结消肿。

【用法用量】煎服，9～15g，或熬膏服。

【使用注意】脾胃寒弱者慎用。

功效	主治	应用
清热泻火，明目	肝火上炎，头痛，眩晕，目赤肿痛	夏枯草散
散结消肿	瘰疬	夏枯草汤
	瘿瘤	夏枯草膏
降血压	高血压病	/

【西医药理】

1. 生殖系统作用

有研究发现，夏枯草具有兴奋子宫的作用，妊娠期不适宜使用。

2. 其他作用

（1）心血管系统作用：夏枯草煎剂、水浸出液、乙醇－水浸出液及乙醇浸出液均可明显降低实验动物血压，对心脏的作用表现为低浓度时兴奋，高浓度时抑制，降压剂量下对心脏无抑制作用，对血管亦表现双向作用。

（2）抗病原微生物作用：夏枯草煎剂对痢疾杆菌、伤寒杆菌、霍乱弧菌、大肠杆菌、变形杆菌、葡萄球菌及人型结核杆菌均有一定抑制作用；乙醇浸液可抑制绿脓杆菌，对某些常见致病性皮肤真菌也有不同程度的抑制作用。

（3）其他：夏枯草具有抗炎、镇痛、镇静、利尿，抑制免疫、降血糖及组织胺样作用，还有抗肿瘤作用。

决明子（草决明）

【来源】为豆科一年生草本植物决明或小决明的干燥成熟种子。

【性味归经】甘、苦、咸，微寒。归肝、大肠经。

【中医功效】清热明目，润肠通便。

功效	主治	应用
清热明目	肝火上升，目赤，头痛	决明子散
	肝肾亏虚，目睛不明	决明丸
润肠通便	肠燥便秘	可与火麻仁、瓜蒌仁同用

【用法用量】煎服，10 ～ 15g，降血脂可用至 30g。用于润肠通便，不宜久煎。

【使用注意】本品性寒降泄，故脾虚泄泻或低血压者禁用。孕妇慎用。

【西医药理】

1. 生殖系统作用

决明子具有促进子宫收缩的作用，妊娠期不适宜使用。

2. 其他作用

（1）心血管系统作用：决明子的水浸液、醇水浸出液和乙醇浸出液有降血压的作用，可使收缩压明显降低，同时使舒张压明显降低，对心率和呼吸无显著影响。

（2）降血脂作用：决明子具有降低血浆总胆固醇和甘油三酯的作用，还有降低肝中甘油三酯和血小板聚集的作用，能明显增加血清高密度脂蛋白的含量。

（3）抗病原微生物作用：醇浸出液除去醇后，对金黄色葡萄球菌、白色葡萄球菌、白喉杆菌、巨大芽孢杆菌、伤寒杆菌、副伤寒杆菌、乙型副伤寒杆菌及大肠杆菌均有抑制作用；水浸液对皮肤真菌均有不同程度的抑制作用。

（4）免疫系统作用：决明子对细胞免疫功能有抑制作用，对体液免疫功能无明显影响，而对巨噬细胞吞噬功能有较强作用。

（5）其他：决明子具有促进胃液分泌、泻下等作用。

栀子（山栀、炒山栀、黑山栀）

【来源】为茜草科常绿灌木栀子的成熟果实。

【性味归经】苦，寒。归心、肺、胃、三焦经。

【**中医功效**】泻火除烦，清热利湿，凉血解毒。

功效	主治	应用
泻火除烦	热病心烦	栀子豉汤，越鞠丸
	高热烦躁	黄连解毒汤，清瘟败毒饮
清热利湿	湿热黄疸	茵陈蒿汤，栀子柏皮汤
	热淋	八正散
凉血解毒	血热出血	栀子金花丸，十灰散，小蓟饮子
	痈肿疮毒	栀子金花丸
	火疮，扭挫伤	外敷患处

【**用法用量**】煎服，3～10g，外用生品适量，研末调敷。

【**使用注意**】栀子苦寒伤胃，脾虚便溏食少者不宜用。

【**西医药理**】

1. 生殖系统作用

（1）抗生育作用：栀子部分成分有抗早孕作用，妊娠期不适宜使用。

（2）抑制精子产生：有研究认为，栀子具有抑制精子的作用，可以起到避孕的效果。

2. **其他作用**

（1）消化系统作用：栀子能降低血清胆红素含量，减轻肝损害。栀子及所含环烯醚萜苷等成分均有利胆、退黄作用。栀子及其几种提取物有明显的利胰、利胆及降胰酶效应；栀子有提高胰腺炎患者机体的抗病能力，改善肝脏和胃肠系统的功能以及减轻胰腺炎等药理作用；栀子水提物口服给药或十二指肠给药，对动物均有显著的泻下作用。

（2）心血管系统作用：栀子提取物具有降低心肌收缩力、降血压的作用，还有抗动脉粥样硬化作用。

（3）抗病原微生物作用：栀子对金黄色葡萄球菌、脑膜炎球菌、奈瑟卡他球菌等有抑制作用，栀子水浸液在体外对多种皮肤真菌有抑制作用，水煎剂具有杀死钩端螺旋体及血吸虫成虫的作用。

（4）神经系统作用：栀子醇提取物具有镇静作用，有一定的镇痛作用。

（5）其他：栀子提取物具有一定的抗炎和治疗软组织损伤的作用。

第二节　清热燥湿药

清热燥湿药性味苦寒，苦能燥湿，寒能清热，故有清热燥湿的功效，主要用于湿热内蕴或湿邪化热，而见身热不扬、胸脘痞闷、小便短赤、舌苔黄腻；湿热蕴结脾胃，升降失常，症见脘腹胀满、呕吐、泄痢；湿热壅滞大肠，传导失职，症见泄泻、痢疾、痔疮肿痛；湿热蕴蒸肝胆，症见黄疸尿赤、胁肋胀痛、耳肿流脓；湿热下注，症见带下色黄或热淋灼痛；湿热流注关节，症见关节红肿热痛；湿热浸淫肌肤，症见湿疹、湿疮。上述湿热为患诸病，均属本类药物主治范围。

本类药物苦燥伤阴，一般不适用于津液不足之证，如须用者，当与甘润补阴药物配伍使用，以求两全。

黄芩（子芩、条芩、枯芩、酒芩）

【来源】为唇形科多年生草本植物黄芩的根。

【性味归经】苦，寒。归肺、胆、脾、胃、大肠、小肠经。

【中医功效】清热燥湿，泻火解毒，止血，安胎。

【用法用量】煎服，3～12g，清热多生用，**安胎多炒用**，清上焦热者可酒炙用，止血可炒炭用。炮制可破坏黄芩酶的分解作用，为了保证有效成分和药效而又能软化药材便于切片，可用蒸（不超过 1 小时）或煮（约 10 分钟）的方法。

功效	主治	应用
清热燥湿	湿温	黄芩滑石汤，甘露消毒丹，半夏泻心汤
	肠胃实热泄痢	黄芩汤，葛根芩连汤
	湿热黄疸	大柴胡汤
泻火解毒	肺热咳嗽	清金化痰汤，清气化痰丸
	火毒疮疡	泻心汤
止血	血热吐衄下血	大黄汤，子芩丸
安胎	胎热不安	当归散

【使用注意】 黄芩苦寒伤中，故脾胃虚寒、食少、便溏者忌服。

【西医药理】

1. 生殖系统作用

对生殖系统无明显作用。

2. 其他作用

（1）抗病原微生物作用：黄芩有较广的抗菌谱，煎剂对痢疾杆菌、伤寒杆菌、金黄色葡萄球菌、溶血性链球菌、肺炎链球菌、霍乱弧菌等有不同程度的抗菌作用，对皮肤真菌有抗菌能力。黄芩煎剂与醇提取物能抑制钩端螺旋体。浸剂与煎剂对流感病毒有抑制作用；较高浓度的黄芩苷能抑制阿米巴原虫的生长。

（2）中枢神经系统作用：黄芩有解热作用，其有效成分为黄芩苷元，作用稍强于阿司匹林。黄芩通过加强皮层抑制过程而发挥镇静作用。

（3）心血管系统作用：黄芩酊剂、浸剂、煎剂、醇或水提取物、黄芩苷可降低血压，其降压机理是直接扩张血管或作用于血管感受器，反射性地引起降压。

（4）降血脂和抗氧化作用：黄芩的黄酮类成分有显著降低血脂的作用，黄芩苷元和黄芩苷能显著降低肝组织和血浆中胆固醇、甘油三酯浓度，同时可升高血清 HDL 水平。黄芩有抗氧化作用，显著抑制过氧化脂质的生成。

（5）消化系统作用：黄芩苷有解毒、保肝作用；可促使胆汁的分泌，具有利胆作用，并可降低升高的血胆红素。黄芩煎剂对小肠运动有抑制作用，可缓解小肠平滑肌痉挛。

（6）呼吸系统作用：能抑制抗原与免疫球蛋白 E（IgE）结合，可破坏肥大细胞的酶激活系统，从而抑制肥大细胞释放组织胺等过敏性介质，可缓解气管过敏性收缩，而成为较好的临床抗变态反应剂。

（7）其他：黄芩有利尿、抗凝血、抗肿瘤、抗血小板聚集、抗血栓、抗辐射等作用。

（8）毒性作用：口服毒性很小，但静脉注射毒性较大。

黄连（川连、雅连、味连、鸡爪连）

【来源】为毛茛科多年生草本植物黄连、三角叶黄连或云连、峨眉野连的根茎。

【性味归经】苦，寒。归心、脾、胃、肝、胆、大肠经。

【中医功效】清热燥湿，泻火解毒，止血。

功效	主治	应用
清热燥湿	湿热泄痢	葛根芩连汤，大香连丸，白头翁汤
	胃热、肝火犯胃呕吐	黄连橘皮竹茹半夏汤，左金丸
	痰热互结之结胸	小陷胸汤
泻火解毒	心火亢盛烦热或心烦不眠	黄连阿胶汤，朱砂安神丸
	肝火目赤肿痛、耳肿	黄连汤
	痈肿疮毒	黄连解毒汤
	胃火牙痛	清胃散
	胃热消渴	黄连丸，消渴丸，黄柏丸
凉血止血	血热吐衄、下血	泻心汤

【用法用量】煎服，2 ～ 10g，外用适量。

【使用注意】黄连大苦大寒，过服久服易伤脾胃，脾胃虚寒者、寒证、阳虚者禁用，苦燥易伤阴津，阴虚津伤者慎用。

【西医药理】

1. 生殖系统作用

黄连可兴奋**子宫平滑肌，妊娠期不适宜使用**。

2. 其他作用

（1）抗病原微生物作用：对葡萄球菌、链球菌、肺炎球菌、霍乱弧菌、炭疽杆菌及除宋内氏以外的痢疾杆菌均有较强抗抑作用；小檗碱低浓度抑菌而高浓度杀菌，对多种皮肤真菌等均有抑制作用，对钩端螺旋体及各型流感病毒、阿米巴原虫、沙眼衣原体、阴道滴虫等均有抑制作用。

（2）心血管系统作用：小檗碱取一般剂量或小剂量时，能兴奋心脏，增强心肌收缩力，增加冠状动脉血流量，提高心指数和心输出量，降低心肌耗氧量，具有抗心律失常及抗心肌缺血作用。小檗碱可缓解动脉血管平滑肌痉挛而扩张血管，对血小板聚集和 ADP 释放均有不同程度的抑制作用。

（3）消化系统作用：黄连及其提取成分具有利胆、

抑制胃液分泌、抗溃疡作用，可抑制胃肠运动，具有较强的抗腹泻作用。

（4）中枢神经系统作用：小檗碱大剂量对大脑皮层抑制过程有加强作用，并有镇痛、镇静及肌肉松弛作用；大剂量小檗碱可使呼吸中枢麻痹，并出现共济失调、运动抑制和肌肉软弱；小剂量则直接兴奋呼吸中枢或化学感受器。

（5）免疫系统作用：小檗碱具有显著的抗炎作用，小檗胺是一种细胞免疫促进剂，能增强网状内皮系统及肺巨噬细胞的吞噬功能，小檗碱及其一些衍生物有抗癌活性。小檗碱抑制白细胞的变形运动，减少中性及嗜酸性细胞而增加淋巴细胞及单核细胞。

（6）肌肉系统作用：对胃肠、支气管、膀胱**有兴奋作用**。

（7）其他：小檗碱能抑制组织代谢、降低组织耗氧、降低眼内压，并具有抗利尿、预防脑梗死等作用。黄连煎剂及小檗碱可通过抑制糖原异生和促进糖酵解而发挥降血糖作用。

（8）毒性作用：黄连的毒性较低，但也可能发生不良反应，如急性心源性脑缺氧综合征、过敏性休克、药疹、头晕耳鸣，恶心呕吐、心慌气短、关节痛，肠鸣腹胀，腹泻，血红蛋白及红细胞减少。

黄柏

【来源】为芸香科落叶乔木植物黄皮树或黄檗除去栓皮的树皮。

【性味归经】苦，寒。归肾、膀胱、大肠经。

【中医功效】清热燥湿，泻火解毒，除蒸疗疮。

功效	主治	应用
清热燥湿	湿热泄痢	白头翁汤
	湿热黄疸	栀子柏皮汤
	湿热下注之带下	易黄汤
	湿热足膝肿痛	二妙散
泻相火，除蒸	阴虚发热、盗汗、遗精	大补阴丸，知柏地黄丸，当归六黄汤
解毒疗疮	痈肿疮毒	黄连解毒汤
	湿疮瘙痒	配伍苦参、白鲜皮、蛇床子

【用法用量】煎服，3～12g，外用适量。生用泻实火、清热毒，盐水炒泻相火、清虚热，炒炭止血。

【使用注意】脾胃虚寒者忌服。

【西医药理】

1. 生殖系统作用

黄柏可杀灭精子，起到避孕的作用。

2. 其他作用

（1）抗病原微生物作用：黄柏抗菌的有效成分为小檗碱，黄柏煎剂或醇浸剂对金黄色葡萄球菌等球菌、炭疽杆菌、霍乱弧菌、大肠杆菌、绿脓杆菌、痢疾杆菌、伤寒杆菌、结核杆菌等均有不同程度的抑制作用；对多种常见的致病性皮肤真菌均有不同程度的抑制作用，其水煎剂还能杀死钩端螺旋体，在体外对阴道滴虫也有一定的抑制作用，对乙型肝炎表面抗原具有明显的选择性抑制作用。

（2）心血管系统作用：药根碱对心肌的作用与小檗碱相似，有正性肌力作用和抗心律失常作用；黄柏具有中枢性降压作用，可翻转去甲肾上腺素及肾上腺素的升压作用。

（3）消化系统作用：黄柏中小檗碱以外的提取部分具有显著的抗溃疡作用，可明显抑制胃液量、总酸度和胃蛋白酶的活性。此外，黄柏能促进胰液分泌。

（4）中枢神经系统作用：黄柏及从中分离出来的柠檬苦素和黄柏酮能明显缩短小鼠睡眠时间。

（5）其他：黄柏果挥发油以及单体香叶烯具有镇咳、祛痰作用，黄柏碱具有一定的肌肉松弛作用。黄柏还能杀灭孑孓、家蝇等。

龙胆

【来源】为龙胆科多年生草本植物条叶龙胆、龙胆、三花龙胆或坚龙胆的根及根茎。

【性味归经】苦，寒。归肝、胆、膀胱经。

【中医功效】清热燥湿，泻肝胆火。

功效	主治	应用
清热燥湿	湿热黄疸	苦参丸，龙胆散
	湿热下注	龙胆泻肝汤
泻肝胆火	肝热生风，惊风抽搐	凉惊丸，当归龙荟丸
	肝火上炎	龙胆泻肝汤

【用法用量】煎服，3 ～ 6g。

【使用注意】脾胃寒无湿热实火者不宜用，阴虚津伤者慎用。

【西医药理】

1. 生殖系统作用

对生殖系统无明显作用。

2. 其他作用

（1）消化系统作用：龙胆苦苷有直接保肝作用，龙胆注射液有显著的利胆作用，龙胆等苦味健胃药可使胃液和胃酸分泌增加，起到一定的健胃作用。

（2）抗病原微生物作用：龙胆水浸剂对多种皮肤真菌有不同程度的抑制作用，对钩端螺旋体、绿脓杆菌、变形杆菌、伤寒杆菌也有抑制作用。

（3）其他：龙胆碱具有抗炎、镇静作用；大剂量龙胆酊对动物有降压作用，并能抑制心脏，减慢心率。龙胆尚有抑制抗体生成的作用。

苦参

【来源】为豆科多年生落叶亚灌木植物苦参的根。

【性味归经】苦，寒。归心、肝、胃、大肠、膀胱经。

【中医功效】清热燥湿，祛风杀虫，利尿。

【用法用量】煎服，5～10g，外用适量。

【使用注意】脾胃虚寒者禁用，反藜芦。

功效	主治	应用
清热燥湿	湿热痢疾、便血	香参丸，苦参地黄丸
	湿热带下	配黄柏、蛇床子等
祛风杀虫	湿热疮毒	苦参丸
	皮肤瘙痒	配蝉蜕、荆芥等
	风疹瘙痒	消风散
利尿	湿热蕴结，小便不利	当归贝母苦参丸
	湿热黄疸	谷疸丸（《补缺肘后方》）

【西医药理】

1. 生殖系统作用

对生殖系统无明显作用。

2. 其他作用

（1）心血管系统作用：苦参对心脏有明显抑制作用，可使心率减慢，心肌收缩力减弱，心输出量减少；苦参注射液具有显著的抗心律失常作用。此外，苦参注射液还能增加冠脉流量，使肾血管扩张。

（2）抗病原微生物作用：苦参碱对痢疾杆菌、大肠杆菌、变形杆菌、乙型链球菌及金黄色葡萄球菌均有明显抑制作用；醇浸膏在体外尚有抗滴虫作用。苦参煎剂对结核杆菌有抑制作用。

（3）呼吸系统作用：苦参通过兴奋 β 受体，尤其是兴奋中枢的 β 受体，解除支气管痉挛及抑制抗体和慢反应物质的释放而产生平喘作用，苦参有明显的祛痰作用，对渗出性炎症有抗炎作用。

（4）免疫系统作用：苦参碱、氧化苦参碱对免疫功能都有抑制作用，即抑制巨噬细胞的吞噬功能，但对溶菌酶含量无影响。苦参碱具有明显的升白作用。苦参及其提取物有抗癌作用。

（5）其他：苦参总碱具有一定的安定、镇痛作用，苦参煎剂、苦参注射液及苦参碱均有利尿作用，苦参50%甲醇浸膏对盐酸乙醇溃疡模型有很强的抑制作用。

（6）急性毒性作用：苦参碱使小鼠神经系统发生退行性变，肝脏细胞发生变性、点状坏死，表明神经系统和肝脏是苦参碱的毒性靶器官。

白鲜皮（白膻）

【来源】为芸香科多年生草本植物白鲜的干燥根皮。

【性味归经】苦，寒。归脾、胃、膀胱经。

【中医功效】清热燥湿，祛风解毒。

【用法用量】煎服，5 ～ 10g，外用适量。

【使用注意】脾胃虚寒者慎用。

功效	主治	应用
清热燥湿，祛风解毒	湿热疮毒	常配伍苍术、苦参、连翘
	风疹，疥，癣	常配伍苦参、防风、地肤子
	黄疸	白鲜皮汤
	风湿热痹	常配伍苍术、黄柏、薏苡仁

【西医药理】

1. 生殖系统作用

白鲜皮具有**收缩子宫平滑肌的作用，妊娠期不适宜使用**。

2. 其他作用

（1）抗真菌作用：白鲜皮水煎剂（1 ∶ 4），在试管内对多种致病真菌均有不同程度的抑制作用。

（2）免疫系统作用：白鲜皮水提物对抗原－抗体反应有一定的抑制作用，可减轻过敏性炎症反应；非极性溶剂提取物及挥发油有体外抗癌活性。

（3）其他：白鲜皮具有保肝、解热、兴奋心脏等作用。

第三节　清热解毒药

清热解毒药性质寒凉，清热之中更长于解毒，具有清解火热毒邪的作用，主要用于痈肿疮毒、丹毒、温毒发斑、痄腮、咽喉肿痛、热毒下利、虫蛇咬伤、癌肿、水火烫伤以及其他急性热病等。

金银花（忍冬花、银花、双花、禹花、二花）

【来源】为忍冬科多年生藤本植物忍冬、红腺忍冬、山银花或毛花柱忍冬的花蕾。

【性味归经】甘，寒。归肺、心、胃经。

【中医功效】清热解毒，疏散风热。

功效	主治	应用
清热解毒	外疡内痈	五味消毒饮，仙方活命饮，清肠饮，四妙勇安汤
	热毒血痢	金银花浓煎服
	热入营血	清营汤
疏散风热	外感风热，温病初起	银翘散
	外感暑热	清络饮

【用法用量】煎服，6 ～ 20g。解表轻用，解毒重用。炭用止血。

【使用注意】脾胃虚寒及气虚疮疡脓清者禁用。

【西医药理】

1. 生殖系统作用

抗生育作用：金银花经乙醇提取后，有较好的抗早孕作用，且随剂量增加而增强。腹腔注射金银花提取物（660mg/kg）有终止小鼠的早、中、晚期妊娠作用。注射24小时后的早孕大鼠外周血孕酮浓度可降至给药前的30%，表明有抗黄体激素的作用。金银花抗孕作用可被外源性的孕酮、人绒毛膜促性腺激素（HCG）所完全取消。金银花还能明显抑制假孕小鼠蜕膜瘤的形成，此作用也可被黄体酮所对抗，前列腺素合成抑制剂吲哚美辛，能起到干扰金银花的抗孕作用。这表明金银花抗生育作用既涉及前列腺素机制，又与其对性激素的影响密切相关。

2. 其他作用

（1）抗病原微生物作用：金银花和其藤对多种致病菌和金黄色葡萄球菌、溶血性链球菌、大肠杆菌、痢疾杆菌、霍乱弧菌、伤寒杆菌、结核杆菌等均有一定抑制作用；金银花水浸剂在试管内对多种皮肤真菌、钩端螺旋体、流感病毒、孤儿病毒、疱疹病毒均有抑制作用。

（2）免疫系统作用：金银花煎剂促进白细胞的吞噬功能，对细胞免疫有抑制作用。金银花的水及酒浸液对肉瘤及艾氏腹水癌有明显的细胞毒作用。

（3）中枢神经系统作用：口服绿原酸后，可引起中枢神经系统兴奋。

（4）其他：金银花具有一定的降血脂、保肝、预防溃疡等作用。绿原酸能促进胃肠蠕动，促进胃液及胆汁分泌。

忍冬藤（银花藤）

【来源】忍冬的茎叶。

【性味归经】甘，寒。归肺、心、胃经。

【中医功效】清热解毒，疏散风热，通络止痛。

【西医药理】

1. 生殖系统作用

未发现对生殖系统有明显作用。

2. 其他作用

可抑制葡萄球菌和枯草杆菌的生长。对奈瑟卡他球菌、白色念珠菌、伤寒杆菌、痢疾杆菌、变形杆菌等致病菌亦有抑制作用；能作用于心血管，降低心脏的舒张期幅度，降低静脉压；增强毛细血管的通透性，有降低血胆固醇的作用，并有解痉、祛痰和抗炎作用。

【用法用量】内服，9～30g。

连翘

【来源】为木犀科落叶小灌木连翘的果实。

【性味归经】苦，微寒。归肺、心、胆、小肠经。

【中医功效】清热解毒，消痈散结，疏散风热。

功效	主治	应用
清热解毒，疏散风热	外感风热，温病初起	银翘散，桑菊饮
	热入心包	清宫汤
消痈散结	痈肿疮毒	连翘消毒饮（疮家圣药）
	瘰疬结核	常配伍夏枯草、浙贝母、玄参、牡蛎
清热利尿	热淋，小便不利	如圣散

【用法用量】煎服，6～15g。

【使用注意】脾胃虚寒及气虚疮疡脓清者不宜用。

【西医药理】

1. 生殖系统作用

对生殖系统无明显作用。

2. 其他作用

（1）抗病原微生物作用：连翘的抗菌谱广，对多种革兰氏阳性及阴性细菌均有抑制作用。其浓煎剂在体外可抑制伤寒杆菌、大肠杆菌、痢疾杆菌、白喉杆菌、霍乱弧菌、葡萄球菌、链球菌等；连翘的醇提取物对钩端螺旋体还有杀灭作用，连翘对亚洲甲型流感病毒有抑制作用。

（2）心血管系统作用：连翘果壳中所含的齐墩果酸有轻微的强心作用，连翘有降压作用；连翘具有抗内毒素休克作用，其所含的芦丁能增强毛细血管的致密度，故对毛细血管破裂出血、皮下溢血有止血作用。

（3）抗炎、解热作用：连翘醇提取水溶液有非常明显的抗渗出作用及降低炎症、血管壁脆性作用，能促进炎性屏障的形成，亦能促进对炎症细胞的吞噬作用；连翘煎剂具有解热作用。

（4）消化系统作用：连翘中齐墩果酸和熊果酸具有保肝作用，两者均能降低实验性肝损伤动物的血清谷丙转氨酶。连翘能抑制延髓催吐化学耐受区，从而具有镇吐作用。

（5）其他：连翘有利尿作用，还具有显著的抑制弹性蛋白酶活力作用。

板蓝根（蓝靛根、靛根）

【来源】为十字花科二年生草本植物菘蓝的根。

【性味归经】苦，寒。归心、胃经。

【中医功效】清热解毒，凉血，利咽。

功效	主治	应用
清热解毒	外感发热，温病初起	常与疏散风热药同用
	瘟疫热毒	神犀丹
	大头瘟	普济消毒饮
凉血利咽	咽喉肿痛	常与玄参、马勃、牛蒡子同用

【用法用量】煎服，9 ～ 15g。

【使用注意】体虚而无实火热毒者忌服，脾胃虚寒者慎用。

【西医药理】

1. 生殖系统作用

对生殖系统无明显作用。

2. 其他作用

（1）抗病原微生物作用：板蓝根对多种细菌有抑制作用，水浸液对金黄色葡萄球菌、大肠杆菌、伤寒杆菌、痢疾（志贺氏、弗氏）杆菌、溶血性链球菌等都有抑制作用。板蓝根注射液（菘蓝）对流感病毒、腺病毒有明显的抑制作用。板蓝根在试管内有杀钩端螺旋体的作用。

（2）心血管系统作用：板蓝根能使血液灌流量增加，改善肠系膜微循环，减少毛细血管通透性，并可使心肌耗氧量下降。此外，还具有一定的降压作用。

（3）解毒作用：板蓝根、黄连粉与藜芦同服（各2.0g/kg），能解藜芦毒，降低死亡率。若藜芦中毒后用之，则无效；分别单用板蓝根粉或黄连粉，效果也不好。

大青叶

【来源】为十字花科二年生草本植物菘蓝的叶。

【性味归经】苦，大寒。归心、胃经。

【中医功效】清热解毒，凉血消斑。

功效	主治	应用
清热解毒	外感风热、温病初起	配伍金银花、牛蒡子等
	气血两燔之温热病	配伍石膏、生地黄等
	咽喉肿痛	配伍升麻、玄参等
凉血消斑	热入血分发斑、丹毒，热迫血溢	配伍栀子等

【用法用量】煎服，9 ～ 15g，鲜品 24 ～ 30g，外用适量。

【使用注意】脾胃虚寒者禁用。

【西医药理】

1. 生殖系统作用

具有**兴奋子宫平滑肌作用，妊娠期不适宜使用**。

2. 其他作用

（1）抗病原微生物作用：大青叶有广谱抗菌作用，其煎剂对金黄色葡萄球菌、甲型链球菌、脑膜炎球菌、肺炎链球菌、奈瑟卡他球菌、伤寒杆菌、大肠杆菌、流感杆菌、白喉杆菌及痢疾杆菌、乙型脑膜炎病毒、腮腺炎病毒、流感病毒等有抑制作用，对钩端螺旋体也有杀灭作用。

（2）免疫系统作用：煎剂可增强白细胞对细菌的吞噬功能，其有效成分有抗白血病作用；靛玉红对肿瘤细胞大分子合成有抑制作用，可影响肿瘤细胞的脂质代谢，具有一定的抗肿瘤作用。

（3）心血管系统作用：煎剂对离体蟾蜍心脏有抑制作用，且随剂量增大而增强，甚至导致心脏停搏，对血管有扩张作用。

（4）其他：大青叶具有抗炎、解热、保肝等作用；

对肠道平滑肌有抑制作用，使肠蠕动减弱。

重楼（蚤休、七叶一枝花、草河车）

【来源】为百合科多年生草本植物云南重楼或七叶一枝花的根茎。

【性味归经】苦，微寒，有小毒。归肝经。

【中医功效】清热解毒，消肿止痛，凉肝定惊。

功效	主治	应用
清热解毒，消肿止痛	痈肿疮毒	夺命汤
	毒蛇咬伤	嚼服或醋研浓汁外敷
凉肝定惊	小儿惊风抽搐	栝楼汤

【用法用量】煎服，3 ～ 9g，外用适量，捣敷或研末调涂患处。

【使用注意】体虚、无实火热毒者、**孕妇**及患阴证疮疡者均**慎服**。

【西医药理】

1. 生殖系统作用

（1）对子宫平滑肌的作用：重楼粉剂对未孕或孕期大鼠离体子宫可加强收缩，剂量增加张力也明显增高，但很难引起强直收缩。乙醇流浸膏的作用与粉剂一致，煎剂则无作用，提示有效成分不耐热。小重楼作用最强，大重楼次之，胶质重楼较弱。从小重楼分离到苦味、皂苷、酸性和油脂四部分，只有苦味部分对子宫有明显而持久的收缩作用。对兔在位子宫及十二指肠给予小重楼流浸膏 15g（生药）/kg，可使收缩幅度与频率均增加。胶质重楼提取物对子宫肌瘤合并妊娠的人离体子宫平滑肌也可使收缩加强，频率加快，临床用于子宫出血症有效。

（2）杀精子作用：重楼 70%乙醇提取物对大鼠精子具有杀精作用。

（3）生殖系统的毒性作用：研究报道重楼分离纯化获得的偏诺皂苷（PHAC-A）和薯蓣皂苷（PHAC-B）体外均具抗生育活性，二者均能明显降低雄性小鼠的精子活力。

2. 其他作用

（1）抗病原微生物作用：重楼有广谱抗菌作用，对多种痢疾杆菌、伤寒杆菌、肠炎杆菌、大肠杆菌、绿脓杆菌、金黄色葡萄球菌、溶血性链球菌、脑膜炎球菌等均有抗抑作用。对甲型及亚洲甲型流感病毒都有抑制作用，在体外有杀灭钩端螺旋体作用。

（2）血液系统作用：重楼粉、重楼总皂苷、重楼皂苷 C 均有明显的止血作用，可明显缩短出血时间，减少出血量，缩短凝血时间，降低毛细血管通透性，诱导主动脉收缩，缩短血浆复钙时间。

（3）抗肿瘤作用：重楼对小鼠肉瘤、实体型肝癌有抑制作用。

（4）平滑肌作用：重楼煎剂及皂苷对回肠平滑肌**有兴奋作用**，对血管平滑肌有直接收缩作用，但可缓解气管平滑肌痉挛，具有止咳平喘作用。

（5）毒性作用：肝毒性作用。皂苷类成分是其主要毒性成分，用量过大可出现肝损伤。关于其他毒性作用，现已知重楼含蚤休苷、蚤休士宁苷及生物碱等，超量应用可致中毒，表现为对消化系统、神经经统和心脏的毒性。

（6）其他：重楼还具有抗炎、镇静、镇痛等作用，所含甾体皂苷和氨基酸具有抗蛇毒作用。

马齿苋

【来源】为马齿苋科一年生肉质草本植物马齿苋的全草。

【性味归经】酸，寒。归肝、大肠经。

【中医功效】清热解毒，凉血止血，止痢。

功效	主治	应用
清热解毒	痈肿疮毒	内服或外敷
凉血止血	妇女崩漏带下，血淋热淋	单用
止痢	湿热泄痢	鲜品服

【用法用量】煎服，9～15g，鲜品30～60g，可捣汁入蜜调服，外用适量，外洗或鲜品捣敷患处。

【使用注意】脾胃虚寒、肠滑作泄者忌服。孕妇慎用。

【西医药理】

1. 生殖系统作用

马齿苋**对子宫有兴奋、收缩作用**。妊娠期不适宜使用。

2. 其他作用

（1）抗病原微生物作用：马齿苋可抑制志贺氏、宋内氏、斯氏、费氏痢疾杆菌，以及大肠杆菌、伤寒杆菌、金黄色葡萄球菌，对致病性真菌如奥杜盎氏小芽孢癣菌也有抑制作用。

（2）心血管系统作用：水提取物可收缩主动脉，减弱心肌收缩力，还可升高血压；马齿苋含有大量钾盐，其马齿苋甘草煎剂可使血钾升高。

（3）平滑肌：马齿苋可使离体回肠紧张度增加，振幅增强，频率加快，还可松弛离体气管。

贯众

【来源】为鳞毛蕨科植物粗茎鳞毛蕨的带叶柄基部的根茎。

【性味归经】苦，微寒，有小毒。归肝、脾经。

【中医功效】清热解毒，凉血止血，杀虫。

功效	主治	应用
清热解毒	风热感冒，温热病	配伍连翘、金银花等
凉血止血	血热出血	配伍地榆、白茅根等
杀虫	绦虫、钩虫、蛔虫、蛲虫病	配伍雷丸等

【用法用量】煎服，9～15g，杀虫及清热解毒宜生用，止血宜炒炭用。

【使用注意】有小毒，用量不宜过大；脾胃虚寒者慎用。忌与油类泻药（如蓖麻油）配伍，以防中毒。**孕妇**、体质虚弱，肝肾功能不全、消化道溃疡者慎用。服用时忌油腻之品。

【西医药理】

1. 生殖系统作用

（1）对子宫的作用：有研究发现，贯众煎剂能使家兔离体子宫收缩增强，妊娠期不适宜使用。

（2）雌激素样作用：本品具有雌激素样活性，可用于缓解低雌激素症状。

（3）**抗早孕及堕胎作用**；本品提取物皮下注射、阴道给药和灌胃对小鼠均有显著的抗早孕作用，皮下给药对大鼠也具有明显的抗早孕作用，皮下或阴道给药可使大部分孕兔胎盘组织排出体外，对怀孕小鼠，该提取物灌胃给药有堕胎作用，可于 24 ～ 41 小时内将胎仔完整排出，而大多数母鼠仍健康如常。对犬有一定的抗早孕和终止妊娠的作用。

2. 其他作用

（1）抗病原微生物作用：对各型流感病毒均有不同程度抑制作用，对疱疹病毒、痢疾杆菌、伤寒杆菌、大肠杆菌、绿脓杆菌等有一定抑制作用。

（2）血液系统作用：有止血作用，能明显缩短兔的凝血时间。

（3）消化系统作用：保肝作用，能使谷丙转氨酶、血清白蛋白恢复正常，明显提高肝糖原的含量。

（4）毒性作用：贯众所含绵马酸，主要作用于消化系统和中枢神经系统，大剂量时可损害视神经引起失明，大脑皮质也可受损。中毒后恢复缓慢，可造成永久性失明。

（5）其他：贯众还有抗肿瘤作用，对离体心脏有明显抑制作用，对膀胱、肠管等平滑肌也有一定的兴奋作用。

蒲公英（黄花地丁、蒲公丁、婆婆丁）

【来源】为菊科多年生草本植物蒲公英、碱地蒲公英或多种同属植物的带根全草。

【性味归经】苦、甘，寒。归肝、胃经。

【中医功效】清热解毒，消痈散结，利湿通淋。

功效	主治	应用
清热解毒，消痈散结	痈肿疔毒	五味消毒饮
	乳痈（要药）	瓜蒌牛蒡汤
	肠痈	阑尾清化汤
	肺痈	配鱼腥草、桔梗等
	肝胃实火目赤肿痛	单用捣烂外敷
	毒蛇咬伤	单用捣敷
利湿通淋	湿热黄疸	常与茵陈、附子、大黄同用
	热淋	常与白茅根、金钱草、车前子同用

【用法用量】煎服，9 ～ 30g，外用鲜品适量，捣敷或煎汤熏洗患处。

【使用注意】用量过大，可致腹泻。

【西医药理】

1. 生殖系统作用

对生殖系统无明显作用。

2. 其他作用

（1）抗病原微生物作用：蒲公英可使细胞膨大，细胞壁增厚，胞核、核糖体均聚集成块，因此干扰了 RNA 和 DNA 的合成，阻断细菌生长。

（2）抗肿瘤作用：蒲公英所含多糖具有抗肿瘤作用，可活化巨噬细胞，后期呈现对增殖的抑制效果。

（3）消化系统作用：利胆、保肝，对胃溃疡及胃黏膜损伤有保护作用；蒲公英可抑制胃酸分泌，对胃黏膜损伤具有良好的抗损伤作用。

（4）抗内毒素作用：体外实验证明，蒲公英提取液对内毒素有拮抗作用，并对内毒素有直接摧毁作用，其作用强度中等。

（5）其他：蒲公英还有抗肿瘤、抗氧化、利尿、通乳等作用。

鱼腥草（蕺菜）

【来源】为三白草科多年生草本植物蕺菜的全草。

【性味归经】辛，微寒。归肺经。

【中医功效】清热解毒，消痈排脓，利尿通淋。

功效	主治	应用
清热解毒，消痈排脓	热毒痈疮	单用鲜品捣烂外敷
	肺痈（要药）	加味鱼桔汤
	肺热喘咳	常与黄芩、知母、贝母同用
利尿通淋	热淋，小便涩痛	常与瞿麦、白茅根、滑石同用

【用法用量】煎服，15 ～ 30g，鲜品用量加倍，水煎或捣汁服，外用适量，捣敷或煎汤熏洗患处。

【使用注意】含挥发油，不宜久煎，虚寒证及阴证疮疡忌服。

【西医药理】

1. 生殖系统作用

对生殖系统无明显作用。

2. 其他作用

（1）抗病原微生物作用：对金黄色葡萄球菌、溶血性链球菌、肺炎链球菌、白喉杆菌、痢疾杆菌、施氏痢疾杆菌、猪霍乱杆菌等多种革兰氏阳性及阴性细菌等均有抑制作用，对白色念珠菌、黄癣菌等真菌也有抑制作用；鱼腥草的乙醚提取物于体外对结核杆菌及流感病毒等有明显抑制作用。

（2）免疫系统作用：鱼腥草煎剂能增强白细胞的吞噬能力，提高血和痰中溶菌酶的活力，能显著提高外周血 T 淋巴细胞的比例，且能明显增强中性粒细胞的吞噬功能。

（3）利尿作用：鱼腥草因含槲皮苷、大量钾盐等而具有利尿作用，可能与其扩张血管，增加肾血流量有关。

（4）其他：鱼腥草可抗组织胺、抑制浆液分泌，并有镇痛、止血、促进组织再生和伤口愈合的作用，此外，还具有一定的止咳、镇静、抗惊、降压等作用。

半枝莲（狭叶韩信草、通经草、紫连草、并头草、牙刷草、野夏枯草、言草儿、半向花、偏头草、四方草、耳挖草、向天盏）

【来源】为唇形科植物半枝莲的全草。

【性味归经】苦、辛，寒。归肺、肝、肾经。

【中医功效】清热解毒，化瘀利尿，消痈抗癌。

功效	主治	应用
清热解毒	火毒疮疖，虫蛇咬伤	大剂量内服或外敷
	咽喉肿痛	与蒲公英、紫花地丁、半枝莲同用
	肺痈，肠痈	与大血藤、败酱草、牡丹皮同用
化瘀利尿	血淋，水肿，吐血，腹水	与车前子、石韦、滑石同用
	跌打损伤	与三七等同用
消痈抗癌	各种癌症	与其他抗肿瘤药同用

【用法用量】煎服，15 ～ 30g，外用适量。

【使用注意】血虚者不宜，脾胃虚寒者慎服。**孕妇慎用**。

【西医药理】

1. 生殖系统作用

对生殖系统无明显作用。

2. 其他作用

（1）抗病原微生物作用：半枝莲 50%煎剂对金黄色葡萄球菌、福氏痢疾杆菌、伤寒杆菌、绿脓杆菌、大肠杆菌有抑制作用。

（2）呼吸系统作用：本品所含的红花素能够较好地对

抗由组胺引起的平滑肌收缩作用，并有较强的祛痰作用。

（3）抑瘤作用：对急性粒细胞型白血病细胞有很轻度的抑制作用，对急性粒细胞型白血病血细胞的抑制率大于 75%。

（4）免疫系统作用：本品所含的多糖在体外可促进刀豆素（ConA）诱导的小鼠脾细胞淋巴细胞转化。皮下注射（Sc）给药 1 周后可明显提高小鼠外周血淋巴细胞中酯酶阳性细胞的百分率，促进二硝基氯苯（DNCB）诱导的迟发型变态反应。但大剂量给药（200mg/kg）可抑制小鼠胸腺指数，对脾指数无影响。

（5）血管作用：增加脑血流量，降低脑血管阻力，提高血脑屏障通透性，以及对抗由 ADP 引起的血小板凝聚作用。

（6）其他：抑制 ATP 生成，抑制幼虫的生长。

白花蛇舌草（蛇舌草、二叶葎）

【来源】为茜草科一年生草本植物白花蛇舌草的全草。

【性味归经】微苦、甘，寒。归胃、大肠、小肠经。

【中医功效】清热解毒，利湿通淋。

【用法用量】煎服，15 ～ 60g，外用适量。

功效	主治	应用
清热解毒	肠痈	与大血藤、败酱草、牡丹皮同用
	火毒疮疖，虫蛇咬伤	大剂量内服或外敷
	咽喉肿痛	与蒲公英、紫花地丁、半枝莲同用
利湿通淋	热淋，小便不利	与车前子、石韦、滑石同用
	湿热黄疸	与茵陈、栀子等同用
消痈抗癌	各种癌症	与其他抗肿瘤药同用

【使用注意】阴疽及脾胃虚寒者禁用。

【西医药理】

1. 生殖系统作用

（1）抑制生殖能力：白花蛇舌草具有**抑制生殖能力的作用，有妊娠要求的患者不适宜使用**。

（2）抑制生精作用：雄性小鼠口服本品3个星期后，间隔不同时间取睾丸活检，其精原细胞发展到初级精母细胞而停止发育导致曲精细管成为空腔。

2. 其他作用

（1）抗病原微生物作用：白花蛇舌草在体外对金黄色葡萄球菌和痢疾杆菌有微弱的抑制作用；在体内能刺

激网状内皮系统增生，促进抗体形成，使网状细胞、白细胞的吞噬能力增强，从而达到抗菌、抗炎的目的。

（2）抗肿瘤作用：白花蛇舌草粗制剂体外实验表明，在高浓度下对肉瘤和各种白血病癌细胞均有抑制作用，但实验性治疗无明显抗癌作用。

（3）其他：白花蛇舌草还具有镇痛、镇静、降温、催眠和保肝利胆、抗实验性胃溃疡的作用。

紫花地丁（地丁草、地丁）

【来源】为堇菜科多年生草本植物紫花地丁的带根全草。

【性味归经】苦、辛，寒。归心、肝经。

【中医功效】清热解毒，凉血消肿。

功效	主治	应用
清热解毒，凉血消肿	痈肿疔毒	五味消毒饮
	蛇毒咬伤	单用鲜品捣汁内服，其渣加雄黄外敷患处

【用法用量】煎服，10～20g，外用鲜品适量，捣烂敷患处。

【使用注意】体质虚寒、阴证疮疡者慎服。

【西医药理】

1. 生殖系统作用

对生殖系统无明显作用。

2. 其他作用

（1）抗病原微生物作用：紫花地丁对结核杆菌、钩端螺旋体有抑制作用；紫花地丁的二甲亚砜提取物和甲醇提取物均能抑制 HIV，而对单纯疱疹病毒无抑制作用。

（2）抗内毒素作用：紫花地丁提取物对内毒素有拮抗作用。此作用表现为对内毒素直接的摧毁作用，作用强度中等。

野菊花（苦薏、山菊花）

【**来源**】为菊科植物野菊的干燥头状花序。

【**性味归经**】苦、辛，微寒。归肝、肺经。

【**中医功效**】清热解毒。

功效	主治	应用
清热解毒	痈疽疔疖，咽喉肿痛	五味消毒饮
	风火上攻之目赤肿痛	常配伍夏枯草、金银花
	肝火上炎之头痛眩晕	常配伍决明子

【用法用量】煎服，10 ～ 15g，外用适量。

【西医药理】

1. 生殖系统作用

对生殖系统无明显作用。

2. 其他作用

（1）抗病原微生物作用：野菊花对痢疾杆菌及其他多种致病菌有抑制作用，对多种皮肤真菌、疱疹病毒及流感病毒均有不同程度的抑制作用。此外，对钩端螺旋体也有抑制作用。

（2）心血管系统作用：野菊花制剂可使冠脉流量增加，冠脉阻力下降，同时减慢心率，降低外周阻力，增加心输出量及每搏输出量，左心做功量减少，对心肌缺血也有明显保护作用。野菊花通过抗肾上腺素和扩张外周血管以及抑制血管运动中枢，起到降压作用，此外，还具有抗血小板聚集作用。

（3）其他：野菊花可促进白细胞的吞噬功能。

大血藤（红藤）

【来源】为大血藤科落叶木质藤本植物大血藤的藤茎。

【性味归经】苦，平。归肝、大肠经。

【中医功效】清热解毒，活血祛风，止痛。

功效	主治	应用
清热解毒	肠痈（常用药）	红藤煎
	痈肿疮毒	常与蒲公英、金银花、连翘配伍
活血祛风，止痛	跌打损伤	与骨碎补捣烂外敷
	妇女闭经腹痛	与当归、赤芍、川芎、香附同用
	风湿痹痛	配伍防风、防己、秦艽

【用法用量】煎服，9～15g，大剂量可用至30g，外用适量。

【西医药理】

1. 生殖系统作用

对生殖系统无明显作用。

2. 其他作用

（1）抗病原微生物作用：煎剂对金黄色葡萄球菌及乙型链球菌均有较强的抑制作用，对大肠杆菌、白色葡萄球菌、奈瑟卡他球菌、甲型链球菌及绿脓杆菌，亦有一定的抑制作用。

（2）心血管系统作用：水溶提取物能抑制血小板聚集，增加冠脉流量，抑制血栓形成，提高血浆环磷酸腺苷（cAMP）水平，提高实验动物耐缺氧能力，扩张冠状动脉，缩小心肌梗死范围。

败酱草（败酱、苦菜）

【来源】为败酱科多年生草本植物黄花败酱、白花败酱的带根全草。

【性味归经】辛、苦，微寒。归胃、大肠、肝经。

【中医功效】清热解毒，消痈排脓，祛瘀止痛。

功效	主治	应用
清热解毒，消痈排脓	肠痈（要药）	薏苡附子败酱散
	痈肿	配伍大黄、牡丹皮、桃仁
祛瘀止痛	血滞胸腹疼痛，产后瘀阻腹痛	配伍五灵脂、香附、当归

【用法用量】煎服，6～15g，外用适量。

【使用注意】脾胃虚弱、食少泄泻者忌服。

【西医药理】

1. 生殖系统作用

对生殖系统无明显作用。

2. 其他作用

（1）抗病原微生物作用：黄花败酱浸剂在体外对金黄色葡萄球菌、白色葡萄球菌、类白喉杆菌有轻度抑制作用。

（2）镇静作用：黄花败酱有镇静作用，其中所含皂苷以及挥发油中败酱烯和异败酱烯为其有效成分。

（3）保肝利胆作用：败酱有抗肝炎病毒，使肝细胞炎症消退和毛细胆管疏通作用，有促进肝细胞再生，防止肝细胞变性，改善肝功能作用。

（4）抗肿瘤作用：异叶败酱与糙叶败酱在体外对癌细胞有强烈的抗癌作用。

漏芦

【来源】为菊科多年生草本植物祁州漏芦的根。

【性味归经】苦，寒。归胃经。

【中医功效】清热解毒，消痈散结，通经下乳，舒筋通脉。

功效	主治	应用
清热解毒，消痈散结	乳痈肿痛（常用药）	漏芦散
	热毒壅聚，痈肿疮毒	漏芦汤
通经下乳	乳络塞滞，乳汁不下	与穿山甲、王不留行同用
	气血亏虚，乳少清稀	常与黄芪、鹿角胶同用
舒筋通脉	湿痹拘挛	古圣散

【用法用量】 煎服，5～12g，外用，研末调敷或煎水洗。

【使用注意】 阴证疮疡忌服。**孕妇慎用**。

【西医药理】

1. 生殖系统作用

对生殖系统无明显作用。

2. 其他作用

（1）中枢神经系统作用：小剂量有兴奋作用，大剂量则引起痉挛，以后出现全身抑制表现，并能兴奋神经肌肉，促进周围神经的修复过程。

（2）心血管系统作用：漏芦具有抗氧化作用，保护细胞膜结构的完整性。漏芦还具有一定的抗动脉粥样硬化作用，可降低血浆胆固醇水平，抑制红细胞膜的脂质过氧化，使粥样硬化病变减轻，发生率降低；还可减少白细胞在动脉壁的浸润，并抑制平滑肌细胞增生。

（3）抗病原微生物作用：漏芦水煎剂（1∶3），在试管内对多种皮肤真菌有不同程度的抑制作用。

（4）免疫系统作用：漏芦蜕皮甾酮可明显提高免疫功能。

（5）其他：漏芦还具有一定的抗衰老作用，能够改善记忆障碍。

山慈菇（毛慈菇、山茨菇）

【来源】为兰科多年生草本植物杜鹃兰、独蒜兰或云南独蒜兰的假鳞茎，前者习称“毛慈菇”，后二者习称“冰球子”。

【性味归经】辛，寒，小毒。归肝、胃经。

【中医功效】清热解毒，消痈散结。

功效	主治	应用
清热解毒，消痈散结	疮痈肿毒，瘰疬结核	紫金锭
	癥瘕痞块	与夏枯草、半枝莲同用

【用法用量】煎服，3 ～ 6g，外用适量。

【使用注意】正虚体弱者慎用。

【西医药理】

1. 生殖系统作用

对生殖系统无明显作用。

2. 其他作用

（1）抗肿瘤作用：从杜鹃兰中分离的化合物在体外试验中对人乳腺癌 MCF–7 细胞、人肝癌 $HepC_2$ 细胞有一定程度的增殖抑制作用，杜鹃兰甲醇提取物对小鼠 Lewis 肺癌、小鼠 S_{180} 肉瘤及小鼠肝癌均有显著抑制作用。

（2）抗菌作用：山慈菇对霉菌、绿脓杆菌、金黄色葡萄球菌、表皮葡萄球菌均有不同程度的抑制作用。

（3）降压作用：杜鹃兰全草提取物具有较强的降压活性。

（4）抗痛风作用：山慈菇所含秋水仙碱对急性痛风性关节炎有治疗作用，可在几个小时内使关节的红肿热痛消失。

（5）其他：山慈菇粉外敷治疗骨转移癌疼痛；山慈菇可诱发体细胞和生殖细胞遗传物质损伤，具有潜在的致突变作用，在应用过程中要注意。

射干（乌扇、扁竹）

【来源】为鸢尾科多年生草本植物射干的根茎。

【性味归经】苦，寒。归肺经。

【中医功效】清热解毒，消痰，利咽。

【用法用量】煎服，6～9g。

功效	主治	应用
清热解毒利咽	咽喉肿痛，痰热壅盛	射干消毒饮
消痰散结	痰饮喘咳	射干麻黄汤，射干兜铃汤

【使用注意】苦寒，脾虚便溏者不宜使用，**孕妇禁用或慎用**。

【西医药理】

1. 生殖系统作用

射干中的鸢尾苷对人**子宫颈癌细胞株培养系有抑制作用，可用于宫颈癌的预防及治疗**。

2. 其他作用

（1）抗病原微生物作用：射干煎剂对常见的致病性皮肤癣菌有较强的抗菌作用；对腺病毒、流感病毒等有抑制作用。

（2）解热、抗炎作用：射干醇提取物有一定的解热作用、抗炎作用。

（3）其他：射干中的鸢尾苷有明显的利尿作用，射干的醇或水提取物口服，能促进家兔唾液分泌。

锦灯笼

【来源】为茄科植物酸浆的干燥宿萼或带果实的宿萼。

【性味归经】苦，寒。归肺经。

【中医功效】清热解毒，利咽化痰，利尿通淋。

功效	主治	应用
清热解毒，利咽化痰	咽喉肿痛	常与山豆根、牛蒡子同用
	喉痛音哑	与冰片共研末吹喉
	痰热咳嗽	与前胡、瓜蒌同用
利尿通淋	小便短赤，淋沥涩痛	与车前子、金钱草配伍
	石淋	与龙胆草、赤茯苓、车前草同用

【用法用量】煎服，5～9g，外用适量，捣敷患处。

【使用注意】脾虚泄泻者禁用。

【西医药理】

1. 生殖系统作用

兴奋子宫作用。锦灯笼根素（hystonin）可使离体的家兔子宫肌肉发生紧张性的收缩，这是由于交感神经末梢的麻痹所引起的现象，其果实具有催产作用。妊娠期不适宜使用。

2. 其他作用

（1）抑菌作用：果实鲜汁对金黄色葡萄球菌、绿脓杆菌等有抑制作用。

（2）抗癌作用：酸浆果实水提物对小鼠腹水癌的生长有抑制作用，其活性成分为柠檬酸。

土茯苓

【来源】为百合科多年生常绿藤本植物土茯苓（光叶菝葜）的根茎。

【性味归经】甘、淡，平。归肝、胃经。

【中医功效】解毒，除湿，通利关节。

功效	主治	应用
解毒，通利关节	梅毒	单用
	服汞剂中毒致肢体拘挛	搜风解毒汤
除湿	湿热疮毒	常与黄连、苦参、龙胆草配伍
	热淋	常与白茅根、蒲公英、车前子同用

【用法用量】煎服，15～60g，外用适量。

【使用注意】肝肾阴虚者慎服，服药期间忌饮茶，否则可致脱发。

【西医药理】

1. 生殖系统作用

对生殖系统无明显作用。

2. 其他作用

（1）抗病原微生物作用：土茯苓对金黄色葡萄球菌、

溶血性链球菌、大肠杆菌、绿脓杆菌、伤寒杆菌、福氏痢疾杆菌、白喉杆菌和炭疽杆菌有抑制作用。

（2）免疫系统作用：土茯苓对体液免疫无抑制作用，但可通过影响T淋巴细胞释放淋巴因子的炎症过程，从而选择性抑制细胞免疫反应。

（3）其他：动物实验表明，土茯苓对肝癌、移植性肿瘤有一定抑制作用，还具有保肝、抗胃溃疡、利尿及镇痛作用。

穿心莲（一见喜、榄核莲、苦胆草）

【来源】为爵床科一年生草本植物穿心莲的地上部分。

【性味归经】苦，寒。归肺、心、大肠、膀胱经。

【中医功效】清热解毒，凉血，消肿，燥湿。

【用法用量】煎服，6～15g，煎剂易致呕吐，故多作丸、散、片剂，外用适量。

【使用注意】苦寒败胃，不宜多服久服，脾胃虚寒者不宜用。

功效	主治	应用
清热解毒	温病初起	配伍金银花、牛蒡子等
	肺热喘咳、肺痈、喉痹	与黄芩、桑白皮、地骨皮配伍
凉血消肿	痈肿疮毒	单用或配金银花、野菊花、重楼
	蛇虫咬伤	鲜品捣烂外敷
燥湿	湿热泄痢	与苦参、木香同用
	热淋	与车前子、白茅根、黄柏同用
	湿疹	本品为末，甘油调涂患处

【西医药理】

1. 生殖系统作用

穿心莲有对抗体内孕酮的作用，有明显的终止妊娠作用。妊娠期不适宜使用。

2. 其他作用

（1）抗病原微生物作用：穿心莲煎剂对肺炎球菌、甲型链球菌及奈瑟卡他球菌有一定抑制作用，穿心莲内酯及新穿心莲内酯对细菌性痢疾有较好疗效，且无不良反应。

（2）解热、抗炎作用：穿心莲甲、乙、丙、丁素对于伤寒、副伤寒菌苗均有一定解热作用。穿心莲内酯、穿心莲苷对内毒素、肺炎球菌或溶血性链球菌所致发热，亦有不同程度的解热作用。此外，穿心莲甲、乙、丙、丁素均有不同程度的抗炎作用，可降低毛细血管通透性。

（3）免疫系统作用：穿心莲水煎剂在体外能提高人外周血白细胞吞噬金黄色葡萄球菌的能力。口服穿心莲能使肿瘤病人及其他病人或健康人对旧结核菌素所致的皮肤延缓型超敏反应增强。

（4）心血管系统作用：穿心莲总黄酮可扩血管，对实验性心肌损伤有一定的保护作用，穿心莲提取物可抑制血小板聚集，增强纤溶系统活力。

（5）其他：穿心莲显示出明显的毒蕈碱样作用，但对烟碱受体活性无影响，可显著延长眼镜蛇毒中毒所引起的小鼠呼吸衰竭和死亡的时间，因而具有一定的抗蛇毒作用。此外，穿心莲还具有保肝利胆、镇静、抗肿瘤、抗氧化等作用。

绿豆

【**来源**】为豆科一年生草本植物绿豆的种子。

【**性味归经**】甘，寒。归心、胃经。

【**中医功效**】清热解毒，消暑，利水。

功效	主治	应用
清热解毒	痈肿疮毒	单用生品捣碎调敷
	附子、巴豆中毒	绿豆配黑豆煎汤服
消暑止渴	暑热烦渴	绿豆煮汤冷饮
利水	水肿、小便不利	与陈皮、冬麻子同用煮食

【用法用量】煎服，15 ～ 30g，外用适量。

【使用注意】脾胃虚寒、肠滑泄泻者禁用。

【西医药理】

1. 生殖系统作用

对生殖系统无明显作用。

2. 其他作用

（1）抗菌作用：绿豆衣提取液对葡萄球菌有抑制作用，还可通过提高免疫功能间接发挥抗菌作用，绿豆所含生物活性物质可增强机体免疫功能，增加吞噬细胞的数量和吞噬功能。

（2）降血脂作用：绿豆中所含的植物甾醇结构与胆固醇相似，植物甾醇与胆固醇竞争酯化酶，使之不能酯化，从而减少肠道对胆固醇的吸收，并可通过胆固醇的异化和 / 或在肝脏内阻止胆固醇的生物合成等途径使血清胆固醇含量降低。

（3）抗肿瘤作用：实验表明，绿豆对吗啡＋亚硝酸钠诱发的小鼠肺癌与肝癌有一定预防作用，从绿豆中提取的苯丙氨酸氨解酶对小鼠白血病细胞和人白血病细胞有明显的抑制作用。

马鞭草（马鞭、龙芽草、凤颈草、铁马鞭、狗牙草、顺捋草、蜻蜓草、退血草、铁马莲、土荆芥、野荆芥、燕尾草、狗咬草、铁扫帚）

【来源】马鞭草科植物马鞭草的干燥地上部分。

【性味归经】苦，凉。归肝、脾经。

【中医功效】清热解毒，活血散瘀，利水消肿，退黄截疟。

功效	主治	应用
清热解毒	痈肿疮毒	单用生品
活血散瘀	痛经经闭	与当归、川芎等同用
利水消肿	水肿，小便不利	与陈皮、冬麻子同用煮食
退黄截疟	黄疸，疟疾	单用本品

【用法用量】煎服，5～10g，外用适量。

【使用注意】无。

【西医药理】

1. 生殖系统作用

（1）抗早孕作用：有研究报道马鞭草的抗早孕成分主要是马鞭草苷、3，4-二氢马鞭草苷和5-羟基马鞭草苷。动物实验表明马鞭草醇提取液能显著提高孕鼠的终止妊娠率，减少活胎数；光镜下观察醇提液可使小鼠胎盘微血管停止发育、固缩，滋养层细胞和蜕膜细胞凋亡、退变，染色质向细胞膜集聚。而且醇提液的抗生育作用与剂量呈良好的依赖关系。马鞭草醇提取被还能明显抑制胚胎生长使其固缩死亡，胚胎重量增长缓慢。另有报道25mg/mL和50mg/mL马鞭草乙醇提取液能明显抑制绒毛细胞生长及激素分泌。免疫组化反应也显示在滋养层细胞内HCG及珀酸脱氢酶（SDH）明显减弱。一定浓度的马鞭草提取液以剂量依赖方式直接损伤滋养层细胞，抑制HCG的合成和分泌。

（2）兴奋子宫的作用：文献报道其水煎液对动情大鼠子宫肌条及非妊娠和妊娠人体子宫肌条均有一定的兴奋作用。

2. 其他作用

（1）抑杀疟原虫：能使疟原虫变形。

（2）抑菌：对金黄色葡萄球菌、福氏疾杆菌、白喉杆菌有抑制作用。

（3）抗炎止痛：水及醇提取物均有抗炎作用，以醇提取物作用较好，水及醇提取物均有镇痛作用，以醇提取物镇痛时间持续较长。

（4）镇咳作用。

（5）其他：对交感神经末梢小量兴奋，大量抑制；促进乳汁分泌，拟副交感作用。

第四节　清热凉血药

清热凉血药性味多苦寒或咸寒，多入血分以清热，多归心、肝经。具有清解营分、血分热邪的作用，适用于血热妄行之吐血、衄血、便血等多种出血，或发斑发疹，以及舌绛、神烦、神昏谵语等症。

热邪入于营血，往往伤阴耗液，或温热病后期，阴液耗损、口燥咽干、夜热早凉，或骨蒸劳热、潮热盗汗等症，皆为阴虚发热。在清热凉血药中，部分药物兼具养阴作用，故又可用于阴虚内热。

生地黄（生地、怀生地、干地黄）

【来源】为玄参科多年生草本植物怀庆地黄或地黄的新鲜或干燥块根。

【性味归经】甘、苦，寒。归心、肝、肾经。

【中医功效】清热凉血，养阴生津。

功效	主治	应用
清热养阴生津	温热病热入营血	清营汤
	温热病后期余热未尽	青蒿鳖甲汤
	热病伤阴	益胃汤
	津亏肠燥便秘	增液汤
	消渴证	青蒿鳖甲汤
凉血	血热吐衄下血	四生丸
	发斑，发疹	犀角地黄汤
	湿疹，荨麻疹	消风散

【用法用量】煎服，10～30g，鲜品用量加倍，或以鲜品捣汁入药。

【使用注意】脾虚湿滞、腹满便溏者不宜使用。

【西医药理】

1. 生殖系统作用

对生殖系统无明显作用。

2. 其他作用

（1）心血管系统作用：北京野生生地黄流浸膏可明

显增强心肌收缩力，对衰弱的心脏更显著，怀地黄的乙醇提取物、水提取物则对心脏有明显的抑制作用，使心脏变慢甚至停止，其中水提取液对急性实验性高血压有明显降压作用，用乙醇提取液对高血压没有明显影响。

（2）内分泌系统作用：生地黄能降低血糖。

（3）免疫系统作用：生地黄具有免疫增强及抗炎、抗肿瘤作用，可促进机体淋巴母细胞的转化，增加T淋巴细胞数量的作用，特别对免疫功能低下者作用更为明显。

（4）中枢神经系统作用：怀地黄有明显镇静作用。

（5）保肝作用：地黄煎剂对四氯化碳中毒性肝炎的肝脏有保护作用，能防止肝糖原减少。

玄参

【来源】为玄参科植物玄参的根。

【性味归经】苦、咸，寒。归肺、胃、肾经。

【中医功效】清热凉血，泻火解毒，滋阴。

【用法用量】煎服，10 ～ 15g。

【使用注意】脾胃虚寒、食少便溏者不宜服用，反藜芦。

功效	主治	应用
清热凉血	温病热入营分	清营汤
	温病热陷心包	清宫汤
	血热发斑、发疹	化斑汤
泻火解毒	咽喉肿痛	玄麦甘桔汤，养阴清肺汤
	肝经热盛，目赤肿痛	玄参饮
	瘟毒热盛，咽喉肿痛	普济消毒饮
	痰火郁结之瘰疬	消瘰丸
	脱疽	四妙勇安汤
滋阴	热病伤阴，津伤便秘	增液汤
	肺肾阴虚，骨蒸劳咳	百合固金汤

【西医药理】

1. 生殖系统作用

对生殖系统无明显作用。

2. 其他作用

（1）心血管系统作用：玄参具有降压作用，能明显增加小鼠心肌营养性血流量，并可明显对抗垂体后叶素所致的冠脉收缩，对垂体后叶素所致的急性心肌缺血有保护趋势。此外，玄参还可明显延长小鼠常压耐缺氧存活时间。

（2）病原微生物作用：体外抑菌实验表明，玄参对金黄色葡萄球菌、白喉杆菌、伤寒杆菌、乙型溶血性链球菌、绿脓杆菌、福氏痢疾杆菌、大肠杆菌等均有抑制作用。

（3）其他：玄参、决明子等组成的口咽清含漱剂具有抗炎、镇痛、保肝作用，玄参属植物尚有镇静、抗惊厥作用。

牡丹皮（丹皮、粉丹皮、牡丹根皮）

【来源】为毛茛科多年生落叶小灌木植物牡丹的根皮。

【性味归经】苦、辛，微寒。归心、肝、肾经。

【中医功效】清热凉血，活血祛瘀。

功效	主治	应用
清热凉血	温病热入血分，斑疹	犀角地黄汤
	血热吐衄	十灰散
	月经先期，经前发热	清经散
	阴虚发热	青蒿鳖甲汤
活血祛瘀	瘀血经闭，癥瘕积聚	桂枝茯苓丸
	疮痈肿毒	大黄牡丹汤
	跌打损伤	牡丹皮散

【用法用量】煎服，6 ～ 12g。清热凉血宜生用，活血祛瘀宜酒炙用。

【使用注意】血虚有寒、月经量过多及**孕妇慎用**。

【西医药理】

1. 生殖系统作用

牡丹酚对各种动物子宫均有兴奋作用。牡丹酚 0.05mg/mL 对缩宫素诱发的大鼠子宫收缩，具有轻度抑制作用。牡丹酚对大鼠在体子宫的自发活动有一过性抑制作用，并具有抗早孕作用。妊娠期不适宜使用。

2. 其他作用

（1）心血管系统作用：牡丹皮能显著降低心输出量，增加冠脉流量，轻度降低心肌耗氧量，对心肌缺血有轻度保护作用；牡丹酚有降压作用，牡丹皮提取物、牡丹酚及芍药酚能抑制血小板凝聚；对血纤维蛋白溶解酶原和溶解酶亦有一定抑制作用。牡丹酚能抑制细胞内氧自由基的产生和对细胞膜有较强的稳定作用，可明显抑制动脉粥样硬化斑块形成。

（2）免疫系统作用：牡丹皮中的单萜苷类能激活网状内皮系统功能，增强肝肺中吞噬细胞的吞噬功能，牡丹皮还具有抑制肥大细胞的脱颗粒和抑制补体作用。

（3）抗炎：牡丹酚及其以外的糖苷类成分均有抗炎

作用，可降低毛细血管的通透性，这与其对血小板聚集、纤维蛋白溶解酶原和纤维蛋白溶解酶的活性抑制作用有关。

（4）中枢神经系统作用：牡丹酚有镇静、降温、解热、镇痛、镇痉等中枢抑制作用，若用大剂量则有催眠作用。

（5）抗病原微生物作用：牡丹皮对白色葡萄球菌、枯草杆菌、大肠杆菌、痢疾杆菌、伤寒杆菌、副伤寒杆菌、变形杆菌、绿脓杆菌、溶血性链球菌、肺炎球菌、霍乱弧菌等有较强抗抑作用，牡丹皮有一定的抗流感病毒的作用。

（6）其他：牡丹酚有利尿作用，能使水、钠和氯的排泄量增加，使渗透性提高。牡丹酚有抗乙酰胆碱及抗组织胺的作用，能防止应激所致的小鼠溃疡病，抑制胃液分泌。

赤芍

【来源】毛茛科多年生草本植物毛果赤芍或卵叶芍药或芍药的根。

【性味归经】苦，微寒。归肝经。

【中医功效】清热凉血，散瘀止痛，清肝泻火。

功效	主治	应用
清热凉血	温热病热入血分之斑疹，血热吐衄	犀角地黄汤
散瘀止痛	血滞经闭、痛经	少腹逐瘀汤
	跌打损伤	血府逐瘀汤，膈下逐瘀汤，通窍活血汤
	痈肿疮疡	仙方活命饮，连翘败毒散
清肝泻火	肝火上攻，目赤肿痛	芍药清肝散
	胁痛	赤芍药散

【用法用量】煎服，6 ～ 15g。

【使用注意】虚寒证禁用，血虚经闭不宜用，反藜芦。

【西医药理】

1. 生殖系统作用

赤芍和芍药苷对**子宫平滑肌有抑制作用**，可缓解子宫收缩痛。

2. 其他作用

（1）心血管系统作用：赤芍可直接扩张冠状动脉，增加心肌冠脉流量，对急性心肌缺血有明显保护作用；赤芍注射液有扩张肺血管，改善肺血运动状态，降低肺动脉压，增加心排出量，改善心肺功能的作用。赤芍水提取液、赤芍苷对血小板聚集均有显著抑制作用，能显著升高高密度脂蛋白，明显降低总胆固醇、低密度脂蛋白和极低密度脂蛋白水平，具有显著的抗动脉粥样硬化作用。

（2）抗炎和免疫系统作用：赤芍可显著提高小鼠网状内皮系统吞噬指数，能明显抑制溶血素反应，对迟发型过敏反应亦有显著抑制作用。芍药苷有较弱的抗炎作用。赤芍对多种实体瘤及腹水癌、肺癌等有一定抑制作用。

（3）中枢神经系统作用：赤芍苷具有镇静作用，可延长小鼠睡眠时间，有较强的抗惊厥作用；赤芍还具有降温、镇痛作用。

（4）抗病原微生物作用：赤芍对多种病原微生物有较强的抑制作用，对痢疾杆菌、伤寒杆菌、副伤寒杆菌、绿脓杆菌、大肠杆菌、变形杆菌及百日咳鲍特菌、葡萄球菌及乙型溶血性链球菌、肺炎链球菌以及霍乱弧菌均有抑制作用，对某些致病性真菌和病毒也有抑制作用。

（5）其他：赤芍和芍药苷具有解痉作用，可缓解胃肠平滑肌痉挛。赤芍对肝细胞 DNA 的合成有明显增强作用。

紫草（紫草根）

【来源】紫草科多年生草本植物紫草、新疆紫草或内蒙紫草的根。

【性味归经】甘、咸，寒。归心、肝经。

【中医功效】清热凉血，活血，解毒透疹。

功效	主治	应用
清热凉血，解毒透斑	血热毒盛，斑疹不透	紫草快斑汤
活血疗疮	痈肿疮毒，湿疮，溃疡，烫伤	生肌玉红膏

【用法用量】煎服，3 ～ 10g，外用适量，熬膏或用植物油浸泡涂搽。

【使用注意】性寒而滑利，脾虚便溏者忌服。

【西医药理】

1. 生殖系统作用

（1）抗生育作用：紫草提取物对大、小鼠都是有效的抗生育剂，不论着床前或早期妊娠，均可终止妊娠，口服紫草除降低小鼠生育率外，并有明显抗垂体促性腺激素及抗 HCG 作用，广西紫草较新疆紫草作用强。紫草水提取物能使胎盘的绒毛细胞大量坏死，对黄体则无影响，对妊娠的子宫具有兴奋作用。

（2）抑制排卵的作用：紫草混悬液能抑制大鼠卵泡发育与成熟，明显降低血清卵泡刺激素（FSH）和黄体生成素（LH）的浓度，干扰垂体通过FSH和LH对卵巢的调节，从而抑制卵巢的周期性变化，卵泡不能正常发育，造成了无排卵性不孕。

（3）对生殖器官的作用：紫草根乙醇提取液1g/kg，或30%紫草根粉混合喂饲大鼠可抑制其动情期，根中提取的色素则无效。正常小鼠连续口服紫草2.5g/kg 2个月，子宫、卵巢重量均减轻，卵巢减轻尤为明显。对组织无损害，其抑制作用是可逆的。

（4）遗传毒性作用：紫草水煎液对小鼠具有潜在的遗传毒性，且具剂量－反应关系。临床用药，特别是育龄人群，应该更加慎重。

2. 其他作用

（1）抗病原微生物作用：紫草煎剂、紫草素、二甲基戊烯酰紫草素、β－二甲基丙烯酰紫草素对金黄色葡萄球菌、大肠杆菌、枯草杆菌等具有抑制作用，紫草浸液对癣菌有抑制作用。此外，紫草及其多糖对单纯疱疹病毒有抑制作用。

（2）心血管系统作用：紫草煎剂对心脏的作用，小量兴奋，大量则抑制。

（3）抗肿瘤作用：紫草对多种肿瘤有抑制作用。

（4）抗炎作用：紫草具有显著的抗炎作用，其紫草素和乙酰紫草素做成软膏，局部给药对血管通透性增加及浮肿等炎症有显著抑制，尚可促进肉芽组织生长，促进伤口愈合。

（5）其他：有降血糖、解热作用。紫草根水提液有抗突变作用。

（6）毒性作用：新疆紫草萘醌类成分蓄积毒性，其毒性作用的主要靶器官为肝脏、脾脏和胃肠道。

第五节　清虚热药

本类药物药性寒凉，主入阴分，以清虚热、退骨蒸为主要作用，主要用于肝肾阴虚、虚火内扰所致的骨蒸潮热、午后发热、手足心热、虚烦不寐、盗汗遗精等症，以及温热病后期，邪热未尽，伤阴劫液，亦可用于实热证，使用本类药常配伍清热凉血及清热养阴之品，以标本兼顾。

青蒿

【**来源**】为菊科植物黄花蒿的全草。

【性味归经】苦、辛，寒。归肝、胆、胃经。

【中医功效】清透虚热，凉血除蒸，解暑，截疟。

功效	主治	应用
清透虚热	温邪伤阴，夜热早凉	青蒿鳖甲汤
凉血除蒸	阴虚发热，劳热骨蒸	消骨散
解暑	暑湿或痰湿胸闷	蒿芩清胆汤
截疟	疟疾寒热	单用大剂量鲜品捣汁服

【用法用量】煎服，6～12g，不宜久煎，或鲜用绞汁服。

【使用注意】脾胃虚弱、肠滑泄泻者忌服。

【西医药理】

1. 生殖系统作用

对生殖系统无明显作用。

2. 其他作用

（1）抗病原微生物作用：青蒿素、蒿甲醚及青蒿酯钠具有抗疟作用，青蒿素及其衍生物具有抗动物血吸虫、华支睾吸虫的作用，青蒿水煎剂对表皮葡萄球菌、炭疽杆菌、白喉杆菌、痢疾杆菌、结核杆菌等有较强的抑制作用。青蒿挥发油对所有皮肤癣菌有抑制和杀灭作用；青蒿中的谷甾醇和豆甾醇有抗病毒作用，青蒿醇提取物对钩端螺旋体亦有抑制作用。

（2）免疫系统作用：蒿甲醚能明显降低血清免疫球蛋白 G（IgG）含量，增加脾脏的重量，青蒿素能显著提高腹腔巨噬细胞的吞噬率和吞噬指数，以及提高淋巴细胞的转化率，青蒿琥酯可使血清补体水平增高，减少外周血白细胞移行指数，增强脾细胞产生抗体的能力。此外，青蒿琥酯可促进 T 细胞增殖，阻止白细胞介素及各种炎症介质的释放，从而起到免疫调节作用。

（3）心血管系统作用：青蒿素灌注可减慢心率、抑制心肌收缩力、降低冠脉流量；静脉注射有一定的抗心律失常作用，并有降低血压的作用。

（4）其他：青蒿注射液有明显的解热作用，其退热作用迅速而持久。青蒿浸膏涂于皮肤，对蚊虫有驱避作用。此外，蒿甲醚具有一定的辐射防护作用。

白薇

【来源】为萝摩科多年生草本植物白薇或蔓生白薇的根及根茎。

【性味归经】苦、咸，寒。归胃、肝经。

【中医功效】清热凉血，利尿通淋，解毒疗疮。

【用法用量】煎服，3 ～ 12g。外用适量贴敷。

功效	主治	应用
清热凉血	温邪入营血	白薇汤
	阴虚外感发热，肺热咳嗽	加减葳蕤汤
	产后虚烦呕逆	竹皮大丸
利尿通淋	热淋，血淋	与白芍等份为末冲服
解毒疗疮	血热毒盛，疮疡肿毒	内服、外敷均可
	毒蛇咬伤	白薇散

【使用注意】脾胃虚寒、食少便溏者不宜服用。

【西医药理】

1. 生殖系统作用

对生殖系统无明显作用。

2. 其他作用

白薇苷有增强心肌收缩力的作用，可使心率减慢，对肺炎球菌有抑制作用，并有解热、利尿等作用。

地骨皮（枸杞根皮）

【来源】为茄科落叶灌木植物枸杞或宁夏枸杞的根皮。

【性味归经】甘，寒。归肺、肾经。

【中医功效】凉血除蒸，清肺降火。

功效	主治	应用
凉血除蒸	阴虚发热	地骨皮散，清骨散
	骨蒸潮热	秦艽鳖甲散
	血热吐衄、尿血	配伍白茅根、侧柏叶等
清肺降火	肺热喘嗽	泻白散
	烦热消渴	配玉米须同用

【用法用量】煎服，6 ～ 15g。

【使用注意】外感风寒发热及脾虚便溏者不宜用。

【西医药理】

1. 生殖系统作用

地骨皮注射液对**子宫有明显兴奋作用。妊娠期不适宜使用**。

2. 其他作用

（1）解热作用：地骨皮的水浸取物、乙醇提取物及乙醚残渣水提取灌服或注射对人工发热家兔有显著解热作用。

（2）心血管系统作用：地骨皮的浸剂、煎剂、酊剂及注射剂可阻断交感神经末梢及直接扩张血管，故有明显的降压作用。

（3）内分泌系统作用：地骨皮煎剂可降低血糖，缩短高血糖持续时间，对胰岛 B 细胞的形态结构损害有一定的减轻作用。地骨皮浸膏能使血清总胆固醇含量下降，其所含甜菜碱有抗脂肪肝作用。

（4）抗病原微生物作用：地骨皮煎剂对伤寒杆菌、结核杆菌、甲型副伤寒杆菌与弗氏痢疾杆菌有较强的抑制作用，对流感病毒有抑制其细胞病变作用。

（5）其他：地骨皮对脾脏细胞产生白细胞介素 -2 有双向调节作用。

第三章　泻下药

凡能引起腹泻或清利大肠使大便排出的药物，即称泻下药。

泻下药的主要作用是通利大便，以清除胃肠积滞及其他有害物质；或清热泻火，使热毒、火毒通过泻下得到缓解或消除；或逐水消肿，使水湿痰饮从大小便排出。此外，有的泻下药还具有破血逐瘀的作用，主要适用于大便不通，肠胃积滞，或湿热内盛，或冷积便秘，或水饮停蓄等里实证。

根据泻下药药性特点及使用范围的不同，可分为攻下药、润下药和峻下逐水药三类。

使用泻下药要注意以下几点：里实兼有表邪者，当先解表而后攻里，必要时攻下药与解表药同用，表里双解，以免表邪内陷；如里实正虚可与补虚药同用，以攻补兼施，使攻下而不伤正。

根据病情，凡重症、急症，必须急下者，可加大剂量，或制成汤剂内服；病情较缓，只需缓下者，药量不宜过大，或制成丸剂内服。

对于毒性较强的泻下药，一定要严格炮制，控制剂量，避免中毒，以保证安全用药。

妇产科医生使用泻下药时要注意以下方面：

（1）用药时机。如妊娠期或月经期需慎用泻下药，避免流产及月经过多。

（2）用药剂量。使用猛烈的攻下药、峻下药，有的还兼有毒性，易伤正气。故久病体弱、妇女胎前产后、月经期，均当慎用或禁用。

（3）保护胃气。泻下药易伤胃气、奏效即止，不可过服，注意“保胃气”。

第一节　攻下药

本类药物多攻下力猛，具有较强的泻下作用，因其药性多属苦寒，既能通便，又能泻火，故实热积滞、燥屎坚结者为宜。部分药物还可用治里寒冷积便秘，但必须与温里药同用。

苦寒攻下药还可用于外感热病，高热神昏，谵语发狂，或火热上攻，头痛目赤，咽喉肿痛，齿龈肿痛，以及火毒疮疡、血热吐衄，不论有无便秘，均可采用本类药物，以清除实热或导热下行，起到“上病治下”“釜底抽薪”的作用。湿热下痢，里急后重，或积滞腹痛，泄痢不爽，也可采用苦寒攻下药，以清除实热，消除食积，铲除病因则泄痢自止，这就是“通因通用”。

此外根据“六腑以通为用”“通则不痛”的原理，目前临床以通里攻下药为主，适当配合清热解毒、化瘀散结等药，中西结合治疗部分急腹症，取得了良好的效果，为攻下药的临床应用开辟了新的途径。

大黄（川军、酒军、将军、锦纹）

【来源】为蓼科植物掌叶大黄、唐古特大黄或药用大黄的干燥根及根茎。

【性味归经】苦，寒。归脾、胃、大肠、肝、心经。

【中医功效】泻下攻积，清热泻火，凉血解毒，逐瘀通经。

【用法用量】煎服，5 ～ 15g。外用适量。生大黄泻下力强，故欲攻下者宜生用，入汤剂应后下，或用开水泡服；久煎则泻下力减弱。酒制大黄泻下力较弱，活血作用较好，宜用于瘀血证。大黄炭则多用于出血症。

【使用注意】本品为峻烈攻下之品，易伤正气，如非实证，不宜妄用；本品苦寒，易伤胃气，脾胃虚弱者慎用；其性沉降，且善活血祛瘀，故**妊娠期**、**月经期**、**哺乳期应慎用**。

功效	主治	应用
泻下攻积，清热泻火	胃肠实热积滞，便秘腹痛	大承气汤
	实热积滞下痢，里急后重	芍药汤
	食积腹痛，泄痢不畅	木香槟榔丸
	湿热黄疸	茵陈蒿汤
	湿热淋证	八正散
凉血解毒	血热妄行，吐血、衄血	泻心汤
	火热上攻，目赤、咽肿、口疮	凉膈散
	火毒壅盛，痈肿、疮毒	大黄牡丹汤
	水火烫伤	麻油调敷患处
逐瘀通经	瘀血经闭	无积丸
	产后瘀阻	下瘀血汤
	跌打损伤	复元活血汤

【西医药理】

1. 生殖系统作用

（1）抗生育作用：生大黄对妊娠个体子宫内膜形态

结构有损害作用，子宫内膜受大黄的影响改变了早期胚胎发育的良好环境则是引起早期胚胎流产的原因之一。

（2）雌激素样作用：大黄中所含食用大黄素具有雌激素样作用，可使去势雌性大鼠迅速恢复周期。

2. 其他作用

（1）消化系统作用：大黄有泻下作用，大黄蒽醌苷是其产生泻下作用的主要成分。对胃、十二指肠以及肝损伤有保护作用，并能促进胆汁和胰腺的分泌。

（2）血液系统作用：大黄对微循环具有双向调节作用，即能止血，又能活血，还可降血脂。

（3）抗病原微生物作用：大黄蒽醌对金黄色葡萄球菌、肺炎链球菌、白喉杆菌、大肠杆菌等，均有不同程度的抑制作用。此外，大黄对某些真菌、阿米巴原虫、阴道滴虫和血吸虫等均有一定的抑制作用。

（4）心血管系统作用：大黄小剂量有强心作用，大剂量则表现为抑制作用。大黄酊剂可使正常大鼠血压下降。

（5）免疫系统作用：大黄对免疫功能有增强作用，能促进人T淋巴细胞转化，提高肝炎患者血内巨噬细胞的吞噬作用。大黄蒽醌类衍生物对机体免疫功能也有一定的抑制作用。

（6）其他：大黄尚有一定的降低尿素氮、利尿、抗炎、解热、抗肿瘤、抗衰老等作用。

（7）不良反应：长期依赖大黄泻下作用来排毒，能影响人体对某些有益物质的吸收，造成贫血的不良后果。大黄还能抑制人体自身免疫力，大剂量可降低胸腺及脾脏指数，通过抑制机体的免疫反应而避免过强的免疫反应给机体带来的损伤。另外，长期使用蒽醌类物质可导致一种结肠黑色沉着病，结肠黑色沉着病随药物的间歇使用呈可逆状态。大黄中含大量草酸，长期服用可能引发肾、膀胱结石等。

芒硝（朴硝、玄明粉、元明粉、皮硝、马牙硝）

【来源】为含硫酸钠的天然矿物经精制而成的结晶体。粗制品称朴硝，脱水者称玄明粉。

【性味归经】咸、苦，寒。归胃、大肠、肺经。

【中医功效】泻下攻积，润燥软坚，清热消肿。

【用法用量】10 ～ 15g。冲入药汁内或用开水溶化后服。哺乳期妇女患乳痈外敷时，中病即止，久用会乳汁减少。清热消肿宜外用，外用剂量适量。

【使用注意】孕妇及哺乳期妇女慎用。脾胃虚寒、年老体虚所致的便秘，不宜用。不宜与硫黄同用。

功效	主治	应用
泻下攻积，润燥软坚	实热积聚，大便燥结	大承气汤
	痰热郁肺，咳嗽痰涌	节斋化痰丸
	痰滞经络，两臂酸痛	茯苓丸
	痰热蒙蔽清窍	紫雪丹
清热消肿（外用）	目赤肿痛	配制眼药水多用玄明粉
	咽喉肿痛，口舌生疮	冰硼散
	痈肿疮毒	单用化水外涂

【西医药理】

1. 生殖系统作用

对生殖系统无明显作用。

2. 其他作用

（1）消化系统作用：芒硝具有泻下作用。芒硝为含杂质的硫酸钠，口服后不易被肠黏膜吸收，在肠腔内形成高渗压状态，吸收肠壁内水分，从而引起容积性泄泻作用。芒硝还具有利胆作用。

（2）泌尿系统作用：芒硝具有利尿作用和组织脱水作用，可治疗无尿及尿毒症以及组织水肿。

（3）抗炎作用：外敷芒硝可明显减轻实验性阑尾炎家兔的炎症，使吞噬功能明显增强。感染性创伤用

10%～25%硫酸钠溶液外敷，可加快淋巴生成，有消肿止痛作用。

第二节 润下药

润下药多为植物种子或种仁，富含油脂，可滑利大肠，润燥通便，泻下力缓。有的略具有滋补作用，故适用于年老、体虚、久病及产后所致津枯、阴虚、血亏便秘者。应用时，根据病情不同，适当配伍其他药物同用。如热盛津伤便秘者，可与清热补阴药同用；兼血虚者，宜与补血药同用；兼气滞者，须与理气药同用。

火麻仁（大麻仁、大麻子、麻子仁）

【来源】为桑科一年生高大草本植物大麻的成熟果实。

【性味归经】甘，平。归脾、胃、大肠经。

【中医功效】润肠通便。

功效	主治	应用
润肠通便	老人、虚人、产妇体弱血虚，肠燥便秘	润肠丸，麻子仁丸

【用法用量】煎服，6～12g，打碎入煎（最大量

30g，超过 30g 可能出现中毒反应）。

【使用注意】脾虚便溏及阳虚滑泄者不宜用，大量服用会引起中毒，应予注意。

【西医药理】

1. 生殖系统作用

对生殖系统无明显作用。

2. 其他作用

（1）消化系统作用：火麻仁有通便作用，可促进大肠和小肠的运动。

（2）心血管系统作用：火麻仁醇提物可降低血压，还具有调节血脂作用。

（3）不良反应：因其含有毒蕈碱和胆碱等，大量服用（60 ～ 120g）可致中毒。多在食后 1 ～ 2h 内发病，中毒程度与进食量的多少成正比。在消化系统有恶心、呕吐、腹泻等症状为初期表现，神经系统一般可出现四肢麻木、烦躁不安，重者血压下降、昏睡以至昏迷、抽风等。

第三节　峻下逐水药

本类药物功逐峻猛，能引起剧烈腹泻，而使大量水分从大便排出，其中有的药物还兼有利尿作用，适用于水肿胀满、胸腹积水、痰饮积聚、喘满壅实等邪实而正气未虚的病证。近代用治肝硬化、血吸虫病晚期腹水及渗出性胸膜炎，对改善症状有一定疗效。

本类药物多有毒性，故对炮制、配伍、剂量、使用方法及禁忌等，都必须充分注意，以确保安全用药。

甘遂

【来源】为大戟科多年生草本植物甘遂的块根。

【性味归经】苦、甘，寒，有毒。归肺、肾、大肠经。

【中医功效】泄水逐饮，消肿散结。

功效	主治	应用
泄水逐饮	水肿胀满，二便不通	舟车丸
	痰饮积聚，胸满气喘，胁肋疼痛	十枣汤
	痰迷癫痫，发狂	与朱砂研末吞服
消肿散结	疮痈肿毒	甘遂末水调外敷
	乳腺肿瘤	化瘀膏

【用法用量】入丸、散剂，每次 0.5 ～ 1g。外用适量，生用。内服醋制用，以减低毒性。

【使用注意】虚弱者及**孕妇禁用**。中病即止。不宜与甘草同用。

【西医药理】

1. 生殖系统作用

抗生育作用：甘遂注射液有抗生育作用。甘遂乙醇提取剂肌内注射对小白鼠没有抗早孕作用，而终止中期妊娠作用则很显著；对子宫收缩无明显的直接加强作用，反倒可以对抗子宫收缩，并认为其对滋养叶细胞可能有选择性的损害作用，这可能是其终止中期妊娠，引起胎儿死亡的主要原因。大戟二烯醇具有促使子宫收缩的作用。

2. 其他作用

（1）消化系统作用：甘遂的醇提浸膏有显著的泻下作用，能强烈刺激肠黏膜，引起炎症性充血和肠蠕动增加而造成峻泻。

（2）免疫系统作用：甘遂粗制剂对小鼠免疫系统的功能表现出明显的抑制作用。

（3）抗白血病作用：甘遂中的甘遂甲素、甘遂乙素在体内代谢后，其代谢产物可起到抗白血病的作用。

（4）对心肌的作用：小剂量生甘遂可引起离体蛙心收缩力增强，但不改变其频率，大量则抑制。

（5）不良反应：甘遂的毒性主要表现为强烈的刺激性、致炎性和致癌作用。

芫花（老鼠花、头痛花、毒鱼）

【来源】为瑞香科落叶灌木植物芫花的花蕾。

【性味归经】苦、辛，温，有毒。归肺、肾、大肠经。

【中医功效】泻水逐饮，祛痰止咳，杀虫疗疮。

功效	主治	应用
泻水逐饮	水肿胀满，二便不通	舟车丸
祛痰止咳	痰饮喘咳，痛引胸肋	十枣汤
杀虫疗疮	头癣	研末猪油拌和，外涂治头癣
	痈肿	研末外敷

【用法用量】煎服，1.5～3g。入丸、散剂，每次1g。外用适量，生用。内服醋制用，以减低毒性。

【使用注意】虚弱者及**孕妇禁用**，不宜与甘草同用。

【西医药理】

1. 生殖系统作用

（1）对子宫平滑肌的作用：实验表明，能明显地增强动情期及早孕期大鼠离体子宫的收缩力，具有对子宫平滑肌的直接兴奋作用。对未孕大鼠平滑肌条的兴奋作用，可能是通过作用于平滑肌细胞膜的 Ca^{2+} 通道和部分刺激前列腺素合成释放的途径实现。

（2）终止妊娠的作用：芫花中的芫花酯甲、芫花酯乙能明显增强子宫收缩力，具有直接兴奋子宫平滑肌的作用。有明显致流产作用。

2. 其他作用

（1）消化系统作用：芫花有明显的泻下作用，能使肠蠕动增加，张力提高。

（2）泌尿系统作用：芫花有明显的利尿作用。

（3）中枢神经系统作用：芫花有明显的镇静及抗惊厥作用，可提高痛阈，而起到镇痛作用。

（4）心血管系统作用：芫花能显著增加心脏冠脉流量，提高耐缺氧能力，并有降压作用，对实验性心律失常有一定的对抗作用。

（5）呼吸系统作用：芫花有明显的镇咳祛痰作用，羟基芫花素为其镇咳祛痰的主要成分。

（6）其他：芫花还具有抗菌、抗白血病、抑制黄嘌呤氧化酶等作用。

牵牛子（黑白丑、二丑、喇叭花子）

【来源】为旋花科一年生攀援草本植物裂叶牵牛或圆叶牵牛的成熟种子。

【性味归经】苦、辛，寒，有毒。归肺、肾、大肠经。

【中医功效】泻下逐水，去积杀虫。

功效	主治	应用
泻下逐水	水肿胀满，二便不调	禹功散，舟车丸
	肺气壅滞，痰饮喘咳，面目浮肿	牵牛子散
去积杀虫	虫积腹痛	牛榔丸
	小儿食积，腹痛便秘	单品研末服

【用法用量】煎服，3～9g，打碎入煎。入丸、散剂，每次1.5～3g。炒用药性减弱。

【使用注意】孕妇禁用，体质虚弱者慎用。不宜与巴豆、巴豆霜同用。不宜多服久服。大剂量对胃肠刺激，引起呕吐腹痛便血，还可刺激肾脏，引起血尿，重者可损及神经系统。生品力峻，炒者力缓，不良反应较小。

【西医药理】

1. 生殖系统作用

对离体子宫有兴奋作用。

2. 其他作用

（1）消化系统作用：牵牛子有泻下作用，所含的牵牛子苷在肠内遇胆汁及肠液分解出牵牛子酸，刺激肠道，增加蠕动，导致泻下。

（2）泌尿系统作用：牵牛子可使尿量增加，有利尿作用。牵牛子提取物可延长前列腺素（PGE）的利尿作用。

（3）对平滑肌的作用：牵牛子对家兔离体肠管有兴奋作用。

（4）驱虫作用：牵牛子在体外对蛔虫和绦虫有一定的杀灭效果。

第四章　祛风湿药

凡能祛风除湿，主要适用于痹证的药物，称为祛风湿药。

当人体遭受风寒湿邪侵袭之后，经络阻塞，气血流行不畅，便能形成痹证。痹证的主要症状是：肢体关节等处疼痛、酸楚麻木、重着、筋脉拘挛等。但由于风寒湿邪各有偏盛，所表现的症状也就各异。如风气偏盛，游移不定，称为行痹；寒气偏盛，疼痛较重，称为痛痹；湿气偏盛，重着不仁，称为着痹。此外，尚有热痹，是痹证兼有热象，属风寒湿邪化热所致。

祛风湿药大多味辛而苦，性温而热，入肝、脾、肾经。肝主筋，肾主骨，脾主肌肉，故祛风湿药有祛除肌肉、筋骨、关节之间的风寒湿邪的作用。部分药物药味苦辛，性寒凉，苦以燥湿，辛以散风，寒可清热，故有清热散风、祛湿通络的作用。还有些祛风湿药兼有补肝肾、强筋骨的作用，对于风湿痹证兼有肝肾不足、筋骨痿软者有良好的治疗作用。

在使用祛风湿药物时，还需适当选择配伍才能增强疗效。如痹证初起，风寒湿邪在表者，当配解表药同用，使邪易从外解；如痹证日久，风寒湿邪入于筋骨经络，便当配合活血通络药同用，使邪不易稽留；如痹证热邪较重，关节红肿作痛者，便当配合清热除湿药，以消肿止痛；如体弱久病，气血亏虚，又当配合补气血药同用，以扶正达邪。这些配伍原则必须重视。

痹证多属慢性疾病，为服用方便，所用药物可制成酒剂或丸散剂，酒还有增强祛风湿药的功效，也可制成外敷剂型，直接用于患处。

妇产科医生使用祛风湿药时要注意：

（1）祛风湿药大多辛散温燥，能伤阴耗血，而女子"阴常不足"，故女子及阴亏血虚者当谨慎使用。

（2）部分祛风湿药具有强筋骨的作用，也具有补肝肾及安胎的作用，对于有妊娠需求的女性，可以大胆使用。

第一节　祛风寒湿药

祛风寒湿药，性味多为辛苦温，入肝、脾、肾经。

辛散祛风，味苦燥湿，温通祛寒，有较好的祛风、除湿、散寒、止痛、通经络等作用，尤以止痛为其特点。主要适用于风寒湿痹，肢体关节疼痛，筋脉拘挛，痛有定处，遇寒加重等。经配伍亦可用于风湿热痹。

独活

【来源】为伞形科多年生草本植物重齿毛当归的根。

【性味归经】辛、苦，温。归肝、肾、膀胱经。

【中医功效】祛风湿，止痛，解表。

功效	主治	应用
祛风湿	风寒湿痹	独活寄生汤
	皮肤湿痒	配伍防风、地肤子等
止痛	少阴头痛、牙痛	独活细辛汤
解表	外感风寒湿邪	荆防败毒散

【用法用量】煎服，3 ～ 9g。外用适量。

【使用注意】内服量不宜过大，易化燥伤阴，故阴虚、血燥者慎用。内风禁用。

【西医药理】

1. 生殖系统作用

对生殖系统无明显作用。

2. 其他作用

（1）心血管系统作用：独活粗制剂有降压作用，但不持久。酊剂作用大于煎剂。切断迷走神经不影响其降压作用。注射阿托品后，降压作用受到部分或全部抑制。独活对离体蛙心有抑制作用。独活具有抑制血管紧张素Ⅱ受体、α－肾上腺素受体、钙通道阻滞剂受体等活性的作用。独活水提取部分有抗心律失常作用，能扩张血管及降压、抑制血小板聚集、抗凝、抗血栓。

（2）血液系统作用：独活醇提物对 ADP 体外诱导的大鼠血小板聚集有抑制作用，能明显减轻大鼠动－静脉旁路血栓的湿重；醇提取物还可延长小鼠尾出血时间，因此有抑制血小板聚集和抗血栓形成作用。

（3）镇痛、镇静和抗炎作用：独活煎剂或流浸膏，给大鼠或小鼠口服或腹腔注射，均可产生镇静及催眠作用，甚至可防止士的宁对蛙的惊厥作用，但不能使其免于死亡。小鼠热板法证明，独活有镇痛作用。

（4）过敏反应：独活所含的香柑内酯、花椒毒素等呋喃香豆素类化合物为光活性物质。当它们进入机体后，可使受日光或紫外线照射处皮肤发生日光性皮炎，光敏感活性以花椒毒素最强，香柑内酯次之。

（5）解痉作用：独活所含成分香柑内酯、花椒毒素等对兔回肠具有明显的解痉作用。

（6）抗肿瘤作用：独活中所含的呋喃香豆素类成分，如香柑内酯和花椒毒素具有抑制人宫颈癌细胞的作用。花椒毒素、香柑内酯等对艾氏腹水癌细胞有杀灭作用。

（7）抗菌作用：独活煎剂于体外对结核杆菌有抑制作用。独活中的光敏物质呋喃香豆素类化合物一般无明显抗菌活性，但当与金黄色葡萄球菌、大肠杆菌等一起曝光，也发生光敏作用，使细菌死亡。

（8）其他：香柑内酯、花椒毒素等物质能激活大鼠脂肪细胞由肾上腺素诱导的脂肪分解。香柑内酯对实验性胃溃疡有中等强度的保护作用，花椒毒素作用较弱。独活静脉注射可兴奋呼吸，使其加深、加快。

威灵仙（灵仙）

【来源】毛茛科攀援性灌木植物威灵仙、棉团铁线莲或东北铁线莲的根及根茎。

【性味归经】辛、咸，温。归膀胱经。

【中医功效】祛风湿，通络止痛，消骨鲠，消痰水。

【用法用量】煎服，6～9g。消骨鲠可用30g。外用适量。

【使用注意】威灵仙辛散走窜，多服易伤正气，体弱及气血虚弱者慎服。

功效	主治	应用
祛风湿，通经络	风湿痹痛，筋脉拘挛	神应丸
消骨鲠	咽喉骨鲠	单用或与砂糖、醋煎后慢慢咽下
消痰水	痰饮积聚	常与半夏、姜汁等配伍

【西医药理】

1. 生殖系统作用

引产作用：烯醇提取物肌肉注射，连续 5 天，对小鼠中期妊娠有引产作用，完全产出者占 80%以上。

2. 其他作用

（1）镇痛作用：热板法实验表明，腹腔注射威灵仙煎剂 2.5mL/kg，能提高小鼠痛阈，并且酒炙品的镇痛作用较强且持久。

（2）利胆作用：威灵仙煎剂和醇提取物灌胃，均能促进大鼠胆汁分泌，静脉注射能迅速促进麻醉犬胆汁分泌及松弛总胆管末端的括约肌，更有利于胆汁分泌。

（3）对平滑肌作用：麻醉犬灌服威灵仙煎剂，可使食管蠕动节律增强，频率加快，幅度增大。对离体兔肠平滑肌，有对抗组胺的兴奋作用。本品醇提取物能直接松弛豚鼠离体回肠平滑肌，并可对抗乙酰胆碱和组胺引起的回肠收缩。

（4）抗微生物作用：本品煎剂对金黄色葡萄球菌、志贺痢疾杆菌有抑制作用，对革兰氏阳性及阴性细菌和真菌都具有较强的抑制作用，威灵仙提取液对原虫有抑制作用。

（5）消炎作用：威灵仙注射剂能显著抑制大鼠肉芽组织生长。

（6）其他：威灵仙能降低血清胆固醇的水平。威灵仙对离体蟾蜍心脏有先抑制后兴奋作用，浸剂的药效比煎剂大 3 ～ 5 倍。煎剂可使麻醉狗的血压下降，肾容积缩小，其煎剂药效比浸剂弱 1/2 倍。威灵仙浸剂与煎剂对小鼠和豚鼠均有显著抗利尿作用，浸剂与煎剂的作用大致相似。

川乌

【来源】为毛茛科植物乌头的干燥母根。

【性味归经】辛、苦，热，有大毒。归心、肝、肾、脾经。

【中医功效】祛风除湿，温经止痛。

【用法用量】煎服，1.5 ～ 3g。宜先煎、久煎。外用适量。

功效	主治	应用
祛风湿	风寒湿痹	乌头汤，活络丹
温经止痛	心腹冷痛	乌头赤石脂丸
	寒疝疼痛	大乌头煎
	骨折瘀肿疼痛	回生续命丹

【使用注意】孕妇禁用。不宜与贝母、半夏、白及、白蔹、天花粉、瓜蒌等通用。内服一般应炮制用，生品内服宜慎；酒浸、酒煎服易致中毒，应慎用。

【西医药理】

1. 生殖系统作用

对生殖系统无明显作用。

2. 其他作用

（1）抗炎作用：川乌总碱能明显抑制组胺、5-HT所致大鼠皮肤毛细血管通透性亢进，抑制巴豆油所致肉芽囊的渗出和增生，还能显著抑制大鼠胸腔渗液及白细胞向炎症灶内的聚集，明显减少渗出液中的白细胞总数。对于免疫性炎症，可显著抑制结核菌素所致大鼠皮肤迟发型超敏反应。

（2）镇痛作用：川乌总碱灌服，在小鼠热板法、醋酸扭体法试验中均有明显的镇痛作用。

（3）降血糖作用：乌头多糖腹腔注射对小鼠有显著降低正常血糖作用，乌头多糖的降糖机制不是通过对胰岛素水平的影响，而在于增强机体对葡萄糖的利用。

（4）心血管系统作用：川乌头生品及炮制品水煎剂对离体蛙心有强心作用，但剂量加大则引起心律失常，终致心脏抑制。煎剂可引起麻醉犬血压呈迅速而短暂下降，此时心脏无明显变化。

（5）神经系统作用：乌头碱小剂量能引起小鼠扭体反应。乌头碱有明显局部麻醉作用。

（6）抗癌作用：乌头注射液对胃癌、肝癌细胞有抑制作用，此作用随浓度增加而增强。

（7）不良反应：有研究报道川乌具有心脏毒性、肝毒性、神经毒性、生殖毒性、胃肠道反应等。

【鉴别应用】

川乌长于祛在里之寒湿，散在表之风邪；草乌温里祛寒力较强，长于祛寒胜湿，逐痰消肿，故还可用于寒痰阴疽、冷痢、顽痹等。

木瓜

【来源】为蔷薇科落叶灌木贴梗海棠的近成熟果实。

【性味归经】酸，温。归肝、脾经。

【中医功效】化湿和胃，舒筋活络。

功效	主治	应用
化湿和胃	吐泻转筋	本品与陈仓米水煎服
舒筋活络	筋脉失养，挛急疼痛	木瓜散
	风湿痹痛，手足麻木	虎骨木瓜丸
	脚气，足膝肿痛	木瓜汤

此外，本药为吐泻过多所致筋脉挛急的要药。

【用法用量】煎服，6～12g。

【使用注意】内有郁热，小便短赤者忌服。精血亏虚、真阴不足引起的腰酸无力者不宜使用。

【西医药理】

1. 生殖系统作用

对生殖系统无明显作用。

2. 其他作用

（1）保肝作用：木瓜悬混液灌胃能减轻四氯化碳致肝损伤大鼠肝细胞坏死和脂肪病变，降低血清丙氨酸氨基转移酶水平。

（2）对关节炎的作用：木瓜的葡萄糖苷给关节炎模型大鼠灌胃，可抑制炎症反应，调整免疫功能。

（3）抗菌作用：新鲜木瓜汁和木瓜煎剂对肠道菌和葡萄球菌有抑菌作用，对肺炎链球菌抑菌作用较差。木瓜水溶性部分中的木瓜酚抑菌作用明显。

（4）血液系统作用：促进造血，预防和治疗化学物质与辐射造成的白细胞减少。可降低异常升高的全血及血浆黏度、红细胞聚集性和纤维蛋白原含量，延长缩短的凝血时间。

（5）其他：木瓜具有抗癌、抗辐射、免疫抑制、加速伤口愈合、抗补体作用。

蚕沙

【来源】为蚕蛾科昆虫家蚕幼虫之粪便。

【性味归经】甘、辛，温。归肝、脾、胃经。

【中医功效】祛风除湿，和胃化湿。

【用法用量】煎服，5～15g。宜布包入煎。外用适量。

【使用注意】不宜用于肝肾亏虚、血虚失于荣养的腰膝酸软冷痛。

功效	主治	应用
祛风除湿	风湿痹痛，瘫痪麻木	宣痹汤
	疮疹瘙痒	蚕沙煎汤洗
和胃化湿	吐泻转筋	蚕矢汤

【西医药理】

1. 生殖系统作用

对生殖系统无明显作用。

2. 其他作用

（1）对血液系统的作用：促进造血，预防和治疗化学物质与辐射造成的白细胞减少。

（2）抗病原微生物作用：有抗菌、抗病毒作用。

（3）其他：蚕沙还有一定的抗辐射、抗肿瘤、抗补体、免疫抑制、加速创口愈合、保肝等作用。

路路通

【来源】为金缕梅科植物枫香树的干燥成熟果序。

【性味归经】苦，平。归肝、膀胱经。

【中医功效】祛风活络，利水通经，下乳。

【用法用量】煎服，5 ～ 9g。外用适量。

【使用注意】月经过多及**孕妇慎服**。有过敏反应的报道，全身皮肤多处出现红色小丘疱疹。

功效	主治	应用
祛风活络	风湿痹痛，跌打损伤，半身不遂	配伍伸筋草、络石藤、秦艽
利水	水肿胀满，小便不利	配伍茯苓、猪苓、泽泻
通经	经行不畅，小腹胀痛	配伍川芎、猪苓、泽泻
下乳	乳少、乳汁不通	配伍穿山甲、王不留行、青皮

【西医药理】

1. 生殖系统作用

对生殖系统无明显作用。

2. 其他作用

（1）抗炎作用：路路通对蛋清性关节炎肿胀有抑制作用。

（2）保肝作用：路路通甲醇提取物白桦脂酮酸有明显的抗肝细胞毒活性。

（3）其他：杀虫作用。

伸筋草

【来源】为石松科多年生常绿蕨类植物石松的干燥全草。

【性味归经】苦、辛，温。归肝经。

【中医功效】祛风湿，舒筋活络，利水消肿。

功效	主治	应用
祛风湿，舒筋活络	风寒湿痹，疼痛麻木	配羌活、独活、桂枝、白芍
利水消肿	水肿	研细末、以陈葫芦、槟榔煎汤送服

【用法用量】煎服，3 ～ 12g。外用适量。

【西医药理】

1. 生殖系统作用

兴奋子宫的作用，妊娠期不适宜使用。

2. 其他作用

（1）对中枢神经系统的作用：有调节神经中枢作用。

（2）对泌尿系统的作用：有利尿、增进尿酸排泄、解除小儿痉挛性尿潴留作用。

（3）其他：伸筋草还有一定的镇痛、解热、抗硅肺、抗菌、升压作用。

徐长卿

【来源】为萝藦科植物徐长卿的根及根茎。

【性味归经】辛，温。归肝、胃经。

【中医功效】祛风止痛，活血解毒，利水消肿。

功效	主治	应用
祛风止痛，活血	风湿痹痛，跌打损伤，胃痛牙痛	配伍其他祛风湿药、止痛药
解毒	毒蛇咬伤，疮疡作痒	可单用
利水消肿	水肿腹水，尿闭	配伍玉米须、冬瓜皮等

【用法用量】煎服，6 ～ 15g。或入丸剂、浸酒。外用捣敷或煎水外洗。

【使用注意】不宜久煎，因气味芳香。体弱者慎服。

【西医药理】

1. 生殖系统作用

徐长卿内的主要成分丹皮酚对实验动物子宫收缩有一定抑制作用，亦具备抗早孕的作用。妊娠期不适宜使用。

2. 其他作用

（1）中枢神经系统作用：徐长卿有镇痛、镇静作用。

（2）心血管系统作用：煎剂有明显的降血压作用。

（3）抗病原微生物作用：徐长卿体外对金黄色葡萄球菌、甲型链球菌、福氏痢疾杆菌、伤寒杆菌、绿脓杆菌及大肠杆菌均有抑制作用。

（4）对平滑肌的作用：徐长卿注射液可使豚鼠离体回肠张力下降，并可对抗氧化钡引起的回肠强烈收缩。

海风藤

【来源】为胡椒科植物风藤的干燥藤茎。

【性味归经】辛、苦，温。归肝经。

【中医功效】祛风湿，通络止痛。

功效	主治	应用
祛风湿，通经络，止痛	风寒湿痹，疼痛拘挛	蠲痹汤
	跌打损伤	配伍三七、土鳖虫、红花

【用法用量】煎服，6 ～ 12g。外用适量。

【西医药理】

1. 生殖系统作用

对妊娠小鼠进行研究发现海风藤酮有抗着床作用，对胚胎的体外发育有阻滞作用。妊娠期不适宜使用。

2. 其他作用

（1）心血管系统作用：能增加心肌营养血流量，降低心脏缺血区的侧支血管阻力，可降低脑干缺血区兴奋性氨基酸含量，对脑干缺血损伤具有保护作用。

（2）其他：海风藤有一定的抗内毒素、抗氧化、增强耐缺氧能力、抗血小板活化因子、抑制肿瘤作用。

透骨草（凤仙透骨草、珍珠透骨草、铁线透骨草、羊角透骨草）

【来源】凤仙花科植物凤仙花的干燥茎枝，习称“凤仙透骨草”。大戟科植物地构叶的干燥全草，习称“珍珠透骨草”。毛茛科植物黄花铁线莲的干燥全草，习称“铁线透骨草”。紫薇科植物角蒿的干燥全草，习称“羊角透骨草”等。

【性味归经】铁线透骨草辛、苦，温。归肾、膀胱经。凤仙透骨草辛、苦，平。有小毒。归肺、心经。

【中医功效】散风祛湿，解毒止痛，活血调经。

功效	主治	应用
祛风湿，通经络，活血止痛	风寒湿痹，疼痛拘挛	与威灵仙等同用
解毒	疮疡	单品外用

【用法用量】煎服，9～15g。外用适量。

【使用注意】孕妇慎服。

【西医药理】

1. 生殖系统作用

对生殖系统无明显作用。

2. 其他

抗炎镇痛、抗肿瘤、抗菌、抗氧化、杀虫等药理作用。

雪莲花（雪莲、大拇花、大木花）

【来源】菊科植物绵头雪莲花、鼠曲雪莲花、水母雪莲花等的带花全株。

【性味归经】辛、微苦，温，有小毒。归肝、脾、肾经。

【中医功效】祛风湿，强筋骨，补肾壮阳，调经止血。

功效	主治	应用
祛风湿，强筋骨	风寒湿痹	单用
补肾壮阳	阳痿	单用
调经止血	闭经、出血	单用

【用法用量】煎服，6 ～ 12g，或浸酒。外用适量。

【使用注意】根据近代研究，本品有小毒，临床上亦有中毒个案报道，过量应用可致流产和大汗淋漓。故**孕妇忌服**。另雪莲花煎剂不宜放置时间过长（超过两周），以免毒性增加。若出现中毒反应，应停止服药或对症治疗。

【西医药理】

1. 生殖系统作用

（1）**终止妊娠作用**：雪莲煎剂对小鼠各期妊娠、家兔的早期妊娠都有显著而确定的终止作用，其终止妊娠效果以宫腔注射最强，腹腔注射次之，口服也有效。对大鼠早期妊娠，雪莲使胚胎变形退化，与子宫内膜脱离，游离于子宫腔内并逐渐被吸收，残余小块可由阴道排出。对于中期和晚期妊娠，一般于腹腔注射后 6 ～ 7 小时即可见胚胎排出，通常均在第 2 次用药后 24 小时内完全流出。雪莲能终止各期妊娠，其作用机制可能是多种因素所致，对早期妊娠主要为抑制蜕膜形成，但不能使已形成的蜕膜溶解。外源性孕酮可以拮抗雪莲的这种作用，所以抑制蜕膜反应可能是雪莲终止早孕的主要机制之一。人胚胎体外培养，雪莲对滋养层细胞没有明显的损害，胎盘绒毛中与孕激素合成有关的酶活性也未见降低，说明雪莲似乎不抑制孕激素的合成。因此，雪莲很可能是作用于子宫水平，使子宫内膜基层细胞不能与孕激素结合，或对孕激素不产生反应，因而蜕膜不能形成。由于增加孕酮用量即可拮抗雪莲的终止早孕作用，说明雪莲与孕激素之间似有竞争关系。

（2）收缩子宫的作用：雪莲煎剂对大鼠豚鼠离体子宫及家兔在体子宫都有兴奋作用。小剂量时大鼠动情期离体子宫产生强而有节律规则的收缩，作用持久，大剂量时也不易引起强直性收缩，而实际产生了强大的节律性收缩，以后逐渐减弱而停止。雪莲碱基对豚鼠离体子宫也有良好的收缩作用。动情期家兔在体子宫实验，小剂量雪莲煎剂静脉注射，子宫收缩幅度加大，频率增加；大剂量可引起强直性收缩。但也有报道雪莲煎剂对小鼠子宫未见明显的兴奋作用。进一步实验发现雪莲的一种提取物对小鼠动情期和妊娠各期子宫肌条都有明显的兴奋作用，且妊娠晚期的子宫肌条反应比妊娠早、中期为强。

2. 其他作用

（1）抗炎作用：雪莲总碱和雪莲乙醇提出物，均对蛋清液引起的大鼠后踝关节急性炎症有显著对抗作用。黄酮类（芹菜素等）能促进肾上腺皮质激素的合成，抑制中枢神经，对关节炎和肉芽肿均表现出明显的抑制性；大黄素型（大黄素甲醚）具一定的抗菌活性。

（2）镇痛作用：雪莲注射液有显著的镇痛作用。

（3）解痉作用：雪莲总碱对组胺、毛果芸香碱和乙酰胆碱引起的离体家兔肠平滑肌痉挛，有显著的解痉作用；能部分地对抗组胺引起的豚鼠离体气管环的收缩作用。

（4）心血管系统作用：雪莲总碱和总黄酮均能降低麻醉家兔和犬的血压，可以缓解、降低血脂和胆固醇，有明显的降压作用；β－谷甾醇是天然药用植物中能减低血中胆固醇含量的有效成分。雪莲总碱和醇提物对离体兔心有抑制作用。雪莲总碱和雪莲乙醇提取物均可降低家兔皮肤血管的通透性。雪莲总碱可使离体兔耳血管收缩，乙醇提取物对血管则呈扩张作用。

（5）抗癌作用：大苞雪莲中的2种黄酮和粗毛豚草素、雪莲总碱对肿瘤细胞有极强的抑制作用。

（6）免疫系统作用：有抗损伤、清除自由基等作用。雪莲多糖有营养和增强机体免疫力的特点。

第二节　祛风湿热药

祛风湿热药性味多为辛苦寒，入肝、脾、肾经，辛行散，苦降泄，寒清热，具有良好的祛风除湿、通络止痛、清热消肿之功，主要用于风湿热痹，关节红肿热痛等，经配伍亦可用于风寒湿痹。

秦艽

【来源】 为龙胆科多年生草本植物秦艽、麻花秦艽、粗茎秦艽或小秦艽的根。

【性味归经】 辛、苦，平。归胃、大肠经。

【中医功效】 祛风湿，通络止痛，退虚热，清湿热。

功效	主治	应用
祛风除湿，通络止痛	风湿痹痛	秦艽天麻汤
退虚热	骨蒸劳热	秦艽鳖甲汤
清湿热	小儿疳积	秦艽散
	黄疸	山茵陈丸

【用法用量】 煎服，5 ～ 9g。

【使用注意】 久病虚羸、溲多、便溏者禁用。

【西医药理】

1. 生殖系统作用

对生殖系统无明显作用。

2. 其他作用

（1）抗炎作用：秦艽、粗茎秦艽、麻花艽的水提取物及醇提取物（含总苦苷，如龙胆苦苷、当药苷和当药苦苷，不含生物碱）有显著抗炎作用，粗茎秦艽的作用较麻花秦艽及秦艽强，醇提取物作用较水提取物强。

（2）镇痛作用：秦艽有镇痛作用。曾报道秦艽碱甲于小鼠热板法试验中有显著镇痛作用。扭体法试验表明，粗茎秦艽、麻花秦艽也均有显著镇痛效果，仍以粗茎秦艽的作用为强。

（3）心血管系统作用：静脉注射秦艽碱甲，可引起麻醉兔、犬的血压下降，同时可见心率减慢，作用因剂量大而增强，但仅持续 2 ～ 10min 即消失。

（4）其他：秦艽能明显较低小鼠的胸腺指数，并能明显抑制绵羊红细胞所致的小鼠迟发超敏反应。大剂量秦艽碱甲腹腔注射可使大鼠血糖升高，对小鼠也有升血糖作用，同时可见肝糖原降低。

防己

【来源】为防己科植物粉防己或马兜铃科多年生草本植物广防己的根。粉防己又名汉防己，广防己又名木防己。

【性味归经】苦、辛，寒。归膀胱、肾、脾经。

【中医功效】祛风湿，止痛，利水消肿。

【用法用量】煎服，4.5 ～ 9g。

【使用注意】大苦大寒易伤胃气，胃纳不佳及阴虚体弱者慎服。

功效	主治	应用
祛风湿，止痛	风湿痹痛，湿热偏盛	宣痹汤
	风寒湿痹	防己饮
利水消肿	下肢水肿，小便不利	防己黄芪汤
	一身悉肿	防己茯苓汤
	湿热腹胀、水肿	己椒苈黄丸
	脚气肿痛	配木瓜、牛膝、桂枝、枳壳

【西医药理】

1. 生殖系统作用

汉防己甲素能抑制豚鼠或兔的子宫平滑肌。对兔离体及在位子宫作用并不显著。

2. 其他作用

（1）心血管系统作用：粉防己碱对犬左心室功能呈显著抑制，心肌收缩力减弱，心泵功能各项指标均降低，减慢大鼠窦性心律，延长强心苷的毒性出现时间，降低其毒性，延长心房不应期。粉防己碱对离体猫心冠状血管有直接扩张作用，冠脉流量增加，且与给药浓度成正比。麻醉猫静脉注射粉防己碱后显著降低心肌耗氧量及氧提取率。对主动脉条具有直接的松弛作用，使动脉压降低，舒张压降低幅度明显大于收缩压。粉防己碱是一种肺血管扩张剂。

（2）镇痛作用：用小鼠热板法测得汉防己总碱及汉防己甲素、乙素、丙素均有镇痛作用。

（3）消炎及抗过敏作用：汉防己甲素、乙素对大鼠甲醛性关节炎均有一定的消炎作用。由于它有轻度镇痛、消炎以及解热、抗过敏性休克等作用，故应属于解热镇痛剂。

（4）对横纹肌的作用：汉防己甲素及其若干同类物有松弛横纹肌的作用。

（5）对平滑肌的作用：汉防己甲素能抑制兔离体小肠平滑肌。对离体兔肠是先兴奋而后抑制，较大剂量可部分抑制痉挛性收缩。对豚鼠、猫的支气管平滑肌引起收缩，此乃由于组织胺的释放所引起。汉防己丙素能使离体兔、豚鼠小肠及在体兔肠平滑肌张力增加，收缩振幅减小。

（6）抗菌、抗原虫、抗肿瘤作用：汉防己在试管中有某些抗菌（痢疾杆菌）、抗真菌作用。汉防己甲素在体外及体内（小鼠盲肠法）均有抑制或杀灭溶组织内阿米巴的作用，在体外可杀癌细胞。

（7）其他：有催眠作用，使中性粒细胞显著增加，引起呕吐。汉防己丙素有兴奋中枢神经系统的作用，小剂量可致呼吸兴奋，反射亢进；中毒剂量则使小鼠发生阵挛性惊厥，死于呼吸衰竭，对注射大肠杆菌肉汤而发热的大鼠，有解热作用。

桑枝

【来源】为桑科落叶乔木桑树的嫩枝。

【性味归经】苦，平。归肝经。

【中医功效】祛风湿，利关节。

功效	主治	应用
祛风湿，利关节	风湿痹痛	蠲痹汤
	水肿，脚气	单用本品炒香，水煎服

【用法用量】煎服，9～30g。外用适量。

【使用注意】气虚者慎用。据研究分析，嫩桑枝所含的有效成分较粗大的老枝含量高。因此宜剔除老枝，专用嫩枝。

【西医药理】

1. 生殖系统作用

对生殖系统无明显作用。

2. 其他作用

（1）免疫系统作用：淋巴细胞转化率低下的患者每日服桑枝煎剂30g，连服1个月，可明显提高淋巴细胞转化率，提高免疫力。嫩桑枝疗效较好，桑白皮则无效。

（2）抗炎作用：桑枝高低剂量组，均能显著地抑制小鼠腹腔毛细血管通透性，起到抗炎作用。

雷公藤

【来源】为卫矛科植物雷公藤的根。

【性味归经】苦、辛，寒，有大毒。归肝肾经。

【中医功效】祛风湿，活血通络，消肿止痛，解毒杀虫。

功效	主治	应用
祛风湿，活血通络	风湿顽痹	常配伍威灵仙、独活、防风
	麻风病	单用或配伍金银花、黄柏等
	顽癣，腰带疮	单用或配伍防风、荆芥、刺蒺藜
消肿止痛	疔疮肿毒	常与蟾酥配伍
解毒杀虫	蛇伤，蛆患，鼠患	单用

【用法用量】煎服，10～25g，文火煎1～2小时；研粉，每日1.5～4.5g。外用适量。

【使用注意】内脏有器质性病变及白细胞减少者慎服。**孕妇**禁用。毒性很大，超常用量可致中毒甚至死亡。

【药理作用】

1. 生殖系统作用

（1）影响生殖内分泌：雷公藤多苷可引起女性月经紊乱、闭经、卵巢早衰等生殖内分泌疾病，因此具有抗生育作用。

（2）影响男性生精功能：可引起男性生精障碍。

2. 其他作用

（1）免疫系统作用：主要表现为抑制作用，可减少器官移植后的急性排异反应。

（2）心血管系统作用：有兴奋心房、降低血压的作用。

（3）抗病原微生物作用：对金黄色葡萄球菌、革兰氏阴性菌、真菌、枯草菌等48种细菌均有抑制作用，对真菌特别是皮肤白色念珠菌抑菌作用最好。

（4）血液系统作用：可降低血液黏滞性、抗凝、纠正纤溶障碍、改善微循环、降低外周血阻力。

（5）其他：雷公藤还有一定的抗炎、镇痛、抗肿瘤、杀虫作用；提取物对子宫、肠均有兴奋作用；对多种肾炎模型有预防和保护作用，有促进肾上腺素合成皮质激素样作用；抑制血管内皮细胞游走和增殖。

（6）不良反应：雷公藤的不良反应是多方面的，可累及中枢神经系统、心、肝、肾、胃肠道、淋巴细胞以及造血系统和生殖与内分泌系统，而且多伴随出现。其不良反应大多较轻微，为一过性，停药及对症治疗后可以恢复。长期大量服用可能导致严重的不良反应，甚至导致死亡。

丝瓜络

【来源】为葫芦科植物丝瓜的干燥成熟果实的维管束。

【性味归经】甘，平。归肺、胃、肝经。

【中医功效】祛风，通络，活血。

功效	主治	应用
祛风	风湿痹证	配秦艽、防风、当归、鸡血藤
通络活血	胸胁胀痛	配柴胡、香附、瓜蒌皮、郁金
	乳汁不通	配王不留行、路路通、穿山甲
	乳痈肿痛	配蒲公英、浙贝母、瓜蒌、青皮

【用法用量】煎服，4.5 ～ 9g。外用适量。

【使用注意】孕妇用之宜慎。

【药理作用】

1. 生殖系统作用

对生殖系统无明显作用。

2. 其他作用

（1）中枢神经系统作用：有镇痛、镇静作用。

（2）呼吸系统作用：有镇咳、祛痰、平喘作用，对组织胺致敏有预防性。

（3）其他：丝瓜络还有一定的抗炎、保肝、强心、抑制肿瘤、抗过敏、抗病毒、免疫调节等作用。

络石藤

【来源】为夹竹桃科常绿攀援灌木络石的干燥带叶茎枝。

【性味归经】苦，微寒。归心、肝、肾经。

【中医功效】祛风通络，凉血消肿，养肾。

功效	主治	应用
祛风通络	热痹疼痛	单用浸酒或配五加皮、牛膝
	筋脉拘挛	络石藤酒（《验方》）
凉血消肿	咽喉肿痛	单用水煎
	痈肿	止痛灵宝散（《外科精要》）
养肾	肾虚有热，腰膝酸痛	配牛膝、续断、桑寄生

【用法用量】煎服，6 ～ 12g。外用适量，鲜品捣敷。

【使用注意】内服过量可见中毒症状，如头痛头晕、恶心呕吐、血压下降、腹痛腹泻、惊厥抽搐，严重时可以引起呼吸衰竭。

【药理作用】

1. 生殖系统作用

抗雌激素样作用，对**子宫有抑制作用，包括抑制子宫收缩的频率及幅度**。

2. 其他作用

（1）呼吸系统作用：能刺激中枢神经系统，有加快呼吸作用。

（2）心血管系统作用：牛蒡子苷可引起血管扩张，使血压下降。

（3）抗病原微生物作用：煎剂对金黄色葡萄球菌、福氏痢疾杆菌以及伤寒杆菌有抑制作用。

（4）其他：络石藤甲醇提取物对动物双足浮肿、扭体反应有抑制作用，所含黄酮苷对尿酸合成酶、黄嘌呤氧化酶有显著抑制作用而能抗痛风。

豨莶草

【来源】为菊科一年生草本植物豨莶、腺梗豨莶或毛梗豨莶的干燥地上部分。

【性味归经】辛、苦，寒。归肝、肾经。

【中医功效】祛风湿，利关节，解毒。

功效	主治	应用
祛风湿，利关节	风湿痹痛，麻木瘫痪	豨莶丸，豨桐丸
解毒	皮肤疮疹作痒	配白蒺藜、地肤子、白鲜皮、苍耳子

【用法用量】煎服，9 ～ 12g。外用适量。治风湿痹痛、半身不遂宜制用，治风疹湿疮、疮痈宜生用。

【使用注意】阴血不足者禁用。本品有较显著的子宫兴奋作用，可以抗早孕，而且对免疫系统及生育、发育有抑制作用，故**孕妇及儿童慎用**。

【药理作用】

1. 生殖系统作用

（1）兴奋子宫：对子宫平滑肌有兴奋作用，妊娠期不适宜使用。

（2）抗早孕作用。

2. 其他作用

（1）心血管系统作用：有降压作用，可扩张血管，对血栓形成有明显抑制作用。

（2）抗病原微生物作用：对金黄色葡萄球菌有较

强的抑制作用，对大肠杆菌、绿脓杆菌、宋氏痢疾杆菌、伤寒杆菌、白色葡萄球菌、肠炎杆菌、鼠疟原虫等也有一定抑制作用，对单纯疱疹病毒有中等强度的抑制作用。

（3）免疫系统作用：对细胞免疫、体液免疫及非特异性免疫均有抑制作用；可通过调整机体免疫功能，改善局部病理反应而达到抗风湿作用。

（4）其他：豨莶草还有一定的抗炎、镇痛作用。

第三节　祛风湿强筋骨药

祛风湿强筋骨药主入肝肾经，除祛风除湿外，兼有一定的补肝肾、强筋骨作用，主要用于风湿日久，肝肾虚损所致的腰膝酸软、脚软无力等。风湿日久，易损肝肾，肝肾虚损，风寒湿邪又易犯腰膝部位，故此类药有扶正祛邪、标本兼顾的作用。亦可用于肾虚腰痛、骨痿、软弱无力者。

桑寄生

【来源】为桑寄生科常绿小灌木桑寄生的带叶茎枝。

【性味归经】苦、甘，平。归肝、肾经。

【中医功效】祛风湿，补肝肾，强筋骨，安胎。

功效	主治	应用
祛风湿强筋骨	风湿痹痛，腰膝痹痛	独活寄生汤
安胎	胎动不安，胎漏下血，习惯流产	寿胎丸

【用法用量】煎服，9～20g。

【使用注意】非肝肾不足者慎用。

【西医药理】

1. 生殖系统作用

胚胎毒性作用：桑寄生水煎液各剂量组均对大鼠胚胎无致畸作用。中、低剂量对大鼠胚胎发育无毒性作用，高剂量有胚胎毒性作用。这提示桑寄生可能存在一定的低毒性化学成分，会影响胎儿的正常生长发育。妇女在怀孕期间桑寄生用量不宜过高，且应注意服药时间。寄主为毒木类（如夹竹桃等）的桑寄生有明显的毒性。

2. 其他作用

（1）利尿作用：可引起利尿作用，增加剂量时作用更显著。

（2）降压作用：虽有降压作用，但持续很短，且易产生急速耐受性。在正常搏动和颤动的离体豚鼠心脏标本上，桑寄生均有舒张冠脉血管作用，并能对抗垂体后叶素，对心肌收缩力则为先抑制后增加。

（3）抗病毒作用：桑寄生煎剂在体外对脊髓灰质炎病毒和其他肠道病毒有显著的抑制作用。能抑制伤寒杆菌及葡萄球菌的生长，提取物对乙型肝炎病毒表面抗原有抑制活性。

（4）其他：还有降血脂、抗氧化、中枢抑制的作用。

五加皮（南五加）

【来源】五加皮原分两类，一类为五加科落叶灌木细柱五加等的根皮。另一类为萝藦科植物杠柳的根皮（北五加），现《中国药典》以“香加皮”之名收录。二者功用有别，不可混用。

【性味归经】辛、苦，温。归肝、肾经。

【中医功效】祛风湿，补肝肾，强筋骨，利水。

功效	主治	应用
祛风湿，补肝肾，强筋骨	风湿痹痛，筋骨拘挛	五加皮酒（《本草纲目》）
	腰膝酸痛，软弱无力	五加皮散（《卫生家宝》）
	小儿行迟	五加皮散（《保婴撮要》）
利水消肿	皮肤水肿	五皮饮
	小便不利	五加皮丸

【用法用量】煎服，4.5～9g。或酒浸，或入丸、

散剂。

【使用注意】阴虚火旺者禁用。入煎剂或酒浸剂最好用南五加，尽可能不用北五加。

【西医药理】

1. 生殖系统作用

对生殖系统无明显作用。

2. 其他作用

（1）抑制肿瘤细胞增殖：五加皮水提取物有抗肿瘤作用。

（2）抗衰老作用：五加皮水提液能明显延长小鼠游泳时间及在常压缺氧和寒冷条件下的存活时间，还能显著抑制中老龄大鼠体内过氧化脂质的生成，说明五加皮水提液具有显著的抗衰老作用。

（3）对肝损伤的保肝作用：五加皮水煎剂能使肝脏组织病理损伤得到明显改善，且呈明显的量效关系。这说明五加皮煎剂对 CCl_4 致动物急性肝损伤具有良好的保护作用。

（4）减肥作用：给高脂饲料致肥胖大鼠灌胃五加皮水提液，使大鼠体重显著降低，说明五加皮水提液有减肥功效。

（5）抗炎镇痛作用：五加皮正丁醇提取物有抗炎镇

痛的作用。

（6）其他：镇静、催眠、抗溃疡、抗应激作用。

狗脊（金毛狗脊）

【来源】为蚌壳蕨科植物金毛狗脊的根茎。

【性味归经】苦、甘，温。归肝、肾经。

【中医功效】祛风湿，补肝肾，强腰膝。

功效	主治	应用
祛风湿	风湿痹痛	狗脊饮，狗脊丸
补肝肾	肾虚不固之尿频遗尿	配伍益智仁、茯苓、杜仲
	冲任虚寒之带下清稀量多	白蔹丸
强腰膝	腰膝酸软，下肢无力	配伍杜仲、牛膝、鹿角胶

【用法用量】煎服，6～15g。

【使用注意】肾虚有热、小便不利或短涩黄赤、口苦舌干等禁用。肝虚有郁火禁用。

【西医药理】

1. 生殖系统作用

对生殖系统无明显作用。

2. 其他作用

（1）心血管系统作用：本品有增加心肌营养血流量

作用，而且连续给药时产生蓄积作用。

（2）血液系统作用：狗脊的毛茸对外伤性出血有较好的止血作用，其效果较明胶海绵迅速。同时，狗脊毛茸似能被组织逐渐吸收消化。狗脊的各种炮制均有抑制血小板聚集作用，按作用从强到弱排序，依次为砂烫品、盐制品、酒蒸品、单蒸品、生品。

（3）抗癌作用：同属植物席氏狗脊叶具有抗癌作用。

（4）抗病原微生物作用：对流感病毒、肺炎双球菌有抑制作用。

（5）其他：具有抗炎、降血脂、抗风湿作用。

千年健

【来源】为天南星科多年生草本植物千年健的根茎。

【性味归经】苦、辛，温。归肝、肾经。

【中医功效】祛风湿，强腰膝。

功效	主治	应用
祛风湿，强腰膝	风湿痹痛，筋骨无力	本品配伍钻地风、龙骨、牛膝、枸杞子、蚕沙、萆薢浸酒服（《纲目拾遗》）

【用法用量】煎服，4.5 ～ 9g；或酒浸服。

【使用注意】阴虚内热者慎服。

【西医药理】

1. 生殖系统作用

对生殖系统无明显作用。

2. 其他作用

（1）抗病原微生物作用：所含挥发油对布氏杆菌、Ⅰ型单纯疱疹病毒有抑制作用。

（2）血液系统作用：水提液具有较强的抗凝血作用。

（3）其他：千年健甲醇提取物有明显的抗炎、镇痛作用，乙醇提取液有抗组胺作用。

鹿蹄草（鹿衔草、鹿含草）

【来源】为鹿蹄草科多年生常绿草本植物鹿蹄草或普通鹿蹄草的全草。

【性味归经】甘、苦，温。归肝、肾经。

【中医功效】祛风湿，强筋骨，补肺肾，止血，止咳，解毒。

功效	主治	应用
祛风湿，强筋骨	风湿痹痛，筋骨痿软，肾虚腰痛	/
补肺肾，止咳	肺虚久咳，肾虚气喘	/
止血，解毒	出血，疮疡，蛇伤	/

【用法用量】煎服，9～30g，外用适量。

【使用注意】阴虚火旺者禁用。

【西医药理】

1. 生殖系统作用

可用于避孕。

2. 其他作用

（1）心血管系统作用：鹿蹄草浸出液对衰弱的离体蛙心有强心作用，对麻醉犬有降压作用，对离体兔耳有明显扩张血管的效力。小剂量时可增加冠脉流量，随剂量加大，冠脉流量增加并不明显，有时反而减少。

（2）免疫系统作用：能明显升高血浆 cAMP 含量，增强免疫功能。

（3）其他：鹿蹄草尚有一定的利尿、抑制胰岛素降解、杀菌等作用。

石楠叶

【来源】为蔷薇科常绿灌木植物石楠的干燥叶。

【性味归经】辛、苦，平。有小毒。归肝、肾经。

【中医功效】祛风湿，通经络，益肾气。

【用法用量】煎服，10～15g。外用适量。

【**使用注意**】阴虚火旺者禁用。

功效	主治	应用
祛风湿，益肾气，通经络	风湿痹痛，肾虚腰痛，阳痿，宫冷	石楠丸
	头风头痛	配白芷、川芎
	风疹瘙痒	单用本品水煎服

【**药理作用**】

1. 生殖系统作用

对生殖系统无明显作用。

2. 其他作用

（1）中枢神经系统作用：石楠叶所含的熊果酸有明显的镇静和降温作用。

（2）抗病原微生物作用：对革兰氏阳性菌、阴性菌和酵母菌有抑制作用。

（3）其他：石楠叶还有一定的镇痛、抗炎及抗癌作用；乙醇浸出液能抑制蛙心，收缩兔耳血管，降低犬血压。

第五章　化湿药

凡气味芳香，具有化湿醒脾作用的药物，称为芳香化湿药。中医脏腑学说认为，脾为阴脏，以阳气为用，脾阳健则能运化，故性喜温燥而恶阴湿，有“脾恶湿而喜燥，土爱暖而喜芳香”之说。如果湿浊中阻，必然影响到脾的运化，而芳香化湿药辛香温燥，有疏通气机、宣化湿浊、消胀除痞、复健脾运的功效，中医称之为“醒脾”或“悦脾”和胃的作用。

妇产科医生使用化湿药要注意：

（1）因本类药物多辛温香燥，易耗气伤阴，妇产科使用时剂量要轻且不可久服。

（2）对阴虚津亏及气虚者慎用。

（3）又因本类药物芳香辛烈，多含挥发油，故不宜久煎，以免有效成分挥发。

苍术

【来源】为菊科多年生草本植物茅苍术或北苍术的根茎。

【性味归经】辛、苦，温。归脾、胃经。

【中医功效】燥湿健脾，祛风除湿，散寒解表，明目。

功效	主治	应用
燥湿健脾	湿阻脾胃，脘闷呕恶，吐泻不食	平胃散
祛风除湿	风寒湿痹，肢体疼痛	薏苡仁汤
	湿热下注，足膝肿痛	二妙散，三妙丸，四妙丸
	湿温发热，一身尽痛	苍术白虎汤
散寒解表	外感风寒，头痛无汗	神术散
明目	夜盲症	抵圣散

【用法用量】煎服，5 ～ 10g。亦可熬膏或入丸、散剂。

【使用注意】辛香温燥，易耗气伤阴，故血虚气弱、津亏液耗、表虚自汗、阴虚内热者忌服。

【西医药理】

1. 生殖系统作用

对生殖系统无明显作用。

2. 其他作用

（1）消化系统作用：苍术有抗实验性胃炎及胃溃疡的作用，并能显著抑制胃液分泌，对应激性溃疡及血清溃疡的形成也有显著的抑制作用；苍术对胃肠运动有调节作用，尚能提高血清锌、血清铁，降低血清铜，改善脾虚动物的代谢功能。苍术有显著的抗肝毒作用。

（2）心血管系统和中枢神经系统作用：苍术能减弱心脉搏动并减慢心律。苍术中挥发油有镇静作用，大剂量时则侵及中枢神经系统，呈抑制作用，终可导致呼吸麻痹而死亡。小剂量使用苍术能使实验动物血压轻微升高，大剂量则下降。

（3）内分泌系统作用：苍术煎剂和醇浸剂有降低血糖的作用，同时降低肌糖原和肝糖原，抑制糖原生成，并使耗氧量降低，血中乳酸含量增加。

（4）呼吸系统作用：对于呼吸产生一过性呼吸迫促现象。

（5）泌尿系统作用：实验证明，以适量茅苍术煎剂给大鼠灌胃无利尿作用，但具有显著的排钠排钾作用。

（6）抗缺氧作用：实验研究表明，以苍术的丙醇提取物灌胃给药，对氰化钾所致缺氧模型小鼠能明显提高存活时间，降低死亡率。

（7）对癌细胞的作用：苍术挥发油、茅术醇、桉叶醇对食管癌细胞有抑制作用，尤以茅术醇的作用最强。

（8）免疫系统作用：苍术与当归、芍药等中药配伍应用时，对提高体外巨噬细胞结合的免疫复合物的清除率有重要作用。

（9）抑菌及抗菌作用：用苍术对结核杆菌、金黄色葡萄球菌、大肠杆菌、绿脓杆菌有显著杀灭作用，对于多种病毒，如腮腺炎病毒、流感病毒、核型多角体病毒以及支原体、黄曲霉菌和其他致病真菌也均有显著的杀灭作用。

厚朴

【来源】为木兰科落叶乔木植物厚朴或凹叶厚朴的干皮、根皮或枝皮。

【性味归经】苦、辛，温。归脾、胃、肺、大肠经。

【中医功效】燥湿消痰，下气除满。

【用法用量】煎服，3 ～ 10g。或入丸、散剂。

【使用注意】本品味辛苦，性温，燥湿力强，易耗气伤津，故气虚津亏者慎用。

功效	主治	应用
行气，消积	脾胃气滞证，食积	厚朴三物汤
行气燥湿	湿阻中焦证	平胃散
	泄泻	王氏连朴饮
下气，消痰除满	咳嗽气喘	苏子降气汤

【西医药理】

1. 生殖系统作用

对生殖系统无明显作用。

2. 其他作用

（1）消化系统和呼吸系统作用：厚朴煎剂对兔离体肠管均呈兴奋作用；对小鼠离体肠管在低剂量用药时表现为兴奋，高剂量时则转为抑制。厚朴的生品和姜制品均有抗胃溃疡作用，尤以后者为强。

（2）肌肉松弛作用：具有中枢性肌肉松弛作用。

（3）心血管系统作用：厚朴煎剂对蟾蜍离体心脏具有抑制作用，低于肌松剂量的厚朴碱注射给药有明显降压作用，且不能被抗组胺药物所对抗。

（4）中枢神经系统作用：厚朴的乙醚浸膏腹腔注射给药可抑制小鼠的自发性活动，尚能对抗兴奋作用；厚朴酚以及和厚朴酚也具有显著的中枢抑制作用。

（5）抗病原微生物作用：厚朴煎剂有广谱抗菌作用。厚朴对某些病毒也有一定的抑制作用，厚朴煎剂在体外尚能杀死猪蛔虫。

（6）对血小板及肿瘤的作用：对血小板聚集和ATP释放，均有显著的抑制作用；对小鼠皮肤肿瘤有明显的抑制作用。

（7）其他：厚朴乙醇提取物有明显镇痛、抗炎作用。

藿香（广藿香、鲜藿香）

【来源】为唇形科多年生草本植物广藿香或藿香的地上部分。

【性味归经】辛，微温。归脾、胃、肺经。

【中医功效】化湿，止呕，解暑，治癣。

功效	主治	应用
化湿解表	湿阻中焦	不换金正气散
	湿温初起	甘露消毒丹
解暑	夏伤暑湿，寒热头痛，腹痛吐泻	藿香正气散
止呕	脾胃湿浊呕吐	单用
治癣	手足癣	单用、外用

【用法用量】煎服，5 ～ 10g。鲜品加倍。入汤剂或泡茶饮。

【使用注意】阴虚血燥者不宜用。

【西医药理】

1. 生殖系统作用

对生殖系统无明显作用。

2. 其他作用

（1）抗病原微生物作用：藿香对于多种致病真菌均有抑制作用，藿香中的黄酮类物质有抗病毒作用。广藿香挥发油对皮肤癣菌和条件致病真菌有抑制作用。

（2）消化系统作用：挥发油能促进胃液分泌，增强消化力，对胃肠有解痉作用；能明显抑制小肠推进功能；大剂量时可抑制胃的排空，从而调整紊乱的消化系统功能。

（3）对于钙离子的拮抗作用：藿香对于钙离子有拮抗活性。

佩兰

【来源】为菊科多年生草本植物兰草的地上部分。

【性味归经】辛，平。归脾、胃、肺经。

【中医功效】化湿，解暑。

功效	主治	应用
化湿	湿阻脾胃，脘闷不饥，口中甜腻，口臭等	兰草汤
解暑	外感暑湿	配藿香、荷叶、青蒿等
	湿温初起	配滑石、薏苡仁、藿香

【用法用量】煎服，5～10g。鲜品加倍。

【使用注意】辛散力强，有伤阴耗气之弊，故阴虚、气虚者禁用。

【西医药理】

1. 生殖系统作用

口服佩兰能引起小鼠动情周期暂停，排卵受到抑制。

2. 其他作用

（1）呼吸系统作用：佩兰挥发油及其有效成分具有明显祛痰作用。

（2）抗病毒作用：佩兰挥发油对于流感病毒有直接抑制作用。

（3）抗癌作用：佩兰在体外试验中显示出抗癌活性。

（4）不良反应：佩兰能引起牛羊慢性中毒，侵害肾、肝而生糖尿病。

砂仁（缩砂仁、春砂仁、缩砂）

【**来源**】为姜科多年生草本植物阳春砂、海南砂或缩砂的干燥果实。

【**性味归经**】辛，温。归脾、胃、肾经。

【**中医功效**】化湿行气，温中止呕止泻，安胎。

功效	主治	应用
化湿行气	脾胃气滞，脘腹胀满，食积不消	香砂枳术丸
温中止呕止泻	脾胃虚寒，食少吐泻	香砂六君子汤
理气安胎	妊娠呕吐，胎动不安	独圣散

【**用法用量**】煎服，3～6g。入汤剂宜后下，久煎则降低药效。也可入丸、散剂。用时捣碎。

【**使用注意**】阴虚有热者禁用。

【**西医药理**】

1. 生殖系统作用

对生殖系统无明显作用。

2. 其他作用

（1）消化系统作用：砂仁煎剂可增强胃的功效，促进消化液的分泌，可增进肠道运动，排出消化管内的积气。砂仁可显著减少大鼠胃酸分泌。

（2）血液系统作用：砂仁能明显抑制家兔血小板聚集，对小鼠急性死亡有明显保护作用。

（3）镇痛作用：本品有明显的镇痛作用，并能显著减少小鼠抗体细胞数。

豆蔻（白豆蔻）

【来源】为姜科多年生草本植物白豆蔻或爪哇白豆蔻的果实。

【性味归经】辛，温。归肺、脾、胃经。

【中医功效】化湿行气，温中止呕，解酒。

功效	主治	应用
化湿行气	湿温初起，湿盛者	三仁汤
	湿温初起，热盛者	黄芩滑石汤
温中止呕	胃寒湿阻，气滞呕吐	白豆蔻汤
解酒	酒醉不醒	葛花解酲汤

【用法用量】煎服，3 ～ 6g。入汤剂宜后下，久煎则降低药效。宜入丸、散剂。

【使用注意】阴虚血燥、肺胃火盛、未见寒湿者忌服。

【西医药理】

1. 生殖系统作用

对生殖系统无明显作用。

2. 其他作用

（1）抑菌作用：豆蔻煎剂对痢疾杆菌有抑制作用。

（2）呼吸系统作用：对豚鼠气管平滑肌有松弛作用，平喘作用较强。

（3）消化系统作用：豆蔻煎剂能促进胃液分泌，兴奋肠管蠕动，祛除肠内积气，止呕。

草豆蔻

【来源】为姜科植物草豆蔻的种子团。

【性味归经】辛，温。归脾、胃经。

【中医功效】燥湿行气，温中止呕。

功效	主治	应用
燥湿行气，温中止呕	寒湿中阻	厚朴温中汤
	寒湿呕吐	草豆蔻散

【用法用量】煎服，5～10g。或入丸、散剂。

【使用注意】温燥易伤津耗液，故阴虚血少、津液不足以及未见寒湿者禁用。

【西医药理】

1. 生殖系统作用

对生殖系统无明显作用。

2. 其他作用

（1）消化系统作用：草豆蔻的水煎剂对于豚鼠离体肠管有兴奋作用。当剂量增大时，则呈抑制作用。其挥发油的饱和水溶液也呈抑制作用。其水浸出物不刺激狗的胃酸分泌，但能增加胃蛋白酶的活性。

（2）抑菌作用：煎剂在试管内对金黄色葡萄球菌、痢疾杆菌及大肠杆菌有抑制作用。

第六章 利水渗湿药

凡能通利水道，渗泄水湿，治疗水湿内停病证的药物，称利水渗湿药。

本类药物味多甘淡，主归膀胱、小肠经，作用趋向偏于下行，有通利小便、渗利水湿的功效。部分药物性寒，兼有清利湿热、利尿通淋和利湿退黄等作用。主要适用于水湿停蓄体内，或水湿与热相并，或水湿与寒相结所产生的各种病证。

利水渗湿药主要用于小便不利、水肿、泄泻、痰饮、淋证、黄疸、湿疮、带下、湿温等水湿所致的各种病证。

根据药物作用特点及临床应用不同，利水渗湿药分为利水消肿药、利尿通淋药和利湿退黄药三类。

妇产科医生在使用利水渗湿药时要注意：

（1）利水渗湿药易耗伤津液，对阴亏津少的女性宜慎用。

（2）对脾虚的水肿，应以健脾为主，不宜片面强调利水。

（3）有些药有较强的滑利作用，故孕妇当慎用。

第一节 利水消肿药

利水消肿药性味甘淡平或微寒，淡能渗泄水湿，服药后能使小便畅利，水肿消退，故具有利水消肿作用。用于水湿内停之水肿、小便不利，以及泄泻、痰饮等。

茯苓（云苓）

【来源】为多孔菌科真菌茯苓的菌核。

【性味归经】甘、淡，平。归心、脾、肾经。

【中医功效】利水消肿，渗湿，健脾，宁心。

功效	主治	应用
利水消肿，渗湿	小便不利，水肿胀满	五苓散
	痰饮内停，眩晕，呕吐	苓桂术甘汤
健脾益胃	脾胃虚弱，神疲，食少，便溏	参苓白术散
宁心安神	心悸，失眠	归脾汤，安神定志丸

【用法用量】煎服，9～15g。或入丸、散剂。

【使用注意】虚寒精滑者忌服。

【西医药理】

1. 生殖系统作用

对生殖系统无明显作用。

2. 其他作用

（1）消化系统作用：茯苓对兔离体肠管有直接松弛作用。对大鼠胃溃疡有抑制作用，并能降低胃液分泌及游离酸含量。茯苓对 CCl_4 所致大鼠肝损伤有保护作用，使谷丙转氨酶活力明显降低，防止肝细胞坏死。

（2）心血管系统作用：茯苓水、乙醇及乙醚提取物在体外试验能使实验动物的心肌收缩力增强，心率增快。茯苓素可抑制毛细血管通透性。

（3）中枢神经系统作用：茯神煎剂腹腔注射，能明显降低小鼠的自发活动，并能对抗咖啡因所致小鼠过度兴奋作用。茯苓煎剂小鼠腹腔注射对戊巴比妥钠的麻醉作用有明显的协同。茯苓可增强硫喷妥钠对小鼠中枢抑制作用。

（4）泌尿系统作用：茯苓醇浸剂具有明显的利尿作用。

（5）免疫功能：含有茯苓的复方（党参、白术、茯苓）煎剂内服能使淋巴细胞转化率显著上升，尚能显著增加血清 IgG 含量。表明其有促进细胞免疫与体液免疫的作用。

（6）其他：茯苓还有降血糖、抗肿瘤、抗病原微生物、促进造血功能等功能。

猪苓

【来源】为多孔菌科真菌猪苓的菌核。

【性味归经】甘、淡，平。归肾、膀胱经。

【中医功效】利水消肿，渗湿。

功效	主治	应用
利水消肿，渗湿	小便不利，淋浊	猪苓汤
	水肿，泄泻	四苓散

【用法用量】煎服，6 ～ 12g。或入丸、散剂。

【使用注意】利水之功较强，内无水湿及小便过多者禁用。

【西医药理】

1. 生殖系统作用

对生殖系统无明显作用。

2. 其他作用

（1）泌尿系统作用：猪苓煎剂利尿强度比咖啡因、木通或茯苓强。五苓散在增加尿量的同时，并能增加钠、钾的排泄。

（2）免疫系统作用：猪苓为一种非特异性免疫刺激剂。它的抑瘤作用也可能与此有关。

（3）消化系统作用：猪苓多糖能减轻 CCl_4 对小鼠肝脏的损伤，使肝组织病理损伤减轻、血清谷丙转氨酶活力下降。

（4）其他：猪苓尚有抗放射、抗菌、抗衰老、增强血小板聚集、抗诱变作用。

泽泻

【来源】为泽泻科植物泽泻的块茎。

【性味归经】甘，寒。归肾、膀胱经。

【中医功效】利水消肿，渗湿，泄热。

功效	主治	应用
利水消肿，渗湿泄热	小便不利，水肿胀满	四苓散
	痰饮停胸，头目眩晕	泽泻汤
	阴虚火旺	六味地黄丸
	湿热淋证	配木通、车前子

【用法用量】煎服，5 ～ 10g。或入丸、散剂。

【使用注意】性寒、无湿热者慎用。

【西医药理】

1. 生殖系统作用

对生殖系统无明显作用。

2. 其他作用

（1）泌尿系统作用：泽泻有显著利尿作用。

（2）心血管系统作用：泽泻乙醇提取物给兔静脉注射可使其血压迅速下降，能显著增加冠脉流量，对心率无明显影响，对心肌收缩力呈轻度的抑制作用。体外实验发现泽泻对正常和肝硬变大鼠具有明显的血管扩张作用。

（3）内分泌系统作用：泽泻的脂溶性部分对实验性高胆固醇血症兔有明显的降胆固醇作用和抗动脉粥样硬化作用。临床应用还发现，泽泻于降低血清总胆固醇的同时，亦降低甘油三酯，提高高密度脂蛋白的含量和高密度脂蛋白胆固醇/总胆固醇的比率，可防治动脉粥样硬化。

（4）其他：泽泻尚有抑制结石形成、增加冠脉流量、抗炎、抑菌、抗凝、止痉、调节免疫、降血糖作用。

（5）不良反应：泽泻多服可致目昏，泽泻大剂量或长期应用，可致水电解质失衡以及血尿甚至发生酸中毒。泽泻水煎剂对正常大鼠肾脏并无明显的毒性作用，但对 1/2 肾切除大鼠有明显的肾毒性，可导致残肾间质炎症细胞浸润和小管损害。

薏苡仁（薏米、苡仁）

【来源】为禾本科多年生草本植物薏苡的种仁。

【性味归经】甘、淡，微寒。归脾、胃、肺经。

【中医功效】利水消肿，渗湿，健脾，除痹，清热排脓。

功效	主治	应用
利水消肿	小便不利，水肿胀满	配茯苓、白术、黄芪
	脚气浮肿	配防己、木瓜、苍术
渗湿健脾（炒）	脾虚湿困，食少便溏或泄泻	参苓白术散
渗湿除痹	风湿痹痛	四妙丸
清热排脓	肺痈	苇茎汤
	肠痈	薏苡附子败酱散

【用法用量】煎服，9 ～ 30g。清利湿热宜生用，健脾止泻宜炒用。或入丸散剂。

【使用注意】津液不足者慎用。**孕妇慎用**。

【西医药理】

1. 生殖系统作用

薏苡仁油对离体**子宫有兴奋作用**。妊娠期不适宜使用。

2. 其他作用

（1）心血管系统作用：低浓度脂肪油对蛙的离体心脏呈兴奋作用，高浓度呈麻醉作用。低浓度时使血管收缩，高浓度则使之扩张。薏苡素对离体蟾蜍心脏有抑制作用，使其收缩振幅减低，频率减慢。给家兔静脉注射，能引起血压下降。

（2）中枢神经系统作用：薏苡仁有镇静、镇痛作用。

（3）呼吸系统作用：薏苡仁油（主要为棕榈酸及其脂），小量兴奋呼吸，大量麻醉（中枢性）作用，但对肺血管显著扩张。

（4）抗癌作用：薏苡仁醇提取物腹腔注射对小鼠艾氏腹水癌有抑制，能明显延长动物的生存时间。

（5）消化系统作用：薏苡仁油对离体兔肠低浓度兴奋，高浓度则先兴奋后抑制。

（6）其他：薏苡仁尚有诱发排卵、降温与解热、抑制胰蛋白酶、抗菌、抑制多突触反射、降血糖、降血钙、增强免疫功能的作用。

赤小豆

【来源】为豆科一年生缠绕草本植物赤小豆（茅柴赤）或赤豆的成熟种子。

【性味归经】甘、酸，平。归心、小肠经。

【中医功效】利水消肿，利湿退黄，清热解毒。

功效	主治	应用
利水消肿	水肿，小便不利	配桑枝灰同煮食用
	脚气，水肿	赤小豆汤
利湿退黄	湿热黄疸	麻黄连翘赤小豆汤
清热解毒	肠痈，肠痔	赤小豆薏仁汤
	痈肿初起	研末以水或醋调，外敷患处

【用法用量】内服，10 ～ 30g。外用适量。

【西医药理】

1. 生殖系统作用

对生殖系统无明显作用。

2. 其他作用

（1）抑菌作用：对金黄色葡萄球菌、福氏痢疾杆菌及伤寒杆菌等有抑制作用。

（2）其他：临床报道对治疗肝硬化腹水有效。

玉米须

【来源】为禾本科一年生草本植物玉蜀黍的花柱。

【性味归经】甘、淡，平。归膀胱、肝、肾经。

【中医功效】利水消肿，通淋，利湿退黄。

功效	主治	应用
利水消肿，通淋	水肿，小便不利	单用煎服
利湿退黄	湿热黄疸	配茵陈、郁金

【用法用量】煎服，30～60g。鲜者加倍。

【西医药理】

1. 生殖系统作用

对生殖系统无明显作用。

2. 其他作用

（1）泌尿系统作用：口服或皮下注射均有明显利尿作用。利尿作用主要是肾外性的，对肾脏的作用很弱。

（2）心血管系统作用：玉米须水浸液、乙醇－水浸液、乙醇浸液和煎剂，静脉注射于麻醉犬、猫和兔，都有降压作用。

（3）消化系统作用：动物实验证明，玉米须有显著增加胆汁分泌和促进胆汁排泄作用，能使胆汁内之有机物和渣质减少，黏稠度、比重和胆红素含量降低。

（4）其他：玉米须尚有治疗维生素 K 缺乏所致凝血功能障碍，以及镇静、降低胆固醇、降血糖作用。

第二节 利尿通淋药

利尿通淋药性味多苦寒，或甘淡而寒。苦能降泄，寒能清热，走下焦，尤能清利下焦湿热，以利尿通淋为主要作用，主要用于小便短赤、热淋、血淋、石淋及膏淋等。

车前子

【来源】为车前科植物车前或平车前的成熟种子。

【性味归经】甘，微寒。归肝、肾、肺经。

【中医功效】利尿通淋，渗湿止泻，明目，祛痰。

【用法用量】煎服，9 ～ 15g，宜包煎（车前子为细小颗粒，煎汤时悬浮在药液中，很难服用。此外，车前子含有大量的黏液质，很容易溶解在煎液中。包煎以后便于服用，同时黏液质不容易进入煎液，药汤就比较澄清）。或入丸、散剂。外用，煎水洗，或研末撒。

功效	主治	应用
利尿通淋	湿热内郁，水肿小便不利	八正散
	妇女湿热带下发黄	易黄汤
渗湿止泻	暑湿泄泻，尿少	车前子散
清肝明目	肝热目赤肿痛	车前散
	肝肾不足，目暗不明	驻景丸
清肺祛痰	肺热咳嗽	配桔梗、杏仁、紫菀

【使用注意】苦寒渗湿，凡内伤劳倦、阳气下陷、肾虚遗精者慎用。

【西医药理】

1. 生殖系统作用

对生殖系统无明显作用。

2. 其他作用

（1）泌尿系统作用：动物实验表明，车前子能使水分、氯化物、尿素及尿酸排出增多而有利尿作用。

（2）呼吸系统作用：车前苷能促进气管及支气管黏液的分泌，从而有祛痰作用。并能抑制呼吸中枢，使呼吸加深变慢，有一定镇咳作用。

（3）抗病原微生物作用：车前草水浸剂对金黄色葡萄球菌、宋内氏痢疾杆菌等有抑制作用。其醇提取物能杀死钩端螺旋体。

（4）其他：车前子尚有降低眼压、增加关节囊紧张度、抗炎、抗衰老、缓泻、致泻、增强免疫刺激活性等作用。

车前草

【来源】为车前或平车前的全草。

【性味功效】性味甘寒，与车前子功效相似，可利水、明目、清热、化痰止咳。

【用量】用量 10 ～ 15g，鲜品加倍，外用适量。

【西医药理】

1. 生殖系统作用

对生殖系统无明显作用。

2. 其他作用

具有利尿排石、祛痰止咳平喘、抗炎、抗病原微生物作用。

滑石

【来源】为硅酸盐类矿物滑石族滑石的块状体，主含含水硅酸镁。

【性味归经】甘、淡，寒。归膀胱、胃经。

【中医功效】利尿通淋，清热解暑，收湿敛疮。

功效	主治	应用
利尿通淋	热结膀胱，小便涩痛，热淋、石淋、血淋	八正散
清热解暑	感受暑热，心烦，口渴，尿赤	六一散
	湿温发热	三仁汤
收湿敛疮	湿疹，湿疮	与枯矾、黄柏等研粉外用

【用法用量】煎服，10～20g，宜包煎（包煎后使煎液较清澈，便于服用）。

【使用注意】性寒，脾虚、滑精、热病伤津者禁用。孕妇慎用。

【西医药理】

1. 生殖系统作用

对生殖系统无明显作用。

2. 其他作用

（1）抗病原微生物作用：滑石粉对伤寒杆菌、副伤寒杆菌有抑制作用。

（2）保护黏膜：有吸附和收敛作用，内服能保护肠壁。滑石粉撒布创面形成被膜，有保护创面、吸收分泌物、促进结痂的作用。

通草

【**来源**】为五加科植物通脱木的茎髓。

【**性味归经**】甘、淡，微寒。归肺、胃经。

【**中医功效**】利尿通淋，通气下乳。

功效	主治	应用
利尿通淋	湿温尿赤	通草汤
	热淋小便不利	三仁汤
通气下乳	乳汁不下	下乳涌泉散

【**用法用量**】煎服，2 ～ 12g。或入丸、散剂。

【**使用注意**】气阴两虚、内无湿热及**孕妇慎用**。

【**西医药理**】

1. 生殖系统作用

对生殖系统无明显作用。

2. 其他作用

（1）泌尿系统作用：实验研究表明，通草有显著的利尿作用，并显著增加尿中钾离子的排出量。

（2）其他：通草还有抗炎、解热作用。

川木通

【来源】 为木通科落叶木质藤本植物木通、三叶木通或白木通的藤茎。

【性味归经】 苦，寒。归心、小肠、膀胱经。

【中医功效】 清热利尿，通经下乳。

功效	主治	应用
清热利尿	口舌生疮、心烦尿赤、热淋涩痛	导赤散
	脚气浮肿、小便不利	木通散
通经	瘀血经闭	配丹参、桃仁、牛膝、生蒲黄
	湿热痹痛	配忍冬藤、海桐皮、桑枝
下乳	乳汁不下	配穿山甲、王不留行、通草、漏芦

【用法用量】 煎服，3 ～ 6g。

【使用注意】 气弱津伤，精滑遗尿，小便过多**慎用**。

【西医药理】

1. 生殖系统作用

对生殖系统无明显作用。

2. 其他作用

（1）泌尿系统作用：木通醇浸剂有利尿作用。

（2）抗菌作用：木通醇浸剂在体外对革兰氏阳性菌及革兰阴性菌如痢疾杆菌、伤寒杆菌均有抑制作用。木通水浸剂对堇色毛癣菌也有不同程度的抑制作用。

瞿麦

【来源】为石竹科多年生草本植物瞿麦或石竹的带花全草。

【性味归经】苦，寒。归心、小肠、膀胱经。

【中医功效】利尿通淋，破血通经。

功效	主治	应用
利尿通淋	淋证，尿涩作痛	八正散
破血通经	瘀血经闭	配丹参、赤芍、益母草、红花

【用法用量】煎服，9～15g。或入丸、散剂。

【使用注意】苦寒降泄，活血坠胎，故脾气虚及孕妇慎服。

【西医药理】

1. 生殖系统作用

（1）抗早孕作用：瞿麦水煎液各剂量组对小鼠着床

期、早孕期作用明显，而且其作用随剂量增大而增强，部分胚胎坏死吸收尤以对早期妊娠作用更为显著。瞿麦可使着床、早期妊娠小鼠流产，说明药物致死胎作用是流产的原因。瞿麦水煎液对小鼠中期妊娠无致流产作用，对胎鼠发育各剂量组较对照组随剂量的增大致死胎率增高，而尤以大、中剂量组更为明显，这可能由于中期孕激素较高，胚胎相对稳固，小剂量作用不明显，而大、中剂量有一定的中期终止妊娠作用。瞿麦水煎液对小鼠晚期妊娠有明显作用，可使妊娠天数缩短，仔鼠体重减轻。虽然提前分娩但胎仔均成活，无明显的致死胎作用，说明有催生下胎的作用。

（2）兴奋子宫平滑肌作用：瞿麦乙醇提取物对麻醉兔在体子宫及大鼠离体子宫肌条均有明显兴奋作用。瞿麦兴奋子宫肌条随着剂量增加而收缩力加强，频率增加，产生较持久的节律性收缩，并使少数肌条显示强直性收缩。瞿麦兴奋子宫作用似乎在动情前期较强，而在动情期敏感性最低。

（3）致畸作用：测定胎鼠肝血细胞中的嗜多染细胞微核发生率及观察孕鼠染色体畸变率是检测细胞遗传损伤研究药物对胚胎致畸作用的有力指标，十分可靠。瞿麦各剂量组对这两项指标均无明显影响，对胚胎未致畸形，表明无遗传毒性作用。

2. 其他作用

（1）泌尿系统作用：瞿麦穗煎剂可使盐水潴留的家兔尿量增加，瞿麦煎剂使麻醉犬尿量增加。

（2）心血管系统作用：瞿麦对离体蛙心、兔心有很强的抑制作用，瞿麦穗煎剂对麻醉犬有降压作用。

（3）抗病原微生物作用：对金黄色葡萄球菌、大肠杆菌、伤寒杆菌、福氏痢疾杆菌、绿脓杆菌均有抑制作用。

（4）其他：瞿麦尚有兴奋肠管、抗血吸虫、溶血、镇痛作用。

萹蓄

【来源】为蓼科一年生草本植物萹蓄的地上部分。

【性味归经】苦，微寒。归膀胱经。

【中医功效】利尿通淋，杀虫止痒。

功效	主治	应用
利尿通淋	淋病，尿涩作痛	八正散
杀虫止痒	蛔虫，蛲虫，钩虫	配榧子、槟榔
	湿疮，湿疹，皮肤瘙痒	单味煎汤外洗

【用法用量】煎服，9～15g。鲜者加倍。外用适量。

【使用注意】苦寒、易伤脾胃，故脾胃虚寒者忌服。

【西医药理】

1. 生殖系统作用

对生殖系统无明显作用。

2. 其他作用

（1）泌尿系统作用：萹蓄煎剂可使尿量、钠、钾排出量均增加，特别是钾的排出比较多。

（2）抗病原微生物作用：萹蓄浸出液对某些真菌有抑制作用，对细菌的抑制作用较弱；对痢疾杆菌的作用较强。

（3）心血管系统作用：萹蓄的水及醇提取物静脉注射，对猫、兔、狗有降压作用。

（4）其他：萹蓄还有利胆、加速血凝作用。

地肤子

【来源】为藜科一年生草本植物地肤的果实。

【性味归经】辛、苦，寒。归肾、膀胱经。

【中医功效】利尿通淋，清热利湿，止痒。

【用法用量】煎服，9～15g。外用适量。

【使用注意】脾虚者慎用。

功效	主治	应用
利尿通淋	膀胱湿热，小便淋痛	地肤子汤
祛风止痒	皮肤湿疹瘙痒	配白鲜皮、蝉蜕、薄荷、荆芥
	男女阴部湿痒	配蛇床子、苦参、白矾、川椒

【西医药理】

1. 生殖系统作用

对生殖系统无明显作用。

2. 其他作用

（1）抗病原微生物作用：水浸剂在试管内对多种皮肤真菌有抑制作用。

（2）其他：地肤子还有利尿、抗炎、抗迟发型变态反应、抑制单核巨噬系统功能等作用。

海金沙

【来源】为海金沙科多年生攀援蕨类植物海金沙的成熟孢子。

【性味归经】甘、淡，寒。归膀胱、小肠经。

【中医功效】利尿通淋，排石，利水消肿。

【用法用量】煎服，6 ～ 15g。宜包煎（因孢子质轻，浮于水面上）。

功效	主治	应用
利尿通淋止痛	淋证，尿道作痛	海金沙散
排石	肝胆、泌尿系结石	配鸡内金、金钱草
利湿退肿	水肿胀满	配车前子、泽泻、大腹皮、牵牛子

【使用注意】过量服用，会出现舌麻、恶心、头痛胃寒、尿频等严重不适反应。肾阴亏虚者慎服。

【西医药理】

1. 生殖系统作用

对生殖系统无明显作用。

2. 其他作用

（1）抗病原微生物作用：海金沙体外试验对金黄色葡萄球菌、绿脓杆菌、福氏痢疾杆菌、伤寒杆菌有抑制作用。

（2）其他：海金沙尚有利尿、排石、利胆作用。

石韦

【来源】为水龙骨科多年生草本植物庐山石韦、石韦或有柄石韦的叶。

【性味归经】甘、苦，微寒。归肺、膀胱经。

【中医功效】利尿通淋，清肺止咳，凉血止血。

功效	主治	应用
利尿通淋	热淋，血淋，石淋，尿涩作痛	石韦散
清肺止咳	喘咳痰多	配鱼腥草、黄芩、芦根
凉血止血	吐衄，下血，妇女崩漏	配侧柏叶、栀子、丹参

【用法用量】煎服，6 ～ 12g。或入丸、散剂。

【使用注意】苦寒、脾胃虚寒者慎用。

【西医药理】

1. 生殖系统作用

对生殖系统无明显作用。

2. 其他作用

（1）呼吸系统作用：石韦提取物有明显镇咳作用。

（2）抗病原微生物作用：对流行性感冒杆菌有一定抑制作用，能增强机体抗病能力。

（3）其他：石韦有利尿排石、抗病毒、抗癌作用。

冬葵子

【来源】为锦葵科一年生或多年生草本植物冬葵的

成熟种子。

【性味归经】甘，寒。归大肠、小肠、膀胱经。

【中医功效】利尿通淋，下乳，润肠。

功效	主治	应用
利尿通淋	水肿，小便不利，淋病，小便涩痛	葵子茯苓散
下乳	乳汁不下	配砂仁等份为末，热酒服
润肠	大便燥结	配郁李仁、杏仁、桃仁

【用法用量】煎服，3 ～ 9g。

【使用注意】本品寒润滑利，脾虚便溏者与孕妇慎用。

【西医药理】

1. 生殖系统作用

有研究认为，冬葵子具有抗早孕作用。

2. 其他

实验证明，冬葵子有抗补体、降血糖、抑菌作用。

灯心草

【来源】为灯心草科多年生草本植物灯心草的干燥茎髓。

【性味归经】甘、淡，微寒。归心、肺、小肠经。

【中医功效】利尿通淋，清心降火。

功效	主治	应用
利尿通淋	热淋，小便赤涩热痛	宣气散
清心降火	心烦失眠	配朱砂、酸枣仁、茯苓
	小儿夜啼	配蝉蜕、薄荷

【用法用量】煎服，1～3g。外用适量。

【使用注意】虚寒者慎服。

【西医药理】

1. 生殖系统作用

对生殖系统无明显作用。

2. 其他作用

（1）抗菌作用：灯心草的活性成分具有抗菌生物活性作用，对两种金黄色葡萄球菌和白色念珠菌的抑制活性，对枯草芽孢杆菌抑制活性增加。灯心草大部分提取成分具有抗藻类生长的作用。

（2）镇静作用：灯心草乙醇提取物有明显的镇静催眠作用。

（3）抗氧化作用：灯心草具有一定的抗氧化作用。

萆薢

【来源】为薯蓣科多年生蔓生草本植物绵萆薢、福州薯蓣或粉背薯蓣的根茎。

【性味归经】苦，平。归肾、胃、膀胱经。

【中医功效】利湿去浊，祛风除痹。

功效	主治	应用
利湿去浊	膏淋，白浊（要药）	萆薢分清饮
	白带过多	配猪苓、白术、泽泻
	湿热疮毒	配土茯苓、黄柏
祛风除痹	风湿腰膝痹痛	配白术、牛膝、薏苡仁、防己

【用法用量】煎服，10～15g。

【使用注意】萆薢利湿易伤阴，肾阴亏虚、遗精滑泄者慎用。

【西医药理】

1. 生殖系统作用

对生殖系统无明显作用。

2. 其他作用

（1）心血管系统作用：绵萆薢能显著减少主动脉粥

样硬化斑块的发生率。

（2）抗菌作用：萆薢水煎液对尿路感染的致病菌（如大肠杆菌和变形杆菌）具有较强的抗菌作用。

（3）免疫系统作用：萆薢对小鼠单核巨噬系统的功能有明显的促进作用，同时也能明显促进小鼠迟发超敏反应。

第三节　利湿退黄药

利湿退黄药性味多苦寒，主入脾、胃、肝经。苦寒则能清泻湿热，故以利湿退黄为主要作用，主要用于湿热黄疸，部分药物还可用于湿疮痈肿等。

茵陈

【来源】为菊科多年生草本植物滨蒿或茵陈蒿的幼苗。春季采收的习称“绵茵陈”，秋季采割的称“茵陈蒿”。

【性味归经】苦，微寒。归脾、胃、肝、胆经。

【中医功效】利湿退黄，解毒疗疮。

【用法用量】煎服，6～15g。外用适量。煎汤熏洗。

【使用注意】脾虚、气血不足，以及食滞、虫积所致的虚黄不宜用。

功效	主治	应用
利湿退黄	湿热黄疸	茵陈蒿汤，茵陈四逆汤
	湿温发热	甘露消毒丹
解毒疗疮	湿疮，瘙痒	配黄柏、土茯苓

【西医药理】

1. 生殖系统作用

对生殖系统无明显作用。

2. 其他作用

（1）消化系统作用：茵陈水煎剂、精制浸剂对健康犬或四氯化碳所致肝损害犬有利胆保肝作用。

（2）心血管系统作用：煎剂有降低血清胆固醇、扩张冠脉、抗动脉粥样硬化作用。茵陈水浸剂、乙醇－水浸剂均有降血压作用。

（3）抗病原微生物作用：茵陈煎剂对金黄色葡萄球菌、白喉杆菌、炭疽杆菌、伤寒杆菌、甲型副伤寒杆菌、绿脓杆菌、大肠杆菌、弗氏痢疾杆菌、志贺氏痢疾杆菌、脑膜炎球菌与枯草杆菌等有不同程度的抑制作用。

（4）泌尿系统作用：茵陈有不同程度的利尿作用。

（5）其他：茵陈尚有解热、抗肿瘤、平喘作用。

金钱草（过路草、铜钱草）

【来源】为报春花科多年生草本植物过路黄的全草。

【性味归经】甘、咸，微寒。归肝、胆、肾、膀胱经。

【中医功效】利湿退黄，利尿通淋，解毒消肿。

功效	主治	应用
利湿退黄	湿热黄疸	配茵陈、栀子、虎杖
利尿通淋	热淋，石淋，尿涩作痛	配海金沙、瞿麦
	肝胆、泌尿系结石	配柴胡、赤芍、枳实、茵陈
解毒消肿	痈肿疮毒，蛇虫咬伤	鲜品捣汁饮服，或捣烂外敷
	烫伤，烧伤	鲜品捣汁涂抹患处

【用法用量】煎服，15 ～ 60g。鲜品加倍。外用适量。

【西医药理】

1. 生殖系统作用

对生殖系统无明显作用。

2. 其他作用

（1）消化系统作用：金钱草煎剂有明显促进胆汁分泌和排泄的作用。

（2）泌尿系统作用：金钱草煎剂出现与氢氯噻嗪相似的增强输尿管蠕动和增加尿流量的效应，且两种效应呈平行关系。

（3）其他：金钱草有免疫抑制、松弛血管平滑肌、抑制血小板聚集、增加冠脉及肾血流量、抗炎、抗菌、镇痛等多种作用。

虎杖

【来源】为蓼科多年生草本植物虎杖的干燥根茎和根。

【性味归经】微苦，微寒。归肝、胆、肺经。

【中医功效】利湿退黄，清热解毒，散瘀止痛，化痰止咳。

功效	主治	应用
利湿退黄，清热	湿热黄疸	配茵陈、黄柏、栀子
散瘀止痛	经闭，癥瘕	配土瓜根、牛膝
	风湿痹痛	配防风、防己、秦艽
化痰止咳，清热	肺热咳嗽	配贝母、瓜蒌、杏仁
解毒消肿	烫伤，跌打损伤，痈肿疮毒，蛇伤	本品研末，茶水或食油调涂，并可内服

【用法用量】煎服，9 ～ 15g。外用适量。

【使用注意】苦寒活血，有碍胎气，**孕妇慎服**。

【西医药理】

1. 生殖系统作用

雌激素作用：虎杖乙酸乙酯提取物中乙酸乙酯片段表现出强烈的雌激素活性，可用于低雌激素症状。

2. 其他作用

（1）抗病原微生物作用：对金黄色葡萄球菌、白色葡萄球菌、奈瑟卡他球菌、甲型或乙型链球菌、大肠杆菌、变形杆菌、绿脓杆菌、伤寒杆菌、福氏痢疾杆菌等有抑制作用。虎杖水煎液对多种病毒也有抑制作用。

（2）呼吸系统作用：虎杖有镇咳作用，虎杖煎剂还能明显对抗组织胺引起的豚鼠离体气管的收缩。

（3）心血管系统作用：虎杖煎剂有降压、减慢心率、加强心肌收缩力、保护心脏、抑制血小板聚集、改善血液流变学、改善微循环、升高白细胞及血小板、抗休克的作用。

（4）中枢系统作用：虎杖有镇静、镇痛的作用。

（5）抗内毒素休克作用：虎杖具有抗内毒素休克作用。

（6）抑制黑色素生成作用：虎杖提取物能抑制黑色

素合成的关键酶酪氨酸酶。据报道，虎杖粗提取物能增强免疫反应，增强白血病小鼠或正常免疫小鼠中巨噬细胞吞噬活性和自然杀伤细胞的细胞毒性。

（7）其他：虎杖还有止血、抗肿瘤、降血糖、降血脂、抗炎、抗氧化的作用。虎杖还具有抗纤维化的作用，例如虎杖水煎液对 CCl_4 诱导的肝纤维化具有一定保护作用。此外，虎杖提取物及活性成分还具有促进伤口愈合、镇痛、抗过敏等作用。

第七章 温里药

凡能温里祛寒，以消除里寒证为主要作用的药物，称为温里药或祛寒药。温里药主治的里寒证主要包括：一为寒邪内侵，脾被湿气所困，或脾胃阳气不足，寒自内生所致脘腹冷痛、呕吐泄泻等，又称脏寒证；二为元阳衰微，心肾阳虚，阴寒内盛，症见冷汗自出、四肢厥冷、脉微欲绝者，称亡阳证；三为寒滞肝脉所致寒疝腹痛及妇女经寒不调；四为心阳不足、阴寒痼结所致胸痹疼痛、心痛彻背者；五为寒痰停饮犯肺所致喘咳痰稀、口鼻气冷者。此外，温里药兼可用治脾胃虚寒，食欲不振，消化不良；脾肾阳虚，五更泄泻；肾阳不足，阳痿宫冷等。

温里药大多为辛温大热之品，辛散温通，大热除寒，具有温里祛寒、回阳救逆、温经止痛的作用。

妇产科医生使用温里药时要注意：

（1）温里药多燥烈伤阴，女性用药剂量应小，如阴虚发热及失血、津伤、液脱者均当禁用。

（2）温里药多辛散，久用耗散正气，女性用药剂量宜轻。

附子（黑附片、白附片、淡附片、炮附片）

【来源】为毛茛科植物乌头的子根的加工品。

【性味归经】大辛，大热，有大毒。归心、肾、脾经。

【中医功效】回阳救逆，补火助阳，散寒止痛，助阳解毒。

功效	主治	应用
回阳救逆	亡阳证	四逆汤
补火助阳	肾阳不足，阳痿滑精，腰膝冷弱	右归丸
	阴寒内盛，脘腹冷痛，吐泻	附子理中汤
	阳虚水肿，小便不利	真武汤
散寒止痛	风寒湿痹	甘草附子汤
助阳解表	阳气不足，兼感风寒	麻黄附子细辛汤

【用法用量】煎服，3～15g。宜先煎45～60分钟，口尝无麻辣感为度，以确保用药安全。

【使用注意】附子辛热燥烈，有毒，非阴盛阳衰之证不宜服用。**孕妇慎用**。附子反半夏、瓜蒌、白蔹、白及、贝母，应避免与这些药物配伍同用。附子若服用过量，或煎煮时间过短，或配伍及服法不当，或生用等，皆可引起中毒。

【西医药理】

1. 生殖系统作用

（1）生殖器官毒性作用：附子提取物对雌性大鼠**生殖脏器子宫和卵巢均有一定毒性**。

（2）胚胎毒性作用：附子提取物对胚胎有一定的毒性。

2. 其他作用

（1）中枢神经系统作用：附子水煎醇沉液能抑制疼痛。生附子冷浸液具有镇静、调节体温的作用。

（2）消化系统作用：附子水煎剂具有止泻和抗溃疡的作用。

（3）心血管系统作用：附子能明显地增强心肌收缩力，增加心输出量，亦能加快心率，对缓慢型心律失常有改善作用。附子具有升压作用。附子注射液和水溶部分对急性心肌缺血有明显的保护作用。附子水煎剂对心肌损伤有一定的保护作用。

（4）免疫系统作用：附子注射液可提高体液免疫功能及血清补体含量。

（5）血液系统作用：附子水提物有促进血小板聚集等作用，具有促凝与抗凝的作用。

（6）脑内单胺递质：附子煎剂可使去甲肾上腺素和多巴胺均明显提高。

（7）其他：附子尚有抗休克、降血糖、保护关节液、抗炎、兴奋副交感神经、减少钠排泄、局部麻醉、清除超氧自由基等作用。

（8）毒性作用：附子提取物对雌性大鼠**生殖脏器子宫和卵巢均有一定毒性**，并且发现具有心脏毒性、神经毒性、胚胎毒性、肾毒性。

肉桂

【来源】为樟科常绿乔木植物肉桂的干皮或粗枝皮。干皮去表皮者称桂心，采自粗枝皮或幼树干皮卷成筒状者称官桂。

【性味归经】辛、甘，大热。归肝、肾、心、脾经。

【中医功效】补火助阳，散寒止痛，活血通经。

【用法用量】煎服，1～4.5g。研末冲服，每次1～1.5g。官桂用量加倍。入汤剂宜后下（肉桂芳香，挥发性，故应当后下）。

功效	主治	应用
补火助阳	肾阳不足，畏寒肢冷	桂附八味丸
	虚阳上浮，上热下寒	干姜黄芩黄连人参汤
	脾肾阳虚，脘腹冷痛	桂附理中汤
散寒止痛	心腹冷痛	配附子、干姜、吴茱萸
	寒痹腰痛	配独活、桑寄生、杜仲、狗脊
活血通经	妇女经寒血滞	理阴煎
	阴疽不溃	阳和汤

【使用注意】肉桂能助阳动血，凡阴虚阳盛，有出血倾向者禁用。**孕妇慎用**。肉桂畏赤石脂。

【西医药理】

1. 生殖系统作用

本品对生殖系统无明显作用。

2. 其他作用

（1）消化系统作用：肉桂的水溶性提取物具有抗溃疡的作用。肉桂醚提物有促进胆汁分泌的作用。肉桂水煎液有呈浓度依赖性兴奋空肠自发收缩活动的作用。

（2）中枢神经系统作用：桂皮挥发油中的桂皮醛具

有镇静的作用。肉桂可抑制下丘脑单胺氧化酶的活性。肉桂既能使体温低下的动物体温升高，又能使体温偏高的动物体温降低，表现出双向调节作用。

（3）心血管系统、血液系统作用：肉桂水或醚提物具有抗心肌缺血的作用。肉桂水煎剂、香豆素具有抗凝血的作用。肉桂水煎剂和肉桂水溶甲醇提取部分均可扩张外周血管、降压，表明肉桂有直接扩张外周血管、增加心脑重要器官血流量的作用。

（4）抗病原微生物作用：桂皮煎剂对真菌有抑制作用。桂皮的乙醇或乙醚浸出液对许兰毛癣菌等多种致病性皮肤真菌有抑制作用。

（5）抗内毒素的作用：肉桂提取物中含有对内毒素有强抑制作用的物质，该物质尚有抗菌作用。

（6）其他：肉桂尚有一定的抗炎、抗放射、抗肿瘤、提高免疫功能、平喘、杀虫等作用。

（7）不良反应：有报道较大或重复剂量可招致肾炎，发生血尿，引起膀胱炎，伴以排尿疼痛。

干姜

【来源】为姜科多年生草本植物姜的干燥根茎。

【性味归经】辛，热。归脾、胃、心、肺经。

【中医功效】温中散寒，回阳通脉，温肺化饮，温经止血。

功效	主治	应用
温中散寒	脾胃虚寒，脘腹痛，呕吐，泄痢	理中汤
回阳通脉	阳气衰微、阴寒内盛之亡阳证	通脉四逆汤
温肺化饮	肺寒咳嗽，痰多清稀	苓甘五味姜辛汤
温经止血	虚寒性吐衄、便血、崩漏	如圣散

【用法用量】煎服，3 ～ 10g。

【使用注意】辛热性燥，阴虚有热者禁用。**孕妇慎用**。

【西医药理】

1. 生殖系统作用

本品对生殖系统无明显作用。

2. 其他作用

（1）消化系统作用：干姜对胃黏膜损伤具有明显保护作用，具有镇吐、利胆、保护肝脏、促进胃肠吸收的作用。干姜对胰酶及乙种淀粉酶表现出强大的阻碍作用。

（2）心血管系统作用：姜烯酚具有对血压呈双向性作用。干姜水提物或挥发油具有抗凝的作用。干姜醚提物具有抗缺氧的作用。

（3）中枢神经系统作用：生姜精油具有镇静、镇痛的作用。附子、干姜复方制剂对脑内单胺递质有影响。生姜精油具有解热的作用。

（4）抗病原微生物作用：生姜的水浸出剂对伤寒杆菌、霍乱弧菌、阴道滴虫有抑制作用。生姜有防止血吸虫孵化的作用，姜粉及姜水提物的片剂或姜酮类成分的片剂对血吸虫有一定的杀灭作用。

（5）促进前列腺素生成物合成的作用：姜油酮有刺激前列腺素合成酶的作用，能促进前列腺素生物合成。

（6）其他：干姜具有抗炎、抗变态反应作用，可影响胸腺、肾上腺皮质功能。

吴茱萸

【用药部位】为芸香科落叶灌木或小乔木植物吴茱萸、石虎或疏毛吴茱萸的近成熟果实。

【性味归经】辛、苦，热，有小毒。归肝、脾、胃经。

【中医功效】散寒止痛，温中止呕，助阳止泻。

【用法用量】煎服，1.5～4.5g。外用适量。

【使用注意】辛热燥烈，易伤火动阴，故阴虚火旺者禁用。

功效	主治	应用
散寒止痛	巅顶头痛，呕吐涎沫	吴茱萸汤
	寒疝，脚气，少腹胀痛	吴萸木瓜汤
	月经后期，经寒腹痛	温经汤
助阳止泻	寒湿泄痢，阳虚泄泻	四神丸
温中止呕	呕吐吞酸，偏寒湿者	配半夏、生姜
	肝火犯胃者	左金丸

【西医药理】

1. 生殖系统作用

对子宫的作用：吴茱萸次碱分解得的芸香胺及吴茱萸碱除去对羟基福林后的部分，对子宫有收缩作用；而对羟基福林能使子宫松弛，所以吴茱萸对子宫有双向调节作用。

2. 其他作用

（1）消化系统作用：吴茱萸水煎剂具有抗胃溃疡的作用。吴茱萸汤可减少胃液分泌量、降低胃液酸度。吴茱萸或吴茱萸汤对胃肠的自发性活动具有抑制作用。吴茱萸具有止吐、止泻、保肝作用。

（2）心血管系统作用：吴茱萸汤升压作用迅速，伴有心率缓慢，为 α、β 受体混合兴奋剂。煎剂又具有降压作用。吴茱萸水提物 20g/kg 可使血栓形成时间明显延长而具有抗凝作用。吴茱萸汤具有强心、改善微循环、抗休克的作用。

（3）抗病原微生物作用：吴茱萸煎剂对霍乱弧菌有较强的抑制作用；对多种皮肤真菌均有不同程度的抑制作用。吴茱萸煎剂具有抗病毒、杀虫的作用。

（4）其他：吴茱萸尚具有镇痛、抗炎、利尿、抗健忘。

（5）不良反应：吴茱萸挥发油可导致明显的肝毒性损伤。大剂量吴茱萸次碱可能对肝肾具有一定的毒性作用。

高良姜

【来源】为姜科多年生草本植物高良姜的根茎。

【性味归经】辛，热。归脾、胃经。

【中医功效】散寒止痛，温中止呕。

功效	主治	应用
散寒止痛，温中止呕	胃寒作痛	良附丸
	胃寒气逆，呕吐清水	配半夏、生姜

【用法用量】煎服，3 ～ 10g。

【使用注意】辛热燥散，易伤阴助火，故阴虚有热者，肝胃火郁之胃痛、呕吐当禁用。

【西医药理】

1. 生殖系统作用

本品对生殖系统无明显作用。

2. 其他作用

（1）消化系统作用：高良姜煎剂具有促进胃液分泌的作用，能对抗溃疡形成。其水提物对腹泻有治疗作用。高良姜水和醚提取物具有明显的利胆作用。水煎剂具有调节肠平滑肌的作用，可保护小鼠经急性酒精肝损伤后的肝细胞功能。

（2）血管系统作用：高良姜水提物及挥发油具有抗凝血的作用。高良姜具有改善微循环的作用。

（3）心肌脂质过氧化的影响：高良姜水提物能保护缺血、缺氧心肌的超氧化物歧化酶活性。

（4）抗病原微生物作用：高良姜对人型结核杆菌有抑制作用。高良姜煎剂对炭疽杆菌、甲型溶血性链球菌、乙型溶血性链球菌、白喉杆菌、假白喉杆菌、肺炎链球菌、金黄色葡萄球菌、柠檬色葡萄球菌、白色葡萄球菌、枯草杆菌等均有不同程度的抗抑作用。

（5）其他：高良姜尚具有镇痛、抗缺氧、抗炎、抗肿瘤等作用。

小茴香

【来源】为伞形科多年生草本植物小茴香的成熟果实。

【性味归经】辛，温。归肝、肾、脾、胃经。

【中医功效】散寒止痛，理气和中。

功效	主治	应用
散寒止痛	寒疝，睾丸偏坠	天台乌药散
散寒止痛	睾丸偏坠肿痛	香橘散
理气和中	呕吐，食少	常配生姜

【用法用量】煎服，3 ～ 9g。外用适量。

【使用注意】辛温助火，阴虚火旺者禁用。

【西医药理】

1. 生殖系统作用

本品对生殖系统无明显作用。

2. 其他作用

（1）消化系统作用：茴香油具有调节胃肠功能的作用，茴香脑的镇痉作用比茴香油强。小茴香具有抗溃疡、利胆作用，还具有促进肝脏再生的作用。对胃肠肌电的影响表现为兴奋胃肠道，有增强胃肠运动的作用。

（2）血液系统作用：煎剂具有抗凝、抗纤溶的作用。

（3）内分泌系统作用：小茴香丙酮浸出物具有性激素样作用。

（4）呼吸系统作用：茴香油具有祛痰、平喘作用。

（5）中枢神经系统作用：茴香油、茴香脑能使中枢麻痹，有抑制中枢的作用。小茴香煎剂具有镇痛的作用。

（6）抗病原微生物作用：茴香油对真菌、孢子鸟形结核菌等有杀灭作用。

（7）抗肿瘤的作用：小茴香提取物的植物聚多糖有抗肿瘤的作用。

花椒（川椒、蜀椒、秦椒、巴椒、红椒、大红袍）

【来源】为芸香科灌木或小乔木植物青椒或花椒的成熟果皮。

【性味归经】辛，温，有小毒。归脾、胃、肾经。

【中医功效】温中止痛，杀虫止痒，益火止喘。

功效	主治	应用
温中止痛	胸腹冷痛	大建中汤
	寒湿下痢腹痛	配苍术、陈皮、厚朴、甘草
	湿疮作痒	煎汤外洗
杀虫止痒	蛔虫腹痛，吐蛔	乌梅丸，清中安蛔汤
益火止喘	阳虚痰喘，腰痛足冷	椒苓丸

【用法用量】煎服，3 ～ 6g。外用适量。

【使用注意】辛热有毒，阴虚火旺者禁用。**孕妇慎用**。

【西医药理】

1. 生殖系统作用

本品对生殖系统无明显作用。

2. 其他作用

（1）消化系统作用：花椒具有保肝、抗溃疡、止泻的作用。水提物可明显抑制胃肠推进运动。水煎剂能兴奋肠管运动。

（2）血管系统作用：花椒水提物和醚提物均有一定的抗凝血作用。

（3）抗应激性心肌损伤的作用：可升高血压。

（4）抗病原微生物作用：花椒对多种革兰氏阳性菌

以及革兰氏阴性菌均有抑制作用。花椒挥发油对 11 种皮肤真菌和 4 种深部真菌均有一定的抑制和杀灭作用。花椒所含挥发油具有驱虫的作用。

（5）其他：花椒尚具有抗炎、镇痛、麻醉、抗氧化、抗衰老、抗疲劳、抗缺氧的作用。

荜茇

【来源】为胡椒科多年生藤本植物荜茇的干燥近成熟或成熟果穗。

【性味归经】辛，热。归胃、大肠经。

【中医功效】温中止痛。

功效	主治	应用
温中止痛	胃脘冷痛，呕吐，泄泻	荜茇丸，荜茇散

【用法用量】煎服，1.5 ～ 5g。或入丸散。外用适量。

【使用注意】辛热助火，阴虚火旺者禁用。

【西医药理】

1. 生殖系统作用

荜茇的成分胡椒碱高剂量组对胚胎吸收有明显影响；高、中剂量组对孕鼠体重增长、胎鼠早期生长均有影响；低剂量则未观察到明显影响。因此，含有胡椒碱成分的荜茇药材，用于**孕妇时应慎用**或注意剂量和疗程。

2. 其他作用

（1）心血管系统作用：静脉注射精油能抗心律失常，荜茇能在一定程度上增加冠脉血流量，改善心肌代谢。荜茇还具有舒张血管及降压的作用。荜茇油非皂化物具有降血脂的作用。

（2）抗病原微生物作用：所含挥发油对金黄色葡萄球菌、枯草杆菌、蜡样芽孢杆菌、结肠杆菌、痢疾杆菌、伤寒沙门氏菌以及流感病毒均有抑制作用。

（3）消化系统作用：荜茇乙醇提取物具有抗溃疡的作用。

（4）中枢神经系统作用：荜茇具有镇静、抗惊厥的作用。

（5）松弛平滑肌作用：荜茇酰胺具有抑制回肠张力和收缩力，从果实的醋酸乙酯部分可分离出对冠状血管及肠管平滑肌有松弛作用的成分。

（6）其他：荜茇还具有抗缺氧的作用。

第八章 理气药

凡以梳理气机为主要作用，治疗气滞证或气逆证的药物，称理气药，又叫行气药。其中行气力强者，又称破气药。中医认为，气滞证是人体某部或某脏腑气机阻滞，运行不畅所表现的证候。气逆证是指气机升降失常，逆而向上所表现的证候，以肺、胃气逆多见。

理气药性味多辛苦温而芳香，味辛能行，味苦能泄，芳香走窜，性温能通，故有行气、降气、解郁、散结的作用。通过畅达气机、清除气滞而达到止痛之效，即《素问》所谓“逸者行之”“结者散之”“木郁达之”之意。理气药主归脾、胃、肝、肺经，以其性质不同，而分别具有理气健脾、疏肝解郁、理气宽胸、行气止痛、破气散结等功效。

妇产科医生使用理气药时需注意以下几方面：

（1）理气药性多辛温香燥，易于耗气伤阴，故气阴不足者慎用。破气药对孕妇应当禁用。

（2）理气药以香气用事，含挥发性成分，故入汤剂一般不宜久煎。

陈皮（橘皮、新会皮、广陈皮）

【来源】为芸香科常绿小乔木橘及其栽培变种的干燥成熟果皮。

【性味归经】辛、苦，温。归脾、肺经。

【中医功效】理气健脾，燥湿化痰。

功效	主治	应用
理气健脾	脾胃气滞，胃失和降	橘皮汤
	肝气乘脾证	痛泻要方
	脾胃虚弱，消化不良	异功散
燥湿化痰	痰浊中阻，胸闷腹胀	平胃散
	痰湿内停，肺失宣降	二陈汤

【用法用量】煎服，3 ～ 9g。或入丸散。

【使用注意】陈皮苦燥性温，易伤津助热，舌赤少津，内有实热，阴虚燥咳及咯血者均当慎用。久服多服损人元气。

【西医药理】

1. 生殖系统作用

对子宫平滑肌的作用：陈皮煎剂对小鼠子宫有抑制作用，高浓度则使之完全呈松弛状态。

2. 其他作用

（1）消化系统作用：①抗胃溃疡作用：抑制溃疡的发生，抗病理性胃液分泌增多，如合并维生素 C 及维生素 K_4，可使作用加强。②对消化液分泌作用：陈皮挥发油能促进大鼠正常胃液的分泌，有助于消化。陈皮水煎液体外实验证明，能使人唾液淀粉酶活性增高。③利胆作用：可增加胆汁及胆汁内固体物的排泄量。合并用维生素 C 及维生素 K_4 可增强利胆效果。另外从鲜橘皮中提取的橘皮油具有较强的溶解胆固醇结石的作用。

（2）呼吸系统作用：鲜橘皮煎剂能扩张支气管，有平喘作用，挥发油有刺激性祛痰作用。

（3）心血管系统作用：陈皮醇提物及橙皮苷可增强心肌收缩力，使心输出量增加，冠脉流量增加；陈皮煎剂还可使血压升高。

（4）抗病原微生物作用：橙皮苷具有抗炎、抗过敏作用；广陈皮具有抑菌及预防流感病毒感染的作用。

（5）其他：陈皮尚有一定的降血脂、改善动脉粥样硬化作用，有缩短出血、凝血时间作用。

橘核

【**来源**】为芸香科植物橘及其栽培变种的干燥成熟种子。

【**性味归经**】苦，平，无毒。归肝、肾经。

【**中医功效**】行气散结止痛。

【**主治**】适用于疝气、睾丸肿痛及乳房结块等。

【**用法用量**】煎服，3 ～ 10g。

橘络

【**来源**】为芸香科植物橘及其栽培变种的中果皮与内果皮之间的维管束群。

【**性味归经**】甘、苦，平。归肝、肺经。

【**中医功效**】宣通经络，行气化痰。

【**主治**】适用于痰滞经络。

【**用法用量**】煎服，3 ～ 5g。

橘红

【**来源**】为芸香科植物橘及其栽培变种的干燥外果皮。

【性味归经】苦、辛，温。

【中医功效】理气宽中，燥湿化痰。归肺、脾经。

【主治】适用于咳嗽痰多及食积不化证而无热象者。

【用法用量】煎服，3 ～ 10g。

化橘红

【用药部位】为芸香科常绿小乔木化州柚或柚的未成熟或近成熟的干燥外层果皮。

【性味归经】苦、辛，温。归肺、脾、胃经。

【中医功效】理气宽中，燥湿化痰，消食。

【主治】适用于咳嗽痰多及食积不化等证无热象者。

【用量】煎服，3 ～ 10g。

【使用注意】气虚及阴虚有燥痰者不宜服。

青皮

【来源】为芸香科常绿小乔木橘及其栽培变种的幼果或未成熟果实的果皮。

【性味归经】苦、辛，温。归肝、胆、胃经。

【中医功效】疏肝破气，消积化滞。

【用法用量】煎服，3 ～ 10g。

【使用注意】青皮性烈破气，气虚者慎用。久用、过用伤伐正气，宜慎用。

功效	主治	应用
疏肝破气	肝郁气滞，胸胁胀痛	配柴胡、郁金、枳壳
	乳痈	配瓜蒌、蒲公英、鹿角霜
	疝气	配乌药、木香、小茴香
	疟疾	天台乌药散
消积化滞	食积痰滞，脘腹胀痛	青皮丸

【西医药理】

1. 生殖系统作用

对子宫平滑肌的作用：青皮能降低小鼠子宫的紧张性收缩。

2. 其他作用

（1）消化系统作用：青皮注射液能降低胃、肠、胆囊的紧张性收缩，从而增加胆汁流量。

（2）呼吸系统作用：青皮所含挥发油中的柠檬烯有祛痰作用，有对抗支气管收缩的作用。

（3）心血管系统作用：有显著的升压作用，对多种动物的多种实验性休克有治疗作用。青皮注射液也能使心脏兴奋，对心肌的兴奋性、收缩性、传导性和自律性有明显的正性作用。

（4）其他：青皮可提高慢性缺氧小鼠耗氧量速度与呼吸控制率；对各种癌细胞系有明显的抗癌活性，能减少体外红细胞聚积和沉降。

荔枝核（荔核）

【来源】为无患子科常绿乔木植物荔枝树的种子。

【性味归经】甘、涩，温。归肝、胃经。

【中医功效】行气散结，散寒止痛。

功效	主治	应用
行气散结，散寒止痛	寒疝腹痛，睾丸肿痛	荔核散
	肝气郁滞，胃脘疼痛	荔香散
	气滞血瘀，经前或产后腹痛	蠲痛散

【用法用量】煎服，10 ～ 15g。或入丸、散剂。

【使用注意】无寒湿气滞者慎用。

【西医药理】

1. 生殖系统作用

本品对生殖系统无明显作用。

2. 其他作用

（1）抗病毒作用：荔枝核水提液有明显的抗病毒作用。

（2）对血糖的影响：能降低肾上腺素和葡萄糖所致的小鼠血糖升高。

枳实

【来源】为芸香科常绿小乔木酸橙或香橼和枸橘的未成熟果实。

【性味归经】苦、辛，微寒。归脾、胃、大肠经。

【中医功效】破气消积，化痰除痞。

功效	主治	应用
破气消积	饮食停滞，脘腹胀满	枳术丸
	实热积滞，停留胃肠	枳实导滞丸
	热结便秘，腹痛脉实	大承气汤
化痰除痞	痰湿阻滞，胸膈痞满	橘枳生姜汤
	胸痹证	枳实薤白桂枝汤

【用法用量】煎服，3～10g。大剂量可用至30g。或入丸散。外用研末调涂或炒热熨。

【使用注意】枳实辛散苦泄，性烈而速，破气力强，能伤正气，耗散真气，故无气聚邪实者禁用。脾胃虚弱及孕妇慎用。

【西医药理】

1. 生殖系统作用

（1）对子宫的作用：枳实和枳壳煎液对小鼠离体子宫（已孕及未孕）皆呈抑制作用，但也有不发生反应者；对兔在体和离体子宫（已孕及未孕）作用皆为兴奋，对兔子宫瘘亦证明能使子宫收缩有力，张力增加，甚至出现强直收缩。枳壳酊和枳壳流浸膏对兔子宫（在体和离体），不论受孕或未孕，主要呈兴奋作用，但仍有发生抑制作用及无反应者；对小鼠子宫（离体）则抑制。重圆枳壳和枸橘中分离出的一种生物碱样物质，对兔离体子宫也有一定收缩作用，尤以垂体后叶素兴奋过的子宫更显著；除去生物碱的部分对兔离体子宫却有松弛作用，经垂体后叶素兴奋后，子宫的弛缓作用更明显。

（2）避孕作用：从枳实果皮中分离出的橙皮苷（Cirantin），能抑制卵巢周围透明质酸酶的活性，这可能与其避孕作用有关（阻止受精）。

2. 其他作用

（1）心血管系统作用：枳实煎剂可使心收缩力增强，振幅增大。枳实水煎剂有明显升压作用。升压作用是通过收缩外周血管，增加总外周阻力，使收缩压和舒张压均明显升高。

（2）消化系统作用：枳实挥发油及水煎剂对小鼠胃肠推进运动均有显著促进作用。酸橙枳实水煎剂对离体的小鼠及兔肠管呈抑制作用。

（3）其他：枳实提取物还有抗炎、提高机体免疫功能和抗变态反应作用。

附药：枳壳

芸香科植物酸橙、香橼、代代花等接近成熟的果实。性味归经及功效、用量与枳实同，但作用缓和，长于行气宽中。孕妇慎用。

木香（广木香、云木香、煨木香）

【来源】为菊科多年生草本植物云木香、川木香的根。

【性味归经】辛、苦，温。归肝、脾、胃、大肠经。

【中医功效】行气止痛，健脾消食。

功效	主治	应用
行气止痛	湿热泄痢	香连丸
	食积泄痢	木香槟榔丸
	肝郁气滞，胸胁胀满	木香调气散
健脾消食	食积不消，脘腹胀痛	香砂枳术丸
	中虚气滞，脘腹满闷	香砂六君子汤

【用法用量】 煎服，1.5 ～ 10g。或入丸散。生用专行气滞，煨熟能止泻。

【使用注意】 本品辛温香燥，易伤阴血，故阴虚、津亏、火旺者慎用。

【西医药理】

1. 生殖系统作用

本品对生殖系统无明显作用。

2. 其他作用

（1）中枢神经系统作用：木香生物碱有抑制中枢神经作用。

（2）呼吸系统作用：对气管和支气管有解痉作用。

（3）心血管系统作用：从挥发油中分离出的各种内酯部分均能不同程度地抑制豚鼠和兔的离体心脏活动，小剂量的水提液与醇提液能兴奋在体蛙心与犬心，大剂量则有抑制作用。木香挥发油的各部分具有不同程度的降压作用，其作用是直接的外周血管扩张及轻微的抑制心脏作用。

（4）消化系统作用：木香对胃肠道有兴奋和抑制双向作用，对大鼠离体小肠先有轻度兴奋作用，随后紧张性与节律性明显降低；能促进消化液分泌。木香单味药能通过加快胃肠蠕动、促进胃排空，明显拮抗大鼠急性胃黏膜损伤，有明显的利胆作用。

（5）抗病原微生物作用：木香粉对白色葡萄球菌、枯草杆菌、大肠杆菌及伤寒杆菌有抗抑作用；水煎剂对副伤寒杆菌有轻微的抑制作用；挥发油有较强的杀菌作用，特别是对链球菌和葡萄球菌。

（6）其他：木香尚有一定的利尿及促进纤维蛋白溶解等作用。

香附

【来源】为莎草科多年生草本植物莎草的根茎。

【性味归经】辛、微苦、微甘，平。归肝、三焦经。

【中医功效】疏肝解郁，调经止痛，理气调中。

功效	主治	应用
疏肝解郁	肝郁气滞	柴胡疏肝散
	六郁所致胸膈满闷	越鞠丸
	寒凝气滞，胃脘作痛	良附丸
	乳痈初起	配蒲公英、赤芍
	寒滞肝脉	配吴茱萸、小茴香、乌药
调经止痛	月经不调，痛经	四制香附丸
理气调中	脘腹胀痛，嗳气吞酸	快气汤

【用法用量】煎服，6 ～ 12g。或入丸散。外用适量。

【使用注意】血虚气弱者不宜单用。阴虚血弱者慎用。

【西医药理】

1. 生殖系统作用

（1）雌激素样作用：香附提取物具有雌激素样作用，可用于缓解低雌激素症状。

（2）舒张子宫的作用：香附流浸膏对豚鼠、兔、猫和犬等动物的离体子宫，无论是已孕还是未孕，都有抑制作用，使其收缩力减弱，肌张力降低。

2. 其他作用

（1）中枢神经系统作用：香附有催眠作用。香附挥发油还具有清热解痛、降温作用。

（2）心血管系统作用：香附生物碱、苷类、黄酮类和酚类化合物的水溶液有强心、减慢心率及降血压作用。

（3）消化系统作用：不同剂量香附挥发油对离体肠管均呈抑制作用。

（4）抗炎作用：香附醇提取物有明显抗炎作用。

（5）其他：香附还具有抗菌、保护支气管痉挛。

乌药（台乌药）

【来源】为樟科常绿灌木或小乔木植物乌药（天台乌药）的根。

【性味归经】辛，温。归肺、脾、肾、膀胱经。

【中医功效】行气止痛，温肾散寒。

功效	主治	应用
行气止痛	寒疝腹痛	天台乌药散
	经行腹痛	加味乌药汤
	少腹冷痛	香乌散
温肾散寒	肾阳不足，膀胱虚冷，遗尿，尿频	缩泉丸

【用法用量】煎服，3 ～ 10g。或入丸散。

【使用注意】本品辛热温燥，能散气耗血，故气血虚而有内热者不宜服用。本品有耗气之弊，不宜大量久服。

【西医药理】

1. 生殖系统作用

乌药对子宫平滑肌有抑制作用。

2. 其他作用

（1）消化系统作用：乌药对胃肠平滑肌有双重作用，一方面能降低实验动物离体肠管的紧张性，使收缩幅度减小，节律减慢，能对抗多种肠肌兴奋剂引起的肠肌痉挛性收缩；另一方面又能兴奋胃肠平滑肌，增强胃肠运动。乌药所含挥发油对胃肠有局部刺激作用，可促进消化液的分泌。

（2）抑菌作用：乌药对金黄色葡萄球菌、甲型溶血性链球菌、伤寒杆菌、变形杆菌、绿脓杆菌、大肠杆菌、痢疾杆菌有不用程度的抑制作用。

（3）其他：内服时，乌药所含挥发油有兴奋大脑皮层、加快呼吸频率、兴奋心肌、加快血液循环、升高血压及发汗作用。

九香虫

【来源】为蝽科昆虫九香虫的干燥全虫。

【性味归经】咸，温。归肝、脾、肾经。

【中医功效】理气止痛，温肾助阳。

【用法用量】煎服，3 ～ 10g。或入丸、散剂。

功效	主治	应用
理气止痛	肝胃气痛	配香附、延胡索、郁金
	胃寒疼痛	配木香、延胡索、厚朴
温肾助阳	肾阳不足证	配淫羊藿、杜仲、巴戟天

【使用注意】凡阴虚内热者忌服。

【西医药理】

1. 生殖系统作用

本品对生殖系统无明显作用。

2. 其他作用

九香虫对金黄色葡萄球菌、伤寒杆菌、副伤寒杆菌、福氏痢疾杆菌有较强的抗抑作用，并有一定的抗癌、抗凝血、促进新陈代谢作用。

川楝子（金铃子、楝实）

【来源】为楝科植物川楝的成熟果实。

【性味归经】苦，寒，有小毒。归肝、胃、小肠、膀胱经。

【中医功效】行气止痛，杀虫。

功效	主治	应用
行气止痛	肝郁气滞或肝胃不和证	金铃子散
	寒疝腹痛	导气汤
杀虫疗癣	虫积腹痛、头癣	配槟榔、使君子

【用法用量】煎服，3 ～ 10g。或入丸散。外用适量。

【使用注意】有毒，不宜过量或持续服用，以免中毒。苦寒败胃、脾胃虚寒者禁用。

【西医药理】

1. 生殖系统作用

本品对生殖系统无明显作用。

2. 其他作用

（1）呼吸中枢作用：大剂量川楝素静脉注射或肌内注射，会引起大鼠呼吸衰竭。延髓呼吸中枢部位直接给药，对呼吸中枢有抑制作用。

（2）消化系统作用：服用川楝子煎剂半小时后，健康人的胆囊面积较空腹时收缩小，表明川楝子有松弛奥狄括约肌、收缩胆囊、促进胆汁排泄的作用。

（3）抗菌作用：川楝子对 13 种致病真菌有抑制作用，尤其对白色念珠菌、新生隐球菌作用明显。

（4）抗炎作用：有明显的抗炎作用，对炎症过程中的急性期、亚急性期、慢性期均有效，其机制是通过降低血管通透性而抑制水肿形成。体外实验表明具有明显抗组胺作用。

（5）驱虫作用：所含川楝素为驱虫有效成分，驱虫作用缓慢而持久，低浓度川楝素对蛔虫肌肉有直接作用，较高浓度对猪蛔虫，特别是头部的神经节有麻痹作用。

（6）其他：川楝子尚有一定的抗癌作用。

（7）不良反应：川楝子乙酸乙酯提取物具有累积毒性效应；对血清生化指标进行观察，转氨酶值显著增加。对各组动物的肝、肾进行的组织病理学观察验证了川楝子乙酸乙酯提取物对肝和肾的损伤作用。

薤白

【来源】为百合科多年生草本植物小根蒜或薤的地下鳞茎。

【性味归经】辛、苦，温。归肺、胃、大肠经。

【中医功效】通阳散结，行气止痛。

功效	主治	应用
通阳散结	痰浊胸痹	瓜蒌薤白白酒汤
行气止痛	胃肠气滞，下痢后重	四逆散加薤白方

【用法用量】煎服，5 ～ 10g。或入丸散。外用适量。

【使用注意】辛散行气，气虚者慎服。为滑利之品，无滞者不宜使用。胃弱纳呆及不耐蒜味者不宜使用。久服对胃黏膜有刺激性，用时应注意。

【西医药理】

1. 生殖系统作用

本品对生殖系统无明显作用。

2. 其他作用

（1）心血管系统作用：有降压利尿、收缩血管作用。薤白使离体兔心冠脉流量减少，然后出现心脏收缩力迅速衰减。薤白对心率有轻度抑制作用。

（2）呼吸系统作用：薤白能解除支气管平滑肌痉挛。

（3）抗血小板聚集作用：薤白挥发油对血小板聚集显示了强大的抑制作用。

（4）降血脂、抗动脉粥样硬化作用：可显著降低高脂血症大鼠血中总胆固醇（TC）和低密度脂蛋白胆固醇（LDL–C）的含量，明显降低 TG 的含量，升高血中高密度脂蛋白胆固醇（HDL–C）的水平，同时显著降低 LPO 含量。薤白提取物还能抑制平滑肌细胞增生，具有抗动脉粥样硬化作用。

（5）抗肿瘤作用：薤白的乙醇提取物对促癌物有抑制作用，薤白及含有薤白的制剂同样具有抗癌作用。

大腹皮（槟榔衣、槟榔皮）

【来源】为棕榈科常绿乔木植物槟榔的干燥果皮。

【性味归经】辛，微温。归脾、胃、大肠、小肠经。

【中医功效】行气宽中，利水消肿。

功效	主治	应用
行气宽中	气滞湿阻，脘腹痞满胀闷	藿香正气散
利水消肿	水肿	五皮饮
	脚气	配槟榔、牵牛子、郁李仁、桑白皮

【用法用量】煎服，5 ～ 10g。

【使用注意】气虚体弱者慎用。

【西医药理】

1. 生殖系统作用

本品对生殖系统无明显作用。

2. 其他作用

（1）平滑肌：大腹皮煎剂能使兔离体肠管紧张性升高，收缩幅度减少。

（2）血液及免疫系统作用：大腹皮可增强纤维蛋白酶溶解，抗凝，对免疫功能有影响。

佛手（佛手柑、佛手香橼、佛手片）

【来源】为芸香科常绿小乔木或灌木植物佛手的果实。

【性味归经】辛、苦，温。归肝、脾、肺经。

【中医功效】疏肝解郁，理气和中，燥湿化痰

功效	主治	应用
疏肝解郁	肝郁气滞	配柴胡、香附、郁金
理气和中	脾胃气滞	配香附、砂仁、木香
燥湿化痰	久咳痰多，胸闷作痛	配丝瓜络、瓜蒌皮、陈皮

【用法用量】煎服，3 ～ 10g。或泡茶饮。

【使用注意】阴虚有热、气虚无滞者慎用。

【西医药理】

1. 生殖系统作用

本品对生殖系统无明显作用。

2. 其他作用

（1）中枢神经系统作用：可显著延长睡眠时间。

（2）呼吸系统作用：佛手煎剂可对抗组胺引起的豚鼠离体气管收缩。从川佛手中分离出的柠檬内酯，对组织胺所致豚鼠离体气管收缩有对抗作用。

（3）心血管系统作用：佛手醇提取物能显著增加豚鼠离体心脏的冠脉流量和提高小鼠的耐缺氧能力，还对大鼠因垂体后叶素引起的心肌缺血有保护作用。对心律失常有预防作用。醇提取物静脉注射麻醉猫有一定的抑

制心脏和降压作用。

（4）消化系统作用：佛手醇提取物对大鼠、兔离体肠管和麻醉猫、兔在体肠管有明显的抑制作用。

（5）其他：佛手尚有一定的抗炎、抗病毒、抗凝血和止血作用。

香橼（陈香橼、香橼皮）

【来源】为芸香科常绿小乔木枸橼或香橼的果实。

【性味归经】辛、微苦、酸，温。归肝、脾、肺经。

【中医功效】疏肝解郁，理气和中，燥湿化痰。

功效	主治	应用
疏肝解郁	肝郁胸胁胀痛	配柴胡、郁金、佛手
理气和中	脾胃气滞，脘腹胀痛	配木香、砂仁、藿香
燥湿化痰	痰湿壅滞，咳嗽痰多	配生姜、半夏、茯苓

【用法用量】煎服，3 ～ 10g。或入丸散。

【使用注意】阴虚血燥及气虚者慎用。

【西医药理】

1. 生殖系统作用

本品对生殖系统无明显作用。

2. 其他作用

（1）抗炎作用：所含橙皮苷对豚鼠因维生素C缺乏而致的眼球结膜血管内细胞凝集及毛细血管抵抗力降低有改善作用，能降低马血细胞聚集。

（2）抗病毒作用：橙皮苷保护细胞不受病毒侵害，预防流感病毒的感染。

（3）其他：香橼尚有一定的促进胃肠蠕动、健胃、祛痰作用。

玫瑰花

【来源】为蔷薇科直立灌木植物玫瑰的花蕾。

【性味归经】甘、微苦，温。归肝、脾经。

【中医功效】疏肝解郁，活血止痛。

功效	主治	应用
疏肝解郁	肝胃气痛	配香附、佛手、砂仁
活血止痛	月经不调，经前乳房胀痛	配当归、川芎、白芍
	跌打伤痛	配当归、川芎、赤芍

【用法用量】煎服，3～6g。浸酒或熬膏服。

【西医药理】

1. 生殖系统作用

本品对生殖系统无明显作用。

2. 其他作用

（1）对微循环的作用：局部应用可增加微动脉的血流速度，对微静脉作用不明显。可加快微循环障碍的恢复。

（2）对主动脉平滑肌的作用：酸性和中性玫瑰花水煎剂均可明显扩张去甲肾上腺素所收缩的主动脉平滑肌。

（3）其他：玫瑰花尚有一定的促进胆汁分泌的作用，对实验性动物心肌缺血有一定的保护作用。

绿萼梅（绿梅花、白梅花、红梅花）

【来源】为蔷薇科植物梅的花蕾。

【性味归经】微酸、涩，平。归肝、胃、肺经。

【中医功效】疏肝和胃，调畅气机。

功效	主治	应用
疏肝解郁	肝胃气痛	配柴胡、佛手、香附
调畅气机	梅核气	配半夏、厚朴、茯苓

【用法用量】煎服，5 ～ 10g。或入丸散。外用适量。

柿蒂（柿钱、柿子把、柿丁）

【来源】为柿树科落叶乔木植物柿树的宿存花萼。

【性味归经】苦，平。归胃经。

【中医功效】降气止呃。

功效	主治	应用
降逆止呃	胃寒呃逆	柿蒂汤
	虚寒呃逆	丁香柿蒂汤
	胃热呃逆	配半夏、陈皮、厚朴
	命门火衰，上逆作逆	配附子、人参、丁香

【用法用量】煎服，6 ～ 12g。或入丸散。

【使用注意】属实邪内郁者慎用。

【西医药理】

1. 生殖系统作用

抗生育作用：柿蒂在家兔抗生育筛选中，初步被证实有一定的抗生育作用。

2. 其他作用

（1）心血管系统作用：柿蒂有抗心律失常作用。

（2）神经系统作用：柿蒂使小鼠自发活动明显减少，

增强阈下剂量戊巴比妥钠的催眠作用，延长其睡眠时间，并明显拮抗吗啡引起的小鼠竖尾反应。

甘松（香松、甘松香）

【来源】为败酱科多年生草本植物甘松香、宽叶甘松的根茎及根。

【性味归经】辛、甘，温。归脾、胃经。

【中医功效】行气止痛，开郁醒脾。

功效	主治	应用
行气止痛，开郁醒脾	思虑伤脾所致胸闷脘腹胀满	大七香丸

【用法用量】煎服，3 ～ 6g。外用适量，煎汤外洗。

【使用注意】气虚血热者忌服，不宜过大量服用。

【西医药理】

1. 生殖系统作用

本品对生殖系统无明显作用。

2. 其他作用

（1）心血管系统作用：甘松能对抗氯化钠诱发的大鼠心律失常，对抗氯仿 - 肾上腺素诱发的家兔心律失常，对心肌有直接抑制作用；甘松提取物有抗心肌缺血作用。

（2）其他：甘松对蛙、兔有与缬草相似的镇静作用，甘松提取物在离体平滑肌器官上有拮抗组胺、乙酰胆碱的作用，还能拮抗氯化钡引起的痉挛，故对平滑肌尚有直接的作用。此外，甘松还具有抗溃疡作用。

第九章　消食药

凡能健脾开胃，以促进饮食积滞消化的药物，称为消食药。

消食药具有健运脾胃、消食除胀和中的功效。所以，凡由宿食不消所引起的脘腹胀闷、嗳气吞酸、恶心呕吐、大便失常，以及脾胃虚弱、消化不良等症，均宜使用本类药物治疗。

妇产科医生在使用本类药物时需注意，部分药品具有化瘀、化坚的功效，妊娠期使用需注意尽量避免或少量使用，禁忌大量服用。

山楂

【来源】为蔷薇科植物山楂或野山楂的成熟果实。

【性味归经】酸、甘，微温。归脾、胃、肝经。

【中医功效】消食化积，行气散瘀。

功效	主治	应用
消食化积	食积不消（肉积、乳积），脘腹胀痛	匀气散
行气散瘀	产后瘀阻腹痛，恶露不尽	配伍当归、川芎、益母草等
	疝气或睾丸偏坠作痛	配伍橘核、小茴香
止泄痢（炒炭）	泄痢不止	单味煎服

【用法用量】煎服，10 ～ 15g，大剂量可用至 30g。或入丸散。

【使用注意】生用多食，令人嘈烦易饥、损齿。龋齿、脾胃虚而无积滞者慎用。

【西医药理】

1. 生殖系统作用

本品对生殖系统无明显作用。

2. 其他作用

（1）心血管系统作用：山楂提取物有强心、降压、增加冠脉流量、扩张血管及抗心律失常作用。山楂具有明显的降血脂和减轻动脉硬化病变的作用。

（2）消化系统作用：服后可增加胃中的酶类及胃液分泌量，促进消化，并助消化脂肪类食物。近年来有报道，口服山楂对胃肠功能紊乱有明显调整作用，达到健脾消食及一定的镇静作用。

（3）抗菌作用：对志贺菌、福氏痢疾杆菌、宋内氏痢疾杆菌、变形杆菌、大肠杆菌及溶血性链球菌、绿脓杆菌、白喉杆菌、金黄色葡萄球菌等，均有较强的抑菌作用。

（4）降血脂、抗动脉粥样硬化作用：有明显降血脂及减轻动脉粥样硬化病变的作用。此作用主要不是在于防止胆固醇吸收，而是加快对胆固醇的消除所致。

神曲（六神曲）

【来源】为面粉和其他药物混合后经发酵而成的加工品。

【性味归经】甘、辛，温。归脾、胃经。

【中医功效】健脾和胃，消食调中。

功效	主治	应用
健脾和胃，消食和中	饮食积滞，消化不良	配伍麦芽、山楂、木香

【用法用量】煎服，6 ～ 15g，大剂量可用至 30g。也可入丸、散剂。宜炒焦用。

【西医药理】

1. 生殖系统作用

本品对生殖系统无明显作用。

2. 其他作用

能促进消化液分泌而助消化。

麦芽

【来源】为禾本科一年生草本植物大麦的成熟果实经发芽干燥而成。

【性味归经】甘，平。归脾、胃、肝经。

【中医功效】健脾开胃，行气消食，回乳消胀。

功效	主治	应用
健脾开胃，行气消食	食积不消，脘腹胀闷	配伍神曲、山楂等
	脾胃虚弱，食欲不振	配伍党参、白术等
回乳消胀	妇女断乳，乳房胀痛	单用水煎

【用法用量】煎服，9～15g。回乳多炒用，可用至60～120g。或入丸散。健脾养胃生用，行气消积炒用。

【使用注意】凡痰火哮喘、中无食滞、**哺乳期妇女慎用**。

【西医药理】

1. 生殖系统作用

（1）调节泌乳素水平：本品提取物可使泌乳素抑制因子释放增多而抑制泌乳素的分泌，从而治疗高泌乳素血症；促进脑垂体前叶细胞中生长激素及催乳素的分泌，有催乳作用，炮制后的麦芽则作用减弱。麦芽小剂量催乳，大剂量回乳，具有双向作用。

（2）调节生殖激素水平：麦芽可提高去势雌小鼠卵泡刺激素水平，升高雌二醇，降低孕酮；可降低雄性小鼠的睾酮水平，升高雌二醇。

（3）对子宫的作用：麦芽所含大麦碱其药理作用类似麻黄碱，1.0mg/kg 剂量能增强豚鼠子宫的紧张和运动，且随剂量的增加而增强。

2. 其他作用

（1）消化系统作用：拮抗黄曲霉毒素 B_1（AFB_1）产生的肝脏损伤和增殖作用，并在高危人群的肿瘤预防方面有应用前景。麦芽还可调节肠道菌群。

（2）血液系统作用：小麦嫩叶的青汁成分对人血小板具有抗凝聚作用。

（3）自由基作用：麦芽醇可能是一个有效的氧自由基清除剂。可防止红细胞自身氧化及外源氧化剂的氧化作用。

（4）其他：麦芽还有抗真菌、降血脂、抗动脉硬化的作用等。

谷芽（稻芽）

【来源】 为禾本科一年生草本植物稻的成熟果实，发芽晒干而成。

【性味归经】 甘，平。归脾、胃经。

【中医功效】 消食和中，健脾开胃。

功效	主治	应用
消食和中	食积证	谷神丸
健脾开胃	脾虚食少	健脾止泻汤

【用法用量】 煎服，10 ～ 15g，大量可 30g。

【使用注意】 生用长于和中，炒用偏于消食，炒焦善化积滞。可生熟同用。

【西医药理】

1. 生殖系统作用

本品对生殖系统无明显作用。

2. 其他作用

本品所含淀粉酶能帮助消化。

莱菔子（萝卜子）

【来源】 为十字花科一年生或二年生草本植物萝卜

的成熟干燥种子。

【性味归经】 辛、甘，平。归脾、胃、肺经。

【中医功效】 消食除胀，降气化痰，止咳平喘。

功效	主治	应用
消食除胀	食积，中焦气滞	配伍六神曲、山楂、陈皮、半夏等
降气化痰，止咳平喘	痰壅气喘，咳嗽痰多	三子养亲汤

【用法用量】 煎服，6～12g，大剂量可用至20g，炒用、捣碎入药。或入丸散。

【使用注意】 辛散耗气，故气虚及无食积、痰滞者慎用。生用对小鼠和蛙心有轻微毒性，并可致恶心。

【西医药理】

1. 生殖系统作用

本品对生殖系统无明显作用。

2. 其他作用

（1）消化系统作用：增强离体兔回肠节律收缩的作用，加强机械性消化的作用，并具有抗结肠癌的作用。

（2）心血管系统作用：莱菔子通过扩张血管，降低血管阻力而起到降压作用，并能逆转左室肥厚及心血管重构。莱菔子水溶性生物碱具有降脂作用。

（3）呼吸系统作用：莱菔子提取物具有显著的镇咳、祛痰作用。

（4）泌尿系统作用：炒莱菔子可使膀胱逼尿肌收缩，括约肌舒张，从而改善排尿功能。

（5）病原微生物作用：对葡萄球菌、大肠杆菌、星形奴卡氏菌及同心性癣菌等有不同程度的抑制作用。

鸡内金

【来源】为雉科动物家鸡的砂囊内壁。

【性味归经】甘，平。归脾、胃、小肠、膀胱经。

【中医功效】健脾消食，涩精止遗，通淋化石。

功效	主治	应用
健脾消食	食积不消（一切饮食积滞不化），脾虚食少，便溏，小儿疳积，形瘦，腹大，发热	益脾饼
涩精止遗	小儿遗尿	鸡肶胵散
通淋化石	胆结石，尿路结石	配伍金钱草

【用法用量】煎服，3 ～ 10g，大剂量可用至 20g；也可研末吞服，每次 1.5 ～ 3 克，或入丸散。本品微炒

研服，疗效比入汤剂好。

【使用注意】脾虚无积滞者慎用。

【西医药理】

1. 生殖系统作用

研究发现，鸡内金可抑制子宫肌瘤的生长。

2. 其他作用

（1）消化系统作用：口服鸡内金后，胃液分泌量、酸度及消化能力均增高，胃运动功能加强，排空率加快。助消化作用虽出现较迟，但维持较久。

（2）其他：可降低血脂、血糖水平，改善脂代谢紊乱及血液流变学，**抑制乳腺增生**，对排除体内放射性元素锶有一定的促进作用。

第十章　驱虫药

凡能驱除或杀灭人体寄生虫的药物，称为驱虫药。

驱虫药的使用，必须根据虫的种类、体质强弱及不同兼证等，分别选用和配伍适当药物。

妇产科医生在使用本类药物时，应当注意部分药物具有不良反应，孕期不宜使用。

苦楝皮

【来源】为楝科植物楝或川楝的干燥树皮及根皮。

【性味归经】苦，寒，有毒。归脾、胃、肝经。

【中医功效】杀虫，疗癣。

功效	主治	应用
杀虫	蛔虫，钩虫，蛲虫	抵圣散
疗癣	头癣、疥疮	研末醋调外涂

【用法用量】 煎服，6 ～ 9g，鲜品则用 15 ～ 30g。或入丸、散剂。外用适量，煎水洗或研末调涂患处。以鲜品效果较佳。

【使用注意】 有毒，不宜过量和持续服用。脾胃虚寒者慎用。严重心脏病、活动性肺结核、胃溃疡、贫血及体质虚弱、**孕妇**、肝肾功能不全患者均应禁用或慎用。服治疗剂量偶有轻微头晕、头痛、恶心、呕吐、嗜睡、腹痛等，可以自行缓解。

【西医药理】

1. 生殖系统作用

本品对生殖系统无明显作用。

2. 其他作用

（1）驱蛔作用：川楝素在低浓度时使蛔虫兴奋，高浓度时使虫体呈麻痹状态。

（2）抑菌作用：对多种体表致病真菌有抑制作用，特别对头癣真菌作用较强。

（3）其他：苦楝皮有弱镇痛、抗血栓形成、抑溃疡、抗腹泻、抗肉毒素中毒、抗肿瘤等作用。

（4）体内过程：川楝素口服易吸收，分布以肝、胆、十二指肠为最高，脾、肾次之，脑中浓度最低。药物消除慢，多次用药有蓄积性。

槟榔（大腹子）

【来源】为棕榈科常绿乔木植物槟榔的成熟种子。

【性味归经】苦、辛，温。归胃、大肠经。

【中医功效】驱虫消积，行气利水。

功效	主治	应用
驱虫	绦虫、蛔虫、钩虫、蛲虫等多种肠道寄生虫病	槟榔散，石榴根汤，化虫丸
行气消积	食积气滞，脘腹胀满，大便不爽	木香槟榔丸，芍药汤
利水	水肿，脚气	鸡鸣散，疏凿饮子

此外，槟榔与常山配伍治疗疟疾，既能增强疗效，又可减轻常山引起的恶心、呕吐等不良反应。

【用法用量】煎服，6 ～ 15g。单用驱绦虫、姜片虫时，可用至 60 ～ 120g。或入丸、散剂。外用适量。

【使用注意】下气破积之力较强，能伤正气，故气虚下陷或脾虚便溏者禁用。能制约常山致吐的不良反应。

【西医药理】

1. 生殖系统作用

兴奋子宫的作用。本品可兴奋子宫平滑肌。孕妇慎用。

2. 其他作用

（1）神经系统作用：兴奋M受体的作用，对肠道有收缩作用，对中枢神经系统亦有拟胆碱作用。

（2）肠道寄生虫：对猪肉绦虫的全虫有麻痹作用，对钩口绦虫、无钩口绦虫及短小绦虫亦有较强的麻痹作用，可麻痹曼氏血吸虫的肌肉和吸盘。

（3）病原微生物：对革兰氏黄癣菌、黄色毛癣菌等皮肤真菌有不同程度的抑制作用。

（4）不良反应：槟榔中含有致癌的物质。动物试验证明对大鼠、田鼠、小鼠有致癌作用。另外，槟榔碱、槟榔次碱有致突变作用，能产生胚胎毒性。咀嚼槟榔可导致口腔黏膜下纤维性变，对人和其他动物具有生殖系统毒性、肾毒性，可增加患肝硬化和肝细胞癌的风险，降低机体免疫系统功能，产生神经系统毒性，且能导致心血管、内分泌等疾病。

第十一章　止血药

凡以制止体内外出血为主要作用的药物称为止血药。

止血药入血分，以归心、肝、脾经为主，尤以归心、肝二经者为多。心主血、肝藏血、脾统血，故本类药物有止血的功效，药性有寒温散敛之异。有收敛止血、凉血止血、化瘀止血、温经止血等不同作用，均能促进血凝，或消除导致血不循经的原因，从而达到止血的目的。

中医有“血见黑则止”的理论，有些止血药多炒炭存性使用，炒炭后增强了药物的吸附性，可以增强药物的止血效果。但是也有的药物宜鲜品入药，由于“生鲜者性味俱全”，鲜品入药止血作用较强，炒炭后反而降低了其止血的功效，所以药物炒炭与否主要以能否增强其止血效果作为主要依据。

止血药为妇产科医生常用药，使用时需注意，切勿“见血止血”。如子宫内膜较厚时的出血属于正常的内膜剥脱，不宜止血。

第一节　凉血止血药

凉血止血药性属寒凉，味多甘苦，入血分，能清泻血分之热而止血，适用于血热妄行所致各种出血症。本类药物虽有凉血之功，但清热作用不强，在治疗血热出血病症时，常常配清热凉血药同用。

小蓟

【来源】为菊科多年生草本植物刺儿菜或刻叶刺儿菜的地上部分。

【性味归经】甘、苦，凉。归心、肝经。

【中医功效】凉血止血，散瘀解毒消痈。

功效	主治	应用
凉血止血	吐血，咯血，衄血，尿血，崩漏等	十灰散，小蓟饮子
	外伤出血	小蓟药膏
散瘀解毒消痈	疮痈肿毒	配伍乳香、明矾为末

【用法用量】 煎服，10 ～ 30g。鲜品可用 30 ～ 60g，亦可捣汁或研末服。外用适量，捣敷或煎汤外洗。

【使用注意】 性寒凉，易伤脾胃之阳气，凡脾胃虚寒而无瘀滞者忌服。

【西医药理】

1. 生殖系统作用

兴奋子宫：本品对动物子宫无论未孕或已孕、离体或在体均呈兴奋作用。

2. 其他作用

（1）血液系统作用：小蓟能收缩血管，升高血小板数目，促进血小板聚集以增高凝血酶活性，抑制纤溶，从而加速止血。

（2）心血管系统作用：小蓟煎剂有直接的拟交感神经药的作用。

（3）抑菌作用：小蓟煎剂对白喉杆菌、肺炎球菌、溶血性链球菌、金黄色葡萄球菌、绿脓杆菌、变形杆菌、大肠杆菌、伤寒杆菌等有一定的抑制作用。

（4）消炎作用：动物实验证明，对甲醛性关节炎有一定程度的消炎作用。

（5）其他：小蓟尚有一定的降脂、利胆、镇静、抑瘤等作用。

大蓟

【来源】为菊科多年生草本植物蓟的地上部分或根。

【性味归经】甘、苦，凉。归心、肝经。

【中医功效】凉血止血，散瘀解毒消痈。

功效	主治	应用
凉血止血	吐血，咯血，衄血，尿血，崩漏	大蓟饮，十灰散
	外伤出血	单用外敷
散瘀解毒消痈	疮痈肿毒，肠痈	配伍地榆、牛膝、银花等

【用法用量】煎服，10 ～ 30g，鲜品可用 30 ～ 60g。外用适量，捣敷患处。鲜品凉血止血、消痈之功均较干者为佳。炒炭后，凉性大除，功专收敛止血。

【使用注意】脾胃虚寒者禁用。

【西医药理】

1. 生殖系统作用

本品对生殖系统无明显作用。

2. 其他作用

（1）血液系统作用：大蓟水煎剂可抑制纤溶系统，能显著缩短出凝血时间，具有止血作用。

（2）心血管系统作用：大蓟根水煎剂、煎液对犬均有降压作用。

（3）抑菌作用：对金黄色葡萄球菌、伤寒及副伤寒杆菌、大肠杆菌、绿脓杆菌、脑膜炎球菌、百日咳鲍特菌、白喉杆菌、痢疾杆菌、炭疽杆菌均有抑制作用。大蓟酒精浸剂对人型结核杆菌有抑制作用，水提取物对单纯疱疹病毒有明显的抑制作用。

（4）其他：大蓟还有消炎利尿、抗癌作用。

地榆

【来源】为蔷薇科多年生草本植物地榆或长叶地榆的根。

【性味归经】苦、酸，微寒。归肝、大肠经。

【中医功效】凉血止血，解毒敛疮。

功效	主治	应用
凉血止血	血热所致便血、痔血、血痢、尿血、崩漏	地榆槐角丸，地榆丸，凉血止崩汤
解毒敛疮	痈肿疮毒	配伍金银花、蒲公英、连翘
	水火烫伤	烫火散

【用法用量】煎服，10 ～ 15g。大剂量可用至 30g。

或入丸、散剂。外用适量。止血多炒炭用，解毒敛疮多生用。生用凉血解毒力胜，炒炭止血力强。

【使用注意】地榆性寒酸涩，凡虚寒性便血、下痢、崩漏及出血有瘀者慎用。本品酸涩，热痢初起者不宜单用。对于大面积烧伤的病人，不宜使用地榆制剂外涂，以防其所含鞣质被大量吸收而引起中毒性肝炎。地榆药液经高压消毒后，其抑菌力明显减弱，甚至丧失。

【西医药理】

1. 生殖系统作用

本品对生殖系统无明显作用。

2. 其他作用

（1）血液系统作用：地榆煎剂可明显缩短出血时间和凝血时间。

（2）对实验性烧烫伤的收敛作用：地榆制剂对烧伤烫伤及伤口的愈合有明显的作用，能降低毛细血管的通透性，减少渗出，减轻组织水肿，且药物在创面形成一层保护膜，有收敛作用，可减少皮肤擦伤，防止感染。

（3）抗炎作用：地榆对皮肤微血管通透性增强有很强的抑制作用，并能抑制肉芽肿的增生，促进伤口愈合，具有抗炎消肿的作用。

（4）止吐作用：地榆煎剂对鸽静脉注射洋地黄引起

的呕吐有止吐作用。

（5）抗菌作用：地榆对金黄色葡萄球菌、乙型溶血性链球菌、肺炎球菌、脑膜炎球菌与白喉、痢疾、大肠、伤寒、副伤寒、绿脓等杆菌以及人型结核杆菌都有抑制作用，对某些致病真菌也有不同程度的抑制作用。

（6）抗瘤作用：地榆水、乙醇、甲酸提取液，抗瘤率达 50%。体外试验，对人子宫颈癌有明显抑制作用。

（7）其他：还有促进细胞免疫功能、止泻、抗溃疡、保肝等作用。

槐花（槐米、槐花米）

【来源】为豆科植物槐的干燥花蕾及花。

【性味归经】苦，微寒。归肝、大肠经。

【中医功效】凉血止血，清肝泻火。

功效	主治	应用
凉血止血	血热所致便血、吐血、衄血、尿血、崩漏、血痢	槐花散，槐香散
清肝泻火	肝热目赤，头痛，眩晕	配伍黄芩、菊花、夏枯草

【用法用量】煎服，10 ～ 15g。外用适量。止血多

炒炭用，清热泻火多生用。

【使用注意】本品苦寒，有脾胃伤阳之弊，故脾胃虚寒者慎用。

【西医药理】

1. 生殖系统作用

本品对生殖系统无明显作用。

2. 其他作用

（1）血液系统作用：槐花水浸剂能明显缩短出血和凝血时间，制炭后促进凝血时间作用更强。槐花中的芸香苷能保持毛细血管的正常抵抗力，减少血管通透性，可使因脆性增加而出血的毛细血管恢复正常弹性，槲皮素可降低血管通透性。

（2）心血管系统作用：槐花煎剂有减少心肌耗氧量，扩张冠状血管，增加冠状血管流量及抗心律不齐，保护心功能的作用。对心脏有轻度兴奋作用，增加心的收缩力及输出量，并降低心率。有显著的短时间降低血压作用。

（3）抑菌作用：槐花对多种皮肤真菌有不同程度的抑制作用。

（4）血脂：槲皮素能有效地降低肝、主动脉及血中胆固醇含量，对实验性动脉硬化症有预防及治疗作用。

（5）其他：槐花尚有解痉、抗溃疡、抗炎、抑瘤、抗辐射、轻泻等作用。

（6）不良反应：有报道食用生槐花后引起皮肤瘙痛，出现丘疹样皮疹。

侧柏叶（侧柏、柏叶）

【来源】为柏科常绿乔木植物侧柏的干燥枝梢及叶。

【性味归经】苦、涩，寒。归肺、肝、大肠经。

【中医功效】凉血止血，化痰止咳，生发乌发。

功效	主治	应用
凉血止血	血热所致吐血、咯血、衄血、尿血、便血、崩漏	四生丸，柏叶汤
化痰止咳	肺热咳喘	本品浓煎加蜜调服
生发乌发	血热脱发、须发早白	乌发丸

【用法用量】煎服，10～30g。外用适量。止血多炒炭用，化痰止咳多生用。

【使用注意】为苦寒之品，不宜多服、久服，否则易伤脾胃。虚寒证不宜单独用。性寒味涩，有瘀血者慎用。

【西医药理】

1. 生殖系统作用

本品对生殖系统无明显作用。

2. 其他作用

（1）血液系统作用：侧柏叶煎剂能明显缩短出血和凝血时间。

（2）抗菌、抗病毒作用：醇浸剂对结核杆菌生长有抑制作用，对肺炎链球菌、流感杆菌、金黄色葡萄球菌、白色葡萄球菌、奈瑟卡他球菌、甲型链球菌、肺炎杆菌、痢疾杆菌、伤寒杆菌、白喉杆菌、大肠杆菌等也有抑制作用。

（3）呼吸系统作用：侧柏叶醇沉液、醇提取液及提取的黄酮腹腔注射，有明显的镇咳作用；侧柏叶的醋酸乙酯提取物也有明显镇咳祛痰作用。

（4）镇静作用：侧柏叶煎剂能明显减少动物的自主活动，并可协同戊巴比妥钠的麻醉和中枢镇静作用，舒张离体肠平滑肌，明显解除组织胺与乙酰胆碱所致肠痉挛。

（5）抑瘤作用：体外试验对肿瘤细胞有抑制作用，还有镇痛作用。

白茅根（茅根）

【**来源**】为禾本科多年生草本植物白茅的根茎。

【**性味归经**】甘，寒。归肺、胃、膀胱经。

【**中医功效**】凉血止血，清热利尿，清肺胃热。

功效	主治	应用
凉血止血	血热所致吐血、咯血、衄血、尿血	十灰散
清热利尿	热淋，血淋，小便不利，湿热黄疸，水肿	配伍西瓜皮、玉米须、赤小豆
清肺胃热	热病烦渴，胃热呕哕，肺热喘咳	配伍芦根、天花粉

【**用法用量**】煎服，15 ～ 30g。鲜品加倍，以鲜品为佳，可捣汁服。多生用，止血亦可炒炭用。

【**使用注意**】本品药性寒凉，脾胃虚寒者慎服。

【**西医药理**】

1. 生殖系统作用

本品对生殖系统无明显作用。

2. 其他作用

（1）血液系统作用：白茅根能显著缩短出血和凝血时间，可起到止血作用。

（2）抗菌作用：对肺炎球菌、奈瑟卡他球菌、流感杆菌、金黄色葡萄球菌及福氏、宋氏痢疾杆菌等均有抑制作用，有一定抗乙肝病毒（HBV）能力。

（3）泌尿系统作用：白茅根煎剂对实验动物有利尿作用。

苎麻根

【来源】为荨麻科多年生草本植物苎麻的根。

【性味归经】甘，寒。归心、肝经。

【中医功效】凉血止血，安胎，利尿，清热解毒。

功效	主治	应用
凉血止血	血热所致咳血、吐血、尿血、崩漏、紫癜、外伤出血	苎根散
清热安胎	蕴热所致胎动不安、胎漏下血	苎根汤
清热利尿	湿热下注膀胱所致热淋、小便不通	配伍滑石、瞿麦、车前子、白茅根、小蓟、蒲黄
清热解毒	热毒疮痈、蛇虫咬伤	配伍金银花、野菊花、蒲公英

【用法用量】煎服，10～30g。鲜品30～60g，捣汁服。外用适量，煎汤外洗，或鲜品捣敷。

【使用注意】本品性寒，故脾胃虚寒及血分无热者慎用。

【西医药理】

1. 生殖系统作用

本品对生殖系统无明显作用。

2. 其他作用

（1）血液系统作用：苎麻根有明显的止血作用，可使小鼠尾部人工疮面出血量减少，出血时间缩短。

（2）抑菌作用：对金黄色葡萄球菌有抑制作用。

第二节　化瘀止血药

化瘀止血药药性多属甘苦辛、性平。甘缓性平，苦以泄降，于活血化瘀、通利血脉中有止血之功。止血不留瘀是本类药物的特点。本类药物主要用于瘀血阻滞脉络，气血运行障碍，致使血不循经而外溢所形成的多种瘀血出血证。除用于出血证外，大多还可用于跌打损伤、经闭及瘀滞心腹疼痛等。

三七（田七、滇七、金不换）

【来源】为五加科多年生草本植物三七的干燥根。

【性味归经】甘、微苦，温。归肝、胃经。

【中医功效】化瘀止血，活血定痛。

功效	主治	应用
散瘀止血	血瘀所致之吐血、咯血、衄血、尿血、便血、崩漏等	化血丹，生地黄汤
	外伤出血	七宝散
活血定痛	瘀血肿痛，血滞诸痛	配伍土鳖虫、海风藤

【用法用量】研末吞服，每次 1 ～ 1.5g，每日 1 ～ 3 次；煎服，3 ～ 10g。亦入丸、散剂。外用适量，研末外掺或调敷。

【使用注意】能活血，故**孕妇**慎服。本品性温，故血热或阴虚者不宜单独用。

【西医药理】

1. 生殖系统作用

本品对生殖系统无明显作用。

2. 其他作用

（1）血液系统作用：能够明显缩短出血和凝血时间，

具有抗血小板聚集和溶栓作用；能够促进多功能造血干细胞的增殖，具有造血功能。

（2）心脑血管系统作用：三七总皂苷可以对抗多种实验性心律失常，显著增加冠脉流量，降低心肌耗氧量和氧利用率。三七制剂或三七总皂苷有明显的降压作用。三七总皂苷能显著抑制实验性动脉粥样硬化兔主动脉内膜斑块的形成。

（3）肝肾功能：三七有改善血液流变学及肾脏微循环、减少尿蛋白排泄、保护肾功能的独特疗效。三七及其有效活性成分具有抗肝纤维化、抗酒精性肝损伤、抗药物性肝损伤、抗免疫性肝损伤、抗急性肝功能衰竭、抗肝癌和防治非酒精性脂肪肝的作用。

（4）消除氧自由基及抗衰老作用：三七总皂苷有一定消除氧自由基的作用。三七总皂苷能延长果蝇生存时间，增强其飞翔能力。

（5）影响物质代谢：三七粉能阻止家兔肠道吸收脂肪，降低总脂质水平和甘油三酯含量。三七根总皂苷轻度升高血糖作用，亦能促进血清蛋白质合成，对核酸代谢也有明显的促进作用。

（6）中枢神经系统作用：三七中的人参三醇皂苷类成分对中枢神经有兴奋作用，能提高脑力和体力活动，表现出抗疲劳等效应；三七中的人参二醇皂苷类成分对中枢神经有抑制作用，表现为镇静、催眠等作用。

（7）其他：三七皂苷还有免疫调节、抗炎、抗休克、抗实验性肝损伤、预防肿瘤等作用。

（8）不良反应：①细胞毒性作用：观察到三七总皂苷浓度大于 0.8mg/mL 时对大鼠心肌细胞有细胞毒性作用。②对肝脏、肾脏的毒性作用：高剂量可致肝窦扩张，肝细胞灶状坏死和炎性细胞浸润；肾小管上皮细胞弥漫性水样变性和坏死。中、低剂量可致散在空泡变性，偶有肝细胞坏死；肾脏上皮细胞坏死脱落；肾小管上皮细胞灶性水样变形，炎性细胞碎片堆积。③其他毒性作用：在临床注射三七总皂苷时，剂量过大会发生溶血，但口服不具有溶血毒性。三七素是三七止血作用的活性成分，动物实验表明：三七素具有神经毒性。④遗传毒性作用：无小鼠精子畸形及致畸性。

茜草

【来源】为茜草科多年生攀援草本植物茜草的干燥根及根茎。

【性味归经】苦，寒。归肝经。

【中医功效】凉血止血，活血化瘀。

功效	主治	应用
凉血止血	血热所致各种出血证	茜梅丸，茜草丸
活血化瘀	吐血，衄血，尿血，便血，崩漏	茜根散，固冲汤
	外伤出血	配伍紫珠、白及

【用法用量】煎服，10 ～ 30g，大剂量可用至 30g。亦入丸、散剂。止血炒炭用，活血通经生用。

【使用注意】本品为苦寒降泄之品，故脾胃虚弱、精虚血少、阴虚火旺者慎用。无瘀滞者慎服。少数患者服药后有恶心、呕吐及轻度血压升高反应。

【西医药理】

1. 生殖系统作用

兴奋子宫平滑肌：本品**对离体豚鼠子宫有兴奋作用**，产妇口服可增强子宫收缩。

2. 其他作用

（1）血液系统作用：有明显的促进血液凝固作用，表现为复钙时间、凝血酶原时间缩短。抗血小板聚集。

（2）免疫系统作用：茜草的粗提取物具有升高白细胞作用。

（3）呼吸系统作用：煎剂有明显的镇咳和祛痰作用。

（4）抗菌作用：水提取液对金黄色葡萄球菌、肺炎链球菌、流感杆菌和部分皮肤真菌有一定抑制作用。

（5）解热镇痛作用：茜草醇提取物明显提高小鼠的痛阈值，并降低伤寒杆菌苗所致发热家兔的体温。

（6）泌尿系统作用：对实验性肾和膀胱结石形成有抑制和防止作用，尤其对碳酸钙结石的形成有抑制作用。

（7）抗癌作用：具有明显的抗癌作用。对小鼠的淋巴细胞白血病、乳腺癌、大肠腺癌有效。

（8）对实验性心肌梗死的作用：具有缩小心肌梗死范围的作用。对犬急性心肌缺血有保护作用。

蒲黄

【来源】为香蒲科水生植物水烛香蒲、东方香蒲或同属植物的干燥花粉。

【性味归经】甘，平。归肝、心包经。

【中医功效】止血，化瘀，利尿。

【用法用量】煎服，3 ～ 10g，包煎。外用适量，研末外掺或调敷。止血多炒用，化瘀、利尿多生用。

【使用注意】孕妇慎用，因有收缩子宫的作用。无瘀滞者慎用。

功效	主治	应用
止血	吐血，衄血，崩漏	五灰散
	外伤出血	配伍蒲黄炭、乌贼骨等
化瘀	痛经，产后瘀痛	失笑散，蒲黄散
	跌打损伤，瘀血肿痛	蒲黄散
利尿	血淋涩痛	蒲黄散

【西医药理】

1. 生殖系统作用

（1）对子宫的作用：蒲黄煎剂、酊剂、乙醚浸液对离体及在位子宫均表现兴奋作用，剂量增大可呈痉挛性收缩，对未孕子宫比对已孕者作用明显，使产后子宫收缩力加强或紧张性增加。

（2）流产作用：蒲黄水煎剂对小鼠中期妊娠有较显著的致流产、致死胎作用。

2. 其他作用

（1）血液系统作用：水浸剂、煎剂或50%乙醇浸液均有促进凝血作用，且作用显著而持久。

（2）心血管系统作用：蒲黄多种制剂都能够降低血压，减轻心脏负担，增加冠脉血流量，改善微循环，提高机体耐缺氧能力，减轻心肌缺血性病变。降血脂和防止动脉粥样硬化作用；能够降低血液胆固醇和甘油三酯等脂质含量，改变血脂成分。可减轻实验动物动脉壁上的斑块形成，具有抗动脉粥样硬化作用。还可升高高密度脂蛋白。

（3）其他：蒲黄尚有一定的降压、抗炎、利胆、利尿、镇痛、平喘、调节免疫的作用。

花蕊石

【来源】为变质岩类岩石蛇纹大理石的石块。

【性味归经】酸、涩，平。归肝经。

【中医功效】化瘀止血。

功效	主治	应用
化瘀止血	吐血，咯血，衄血	花蕊石散，化血丹
	外伤出血	配伍白及、乌贼骨、煅牡蛎等
	跌打损伤，瘀血肿痛	配伍乳香、没药、白芷等

【用法用量】煎服，10～15g；研末吞服，每次1～1.5g。外用适量，研末外掺或调敷。

【使用注意】内无瘀滞者慎用，**孕妇**慎用。

【西医药理】

1. 生殖系统作用

本品对生殖系统无明显作用。

2. 其他作用

（1）血液系统作用：能增加血中钙离子浓度，使血管致密，有防止血浆渗出和促进血液凝血的作用。

（2）其他：花蕊石尚有抗惊厥的作用。

降香

【来源】为豆科植物降香檀树干和根的干燥心材。

【性味归经】辛，温。归肝、脾经。

【中医功效】化瘀止血，理气止痛。

功效	主治	应用
化瘀止血止痛	气滞血瘀，胸胁疼痛	冠心Ⅱ号，配伍郁金、桃仁、丝瓜络等
	跌打损伤，瘀血肿痛	配伍乳香、没药、血竭
理气辟秽	夏月受秽浊之气，恶心呕吐、脘腹胀痛	配伍藿香、木香、肉桂

【用法用量】煎服，3～6g，宜后下（降香主要成分为挥发油，故用时需后下）；研末吞服，每次1～2g。

外用适量，研末外敷。

【西医药理】

1. 生殖系统作用

本品对生殖系统无明显作用。

2. 其他作用

（1）血液系统作用：降香挥发油灌胃给药可抑制大鼠实验性血栓形成，提高兔血小板 cAMP 的水平，体外对兔血浆纤溶酶活性有促进作用，提示其具有抗血栓形成作用。水提液的乙酸乙酯部位和氯仿部位可以明显缩短小鼠的出血时间和凝血时间。

（2）心血管：降香能抑制心肌和血管平滑肌细胞内 cAMP 磷酸二酯酶的活性，从而扩张外周血管。降香中黄檀素具有增加兔离体心脏的冠脉流量、减慢心率、轻度增加心跳幅度的作用。降香能够降低血瘀动物的血液黏度；还可以降低心肌非梗死区胶原比例，改善心室重构。

（3）抗氧化作用：具有明显的抗氧化作用。

（4）抗肿瘤作用：具有广泛的抗肿瘤作用，紫铆花素能抑制乳腺癌、结肠癌、急性髓细胞性白血病等肿瘤细胞的增殖。

（5）其他：其超临界 CO_2 提取物和石油醚提取物具有明显的镇痛作用。

血余炭（发灰）

【来源】为人发制成的炭化物。

【性味归经】苦、涩，平。归肝、胃、膀胱经。

【中医功效】化瘀止血，养阴利尿，生肌敛疮。

功效	主治	应用
化瘀止血	各种出血证	化血丹
养阴利尿	小便不通	滑石白鱼散
生肌敛疮（外用）	痈疽溃后、烧伤疮面破溃	/

【用法用量】煎服，6～10g；研末服，每次 1.5～3g，日 1～3 次。外用适量。

【西医药理】

1. 生殖系统作用

本品对生殖系统无明显作用。

2. 其他作用

（1）凝血作用：血余炭的水提取液和醇提取液可诱发大白鼠的血小板聚集并缩短出血、凝血和血浆再钙化时间，具有内源性系统凝血功能。

（2）血管栓塞作用：血余炭能栓塞末梢小动脉，可使栓塞部分肾组织缺血性梗死。

（3）抗菌作用：血余炭煎剂对金黄色葡萄球菌、伤寒杆菌、甲型副伤寒杆菌及福氏痢疾杆菌有较强的抑制作用。

第三节 收敛止血药

收敛止血药药性多酸涩收敛，有敛血止血之功，适当配伍，广泛用治多种内外出血病证，唯止血常有留瘀之弊，故多与化瘀止血药相须为用。且出血初期，用之宜慎。

白及

【来源】为兰科植物白及的块茎。

【性味归经】苦、甘、涩，微寒。归肺、胃、肝经。

【中医功效】收敛止血，消肿生肌。

功效	主治	应用
收敛止血	咯血，呕血，衄血	独圣散，白及枇杷膏，乌及散
	外伤出血（肛裂、手足皲裂）	配伍煅石膏
消肿生肌	痈疮已溃或未溃	内消散

【用法用量】煎服，3～10g；大剂量可用30g。

亦可入丸、散剂，每次用 2 ～ 5g。研末吞服，每次 1.5 ～ 3g，每日 1 ～ 3 次。外用适量。

【使用注意】本品性涩质黏，故外感咳血、肺痈初起及肺胃出血有实热者慎服。不宜与乌头类同用。

【西医药理】

1. 生殖系统作用

本品对生殖系统无明显作用。

2. 其他作用

（1）血液系统作用：白及煎剂能明显缩短出血和凝血时间，其止血作用与所含胶质有关。

（2）消化系统作用：白及煎剂对胃黏膜损伤有明显保护作用。

（3）治疗烧伤、抗感染：对实验性烫伤、烧伤动物模型能促进肉芽生长，促进疮面愈合。

（4）抗菌作用：对人型结合杆菌有明显抑制作用，对白色念珠菌、顺发癣菌均有抑制作用。

（5）代血浆作用：有代血浆作用（与右旋糖酐近似），临床证实有维持血容量及提高血压作用。

（6）抗肿瘤作用：对大鼠肝癌有明显的抑制作用。

（7）其他：无明显局部毒性反应。

仙鹤草（脱力草、龙牙草、狼牙草）

【来源】为蔷薇科多年生草本植物龙牙草的干燥地上部分。

【性味归经】苦、涩，平。归肺、肝、脾经。

【中医功效】收敛止血，止痢，截疟，补虚。

功效	主治	应用
收敛止血	各种出血证	配伍生地黄、丹皮、侧柏叶、血余炭、棕榈炭、槐花、地榆等
止痢	腹泻，痢疾	单用
截疟杀虫	滴虫，疟疾	单用
补虚强壮	脱力劳伤，神疲乏力	配伍红枣浓煎

【用法用量】煎服，3 ～ 10g；大剂量可用 30 ～ 60g。外用适量。

【使用注意】本品具有涩敛之性，治腹泻、痢疾以慢性为宜。服后可引起心悸、颜面充血与潮红等现象。

【西医药理】

1. 生殖系统作用

本品对生殖系统无明显作用。

2. 其他作用

（1）血液系统作用：仙鹤草醇浸膏能收缩周围血管，有明显的促凝血作用。

（2）心血管系统作用：对血压有双向作用。可兴奋呼吸中枢。对心脏有强心及抑制双向作用。

（3）杀虫作用：鹤草酚对猪带绦虫、囊虫蚴、幼虫、莫氏绦虫和短壳绦虫均有确切的抑杀作用，对疟原虫和阴道滴虫有抑制和杀灭作用。

（4）抑菌作用：对金黄色葡萄球菌、大肠杆菌、绿脓杆菌、福氏痢疾杆菌、伤寒杆菌、人型结核杆菌均有抑制作用。

（5）其他：仙鹤草尚有消炎、抗肿瘤、镇痛、降血糖作用，能降低大鼠基础代谢及对已疲劳的横纹肌的兴奋作用，能降低小鼠和兔红细胞的脆性。

（6）不良反应：大剂量仙鹤草会导致恶心呕吐，甚至大汗虚脱的不良反应，严重者出现肾功能衰竭。现代药理学研究也证明，仙鹤草的有效成分鹤草酚有毒，毒性主要表现为胃肠道及神经系统反应，能引起视神经炎而导致失明。

紫珠（紫荆草、紫荆、止血草）

【来源】为马鞭草科植物杜虹花或紫珠等的叶。

【性味归经】苦、涩，凉。归肝、肺、胃经。

【中医功效】凉血收敛止血，解毒疗疮。

功效	主治	应用
凉血收敛止血	咯血，吐血，衄血，尿血，便血，崩漏	单用
	外伤出血	配伍茜草、白及等
解毒疗疮	痈肿疮毒，毒蛇咬伤，水火烫伤	单用煎汤外洗

【用法用量】煎服，10～15g；鲜品可用至30～60g。研末，每次1.5～3g，每日1～3次。外用适量。

【使用注意】本品性凉，虚寒性出血病证慎用。紫珠注射液可引起过敏性休克。

【西医药理】

1. 生殖系统作用

本品对生殖系统有明显作用。

2. 其他作用

（1）血液系统作用：紫珠可使局部血管收缩，缩短凝血时间及凝血酶原时间，对纤溶系统有显著的抑制作用。

（2）抗菌作用：煎液对金黄色葡萄球菌、白色葡萄球菌、链球菌、大肠杆菌、福氏痢疾杆菌、伤寒杆菌、绿脓杆菌等均有抑制作用。

（3）对实验性烧伤的作用：具有降低毛细血管通透性的作用，故用于烧伤疮面可减少体液渗出。又因富含鞣质，可在疮面形成薄层药膜，有收敛、干燥、保护肉芽组织、促进溃疡愈合作用。

藕节

【来源】为睡莲科多年生水生草本植物莲的根茎节部。

【性味归经】甘、涩，平。归肝、肺、胃经。

【中医功效】收敛止血。

功效	主治	应用
收敛止血	吐血、咯血、便血、尿血等	双荷散、小蓟饮子

【用法用量】煎服，10～15g；大剂量可用至30g。鲜品30～60g，捣汁饮用。亦可入丸、散剂。生用性平偏凉，止血散瘀力胜，大多用于因热而突然大量出血

证。鲜品更佳。炒炭性偏温，收敛止血效佳，多用于虚寒性的慢性出血证。

【西医药理】

1. 生殖系统作用

本品对生殖系统无明显作用。

2. 其他作用

血液系统作用：藕节热水提取物 1g/kg 腹腔注射，可以缩短小鼠切尾出血的时间，故藕节能缩短凝血时间，可治疗血小板减少性紫癜。

棕榈炭（陈棕炭）

【来源】为棕榈科常绿植物棕榈的叶鞘纤维。

【性味归经】苦、涩，平。归肝、肺、大肠经。

【中医功效】收敛止血。

功效	主治	应用
收敛止血	各种出血证	十灰散，固冲汤

【用法用量】煎服，3 ～ 10g；研末服，每次 1 ～ 1.5g，每日 1 ～ 3 次。或入丸散。外用适量。

【使用注意】本品性涩，故出血兼有瘀滞，湿热下痢初起者慎用。

【西医药理】

1. 生殖系统作用

收缩子宫：棕榈子粉的醇提取物能收缩子宫，

2. 其他作用

有一定的凝血作用。

鸡冠花

【来源】为苋科一年生草本植物鸡冠花的干燥花序。

【性味归经】甘、涩，凉。归肝、大肠经。

【中医功效】收敛止血，止带止痢。

功效	主治	应用
收敛止血	崩漏，痔血	淋渫鸡冠散
固涩止带	久带	单味研末服
涩肠止痢	久痢	鸡冠花一味煎酒服

【用法用量】煎服，6 ～ 15g，止血宜用鸡冠花炭。

【使用注意】瘀血阻滞的崩漏下血及湿热下痢初期兼有寒热表证者不宜使用。

【西医药理】

1. 生殖系统作用

（1）引产作用：10%鸡冠花注射液宫腔给药，对已孕小鼠、豚鼠和家兔等实验动物有明显的中期引产作用。

（2）杀灭滴虫：体外实验显示，鸡冠花煎液对人阴道毛滴虫有良好的杀灭作用。

2. 其他作用

（1）血液系统作用：鸡冠花水煎液有止血作用，能缩短出血、凝血时间和血浆复钙时间。

（2）免疫系统作用：增强免疫功能，水提液能拮抗环磷胺作用，可有效增强机体特异和非特异免疫功能，降低的各项免疫指标明显上升。增强机体耐受力。用鲜鸡冠花液灌胃发现，可明显增强小鼠游泳能力，延长耐高温、耐缺氧的时间，具有增强机体耐受力的作用。

（3）降血脂作用：醇提取物能降低高脂大鼠乳酸脱氢酶（LDH）水平，能抗高脂膳食引起的血清 / 锌比值升高。

（4）其他：鸡冠花提取物通过增强肝细胞抗氧化能力，预防氧化应激诱导的肝损伤。有抗衰老、抗肿瘤、防治糖尿病、防止动脉粥样硬化、防治骨质疏松、镇痛等作用。

卷柏

【来源】为卷柏科多年生常绿草本植物卷柏的干燥

全草。

【性味归经】 辛，平。归肝、心经。

【中医功效】 化瘀止血，活血通经。

功效	主治	应用
化瘀止血	崩漏，便血，尿血	三神乌金散
活血通经	经闭痛经，癥瘕包块，跌打损伤	单用或与其他活血同用药

【用法用量】 煎服，3～10g，鲜品15～30g；也可入丸、散或酒。外用适量，捣敷或沿末撒。

【使用注意】

（1）孕妇忌服。本品性能破血行瘀，孕妇误服，恐有动胎之虞。

（2）功能破瘀，故“非血有瘀蓄，或不因瘀蓄而致疾者，不可轻用”。

【西医药理】

1. 生殖系统作用

本品对生殖系统无明显作用。

2. 其他作用

（1）抗菌作用：100%煎剂用平板打洞法，对金黄色葡萄球菌有抑制作用。

（2）对平滑肌作用：卷柏注射液对离体兔小肠收缩有明显抑制作用，使肠张力明显下降。

（3）抗溃疡作用：所含芹菜素对组胺诱发的豚鼠胃溃疡，以及幽门结扎引起的大鼠胃溃疡均有效。

（4）抗肿瘤作用：热水提取物及醇提取物对小鼠肉瘤 S8 的抑制率分别是 61.2% 及 18.6%。

第四节　温经止血药

温经止血药药性温热，能温内脏，益脾阳，固冲脉而统摄血液，达到温经止血之效。适用于脾不统血，冲任失固之虚寒性出血证。本类药药性温热，热盛火旺之出血者禁用。

艾叶（蕲艾）

【来源】为菊科多年生草本植物艾的叶。

【性味归经】辛、苦，温。归肝、脾、肾经。

【中医功效】温经止血，散寒调经，安胎，除湿止痒。

【用法用量】煎服，10 ～ 30g；大剂量可用至 30g。亦可入丸、散剂。外用适量。止血炒炭用，活血通经生用。

【使用注意】本品温燥，阴虚血热者慎用。不宜大量服用。

功效	主治	应用
温经止血，安胎	下元虚寒之妊娠下血、崩漏	胶艾汤
	吐血，衄血，下血	四生丸
散寒调经	下焦虚寒之妇女少腹冷痛，经寒不调，宫冷不孕	艾附暖宫丸
除湿止痒	皮肤湿疹瘙痒	本品煎汤外洗
		以艾绒制成艾条，用以穴位烧灸

【西医药理】

1. 生殖系统作用

野艾煎剂可兴奋家兔离体子宫，产生强直性收缩。粗制浸膏对豚鼠离体子宫亦有明显兴奋作用。

2. 其他作用

（1）血液系统作用：小野艾水浸液对离体蛙心在大量时有抑制作用。对离体蛙心、猫心和在位猫心均能增强其收缩力，对猫心并能减慢心率，使冠脉血流量增加，有拟肾上腺素的作用。

（2）呼吸系统作用：艾叶油对多种过敏性哮喘有对

抗作用，具有明显的平喘、镇咳、祛痰作用。

（3）抑菌作用：体外实验证明，艾叶油对肺炎球菌及甲型溶血性链球菌、乙型溶血性链球菌、奈瑟氏球菌有抑制作用，艾叶水浸剂或煎剂对炭疽杆菌、甲型溶血性链球菌、乙型溶血性链球菌、白喉杆菌、肺炎链球菌、金黄色葡萄球菌及多种致病真菌均有不同程度的抑制作用。

（4）抗病毒作用：对腺病毒、鼻病毒、疱疹病毒、流感病毒、腮腺炎病毒等均有抑制作用。

（5）消化系统作用：小野艾水浸液对离体兔肠在大量时有抑制作用。

（6）止血作用：艾叶水浸液给兔灌胃有促进血液凝固作用。药理实验初步证明：艾叶制炭后止血作用增强。

（7）不良反应：主要有过敏反应和消化系统反应，甚至引起肝细胞代谢障碍，致中毒性黄疸和肝炎。外用艾蒿熏洗易致接触性皮炎。

炮姜（黑姜）

【来源】为姜科植物姜干燥根茎的炮制品。

【性味归经】苦、涩，温。归脾、肝经。

【中医功效】温经止血，温中止痛。

功效	主治	应用
温经止血	寒性出血证	如圣散
温中止痛	中焦虚寒之腹痛、腹泻	二姜丸，生化汤

【用法用量】煎服，3～6g。

【使用注意】阴虚内热及血热妄行者不宜用。

【西医药理】

1. 生殖系统作用

本品对生殖系统无明显作用。

2. 其他作用

（1）血液系统作用：炮姜能显著地缩短出血时间和凝血时间。

（2）消化系统作用：对应激性及幽门结扎型胃溃疡、醋酸诱发的胃溃疡均有抑制作用。

第十二章　活血化瘀药

凡以通利血脉、促进血行、消散瘀血为主要功效，用于治疗瘀血病症的药物，称活血化瘀药或活血祛瘀药。简称活血药或化瘀药。其中活血作用较强者，又称破血药，或逐瘀药。

活血化瘀药，性味多属辛温。辛可散瘀化滞，消散瘀血；温能通行血脉，促进血行。故活血化瘀药善于走散通行，而有活血祛瘀的作用。本类药物除了具有通利血脉、消散瘀血、破血消癥的作用之外，兼有活血止痛、活血调经、活血消肿、活血疗伤、活血消痈等作用。

活血化瘀药主要适用于血行失畅、瘀血阻滞所引起的多种疾病。瘀血既是病理产物，又是多种病症的致病因素，且致病的病种广泛。所以活血化瘀药的应用范围很广，遍及内、妇、外等各科。

按其作用特点和临床应用的不同，可分为活血止痛药、活血调经药、活血疗伤药、破血消癥药四类。

临床应用活血化瘀药时，除根据不同特点而随证选用药物外，还需针对形成瘀血的不同病因进行配伍，以标本兼治。如寒凝血瘀者，当配合温里药，因血遇温则行，遇寒则凝；若热灼营血，热结血瘀者，又当配合清热凉血药；若气血不足，因虚血滞者，又当配合补益气血药；若见癥瘕积聚者，又当配合软坚散结药。根据气行则血行、气滞则血凝的原理，活血化瘀药多配伍行气药同用，以增强活血化瘀的作用。破血逐瘀药易伤正气，中病即止，不可过服。

妇产科医生在使用本类药物时需注意：活血化瘀药大多能活血通经，有的还可堕胎催产，故妇女月经量过多，或血虚无滞的闭经及孕妇均当慎用或禁用。

第一节 活血止痛药

活血止痛药多具辛味，能行能散，即入血分有活血之功，又入气分而兼行气之能，且有良好的止痛作用。主要用于气血瘀滞所致的各种痛症。

川芎（芎䓖）

【来源】为伞形科多年生草本植物川芎的干燥根茎。

【性味归经】辛，温。归肝、胆、心包经。

【中医功效】活血行气，祛风止痛。

功效	主治	应用
活血行气	寒凝气滞血瘀，月经不调，癥瘕腹痛	四物汤
	肝郁气滞血瘀，胁肋疼痛	柴胡疏肝散
	瘀血闭阻心脉，胸痹作痛	冠心Ⅱ号
	痈疽肿毒	透脓散
	跌打损伤，瘀血肿痛	配伍归尾、桃仁、没药等
祛风止痛	风寒头痛	川芎茶调散
	风热头痛	川芎散
	风温头痛	羌活胜湿汤
	瘀血头痛	通窍活血汤
	血虚头痛	加味四物汤
	风寒湿痹	三痹汤，独活寄生汤

【用法用量】煎服，3 ～ 9g。若研末吞服，则每次

1～1.5g。

【使用注意】川芎辛温升散，肝阳上亢所引起的头痛慎用。其温燥之性有耗血伤阴之弊，阴虚火旺、舌红口干者不宜应用。本品性善走窜，活血力强，故妇女月经过多及无瘀之出血疾病不宜应用。**孕妇慎用**。静脉给药时宜从小剂量开始，然后递增用量，否则有可能出现过敏反应等不良反应。

【西医药理】

1. 生殖系统作用

（1）对**子宫平滑肌的双向作用：**家兔离体妊娠子宫实验证明，川芎小量对子宫有收缩作用，大量则产生麻痹作用。动物实验证实，川芎浸膏的10%水溶液用于妊娠家兔离体子宫，微量时能刺激受孕子宫，使其张力增高收缩增强，终成挛缩；大剂量时对子宫收缩有抑制作用。

（2）胚胎毒性作用：用川芎浸膏连续注射妊娠大鼠和家兔，结果胎崽坏死于子宫中，但不坠下。所以推断胎崽的坏死可能是由于动物子宫受川芎的作用引起挛缩而影响胎崽营养所致。川芎可降低卵巢内前列腺素E含量。对假孕大鼠，可降低血中孕酮含量，抑制卵巢HCG/LH受体特异结合量。

2. 其他作用

（1）心、脑血管系统作用：川芎嗪能扩张冠状动脉，增加冠状动脉血流量，改善心脏微循环，并降低心肌耗氧量；扩张脑血管，显著增加脑血流量；改善脑血液供应；扩张外周血管，降低血压。

（2）血液系统作用：川芎能降低血小板表面活性，抑制血小板聚集，抗血栓形成。

（3）神经系统作用：川芎水煎剂对动物中枢神经系统有镇静作用。

（4）抗病原微生物作用：川芎对多种革兰氏阴性肠道菌及霍乱弧菌均有抑制作用，并对一些致病性皮肤真菌及病毒也有一定的抑制作用。

（5）其他：川芎尚有一定的保肝、保护肾脏、利尿、促进脑疝形成、抗癌、抗溃疡、抗维生素 E 缺乏、抗放射线、抗组织胺和利胆作用。

（6）不良反应：川芎挥发油在高剂量下对动物有一定毒性。主要毒性表现为大鼠摄食量降低、体重增长减缓，以及血清尿素氮升高。

延胡索（玄胡、元胡）

【来源】为罂粟科植物延胡索的干燥块茎。

【性味归经】辛、苦，温。归心、肝、脾经。

【中医功效】活血，行气，止痛。

功效	主治	应用
活血行气止痛	气滞血瘀诸痛	金铃子散、玄胡散

【用法用量】煎服，3 ～ 10g。若研末吞服，则每次用 1 ～ 3g。

【使用注意】延胡索辛温走散，有耗气、伤血之弊，气虚、血虚所致诸痛慎用。**孕妇慎用**。

【西医药理】

1. 生殖系统作用

对输卵管及子宫的作用：延胡索乙素可明显抑制兔离体输卵管峡部肌收缩活动，使其频率、振幅、张力均降低，并能抑制去甲肾上腺素诱导的收缩反应，具有延缓输卵管内卵子运送的作用。延胡索总碱小剂量对大鼠离体子宫有兴奋作用，大剂量则抑制。

2. 其他作用

（1）神经系统作用：延胡索乙素有显著的镇痛、催眠、镇静与安定作用。

（2）心血管系统作用：延胡索醇提取物能扩张冠脉，降低冠脉阻力，增加冠脉流量，提高耐缺氧能力。延胡索总碱能对抗心律失常，抗心肌缺血，扩张外周血管，降低血压，减慢心率。

（3）消化系统作用：延胡索全碱有抗溃疡、抑制胃分泌作用。延胡索浸膏对豚鼠离体肠管呈兴奋作用。

（4）内分泌系统作用：促进大鼠脑垂体分泌促肾上腺皮质激素，影响甲状腺功能，使甲状腺重量增加。

（5）其他：延胡索尚有肌肉松弛、镇吐、降低体温等作用。

郁金（玉金、广郁金、川郁金）

【来源】为姜科多年生草本植物温郁金、姜黄、广西莪术或蓬莪术的块根。

【性味归经】辛、苦，寒。归肝、胆、心经。

【中医功效】活血止痛，行气解郁，清心凉血，利胆退黄。

【用法用量】煎服，5～12g，大剂量可用至20g。若研末吞服，则每次用2～5g。

【使用注意】传统认为郁金畏丁香，属“十九畏”内容，故两药不宜配伍同用。辛散活血，对于阴虚失血、气虚、血虚之证应慎用。能活血化瘀，对子宫有兴奋作用，故**孕妇慎用**。

功效	主治	应用
活血止痛，行气破瘀	气血瘀滞，胸胁疼痛	推气散
	肝郁气滞血瘀，经行腹痛，乳房胀痛	宣郁通经汤，颠倒木金散
清心解郁	热病神昏	菖蒲郁金汤，牛黄清心丸
	癫痫、发狂	白金丸，癫痫散
凉血止血	肝郁化火，血热有瘀之吐血、衄血，妇女倒经	生地黄汤
利胆退黄	湿热黄疸	配伍茵陈、栀子、黄柏、金钱草等

【西医药理】

1. 生殖系统作用

抗早孕作用：温郁金水煎剂和煎剂乙醇沉淀物水溶液无论腹腔或皮下注射，对小鼠早、中晚期妊娠和家兔早期妊娠均有显著的终止作用，口服无效。幼鼠子宫增重法实验表明，温郁金无雌激素和抗雌激素活性，黄体酮对温郁金所致的小鼠早期流产有明显的拮抗作用。温郁金对未孕或早孕小鼠及家兔离体子宫有明显兴奋作用，其作用随剂量增加而加强。故温郁金终止妊娠的作用可能是抗孕激素和收缩子宫所致。

2. 其他作用

（1）心血管系统作用：郁金有减轻高脂血症的作用，并能明显防止主动脉、冠状动脉及其分支内膜斑块的形成。

（2）血液系统作用：郁金水煎剂能降低全血黏度，抑制血小板聚集。能明显扩张动脉、静脉及肠系膜微血管。

（3）消化系统作用：郁金有保护肝细胞、促进肝细胞再生、去脂和抑制肝细胞纤维化的作用，能对抗肝脏病毒病变。姜黄素和挥发油能促进胆汁分泌和排泄，煎剂能刺激胃酸及十二指肠液分泌。

（4）免疫系统作用：郁金具有较强的网状内皮系统激活活性，能降低血浆纤维蛋白原，能抗变态反应。

（5）抗病原微生物作用：郁金水煎剂、挥发油对多种皮肤真菌有抑制作用，郁金对多种细菌有抑制作用，尤其对革兰氏阴性菌的作用强于对革兰氏阳性菌。

（6）其他：郁金又有一定的抗炎止痛、**抗早孕、兴奋子宫**、抗自由基损伤、催眠作用。

姜黄

【来源】为姜科多年生草本植物姜黄的干燥根茎。

【性味归经】辛、苦，温。归肝、脾经。

【中医功效】活血行气，温经止痛。

功效	主治	应用
活血行气，温经止痛	血瘀气滞，胸胁刺痛	姜黄散
	经闭或产后瘀阻腹痛	姜黄丸
	跌打损伤，瘀血肿痛	姜黄汤
行气血，散风寒	风痹肩痛	蠲痹汤、升降散

【用法用量】煎服，3～10g。外用适量。

【使用注意】姜黄辛苦而温，有伤血耗阴之弊，阴虚、血虚者慎用。姜黄活血散瘀力较强，有兴奋子宫，促进子宫收缩的作用，月经过多者、**孕妇慎用**。

【西医药理】

1. 生殖系统作用

（1）对子宫的作用：片姜黄及色姜黄煎剂及浸剂（2%盐酸作溶剂）对小鼠、豚鼠离体子宫呈兴奋作用，对家兔子宫瘘管引起周期性收缩，一次给药可持续5～7小时。

（2）抗早孕作用：研究显示，姜黄水提取液和石油醚提取液200mg/kg，对雌性大鼠有100%的抗生育作用；姜黄煎剂腹腔或皮下注射，对小鼠和兔早、中晚期妊娠均有明显的终止作用，终止妊娠率可达

90%～100%，但口服无效。姜黄终止早期妊娠的作用可为黄体酮所对抗，还可明显抑制假孕小鼠创伤性子宫蜕膜瘤的生长，故推测姜黄引起动物早期流产的机制，很可能是由于抗孕激素活性和宫缩作用所致。

2. 其他作用

（1）心血管系统作用：姜黄素灌胃能增加小鼠心肌营养性血流量，抗实验性心肌缺血。有明显而短暂的降压作用，对离体豚鼠心脏有抑制作用。

（2）血液系统作用：姜黄素能显著抑制血小板聚集、降低血浆黏度和全血黏度。姜黄素、醇或醚提取物和挥发油能显著降低血清胆固醇、甘油三酯和 β 脂蛋白。

（3）消化系统作用：姜黄素能保护胃黏膜、利胆作用，能增加胆汁的生成和分泌，并能促进胆囊收缩。姜黄还具有保护肝细胞作用。

（4）抗病原微生物方面：姜黄素对细菌有抑制作用，挥发油对真菌有强力的抑制作用。

（5）其他：姜黄尚有抗肿瘤、抗炎、抗突变、抗氧化等作用。

乳香

【来源】为橄榄科小乔木卡氏植物乳香树及其同属

植物皮部渗出的油胶树脂。

【性味归经】辛、苦，温。归心、肝、脾经。

【中医功效】活血行气止痛，消肿生肌。

功效	主治	应用
活血行气止痛	瘀血阻滞，心腹诸痛	胃痛方
	瘀血经闭，痛经，癥瘕腹痛	活络效灵丹
	痹痛拘挛	七厘散
消肿生肌（外用）	痈疽肿痛或外伤肿痛	仙方活命饮，醒消丸
	疮疡久溃不敛	海浮散

【用法用量】煎服，3 ～ 10g。外用适量。

【使用注意】乳香辛香走窜，**孕妇**及无瘀滞者慎用。气浊味苦，对胃有较强的刺激性，易引起恶心呕吐，有伤脾败胃之弊。胃弱者慎用，且不宜大剂量应用或久用。

【西医药理】

1. 生殖系统作用

（1）终止早期妊娠作用：榆白方（榆白皮 10g，制乳香 30g）的 75%乙醇提取物，灌服，小鼠早期妊娠终止率均在 80%以上。药物对小鼠未孕和早孕离体子宫有明显兴奋作用，该作用可能是其终止妊娠的重要机制之一。

（2）对子宫的作用：药物对大鼠早孕离体子宫作用复杂，小剂量有轻度兴奋，大剂量则呈现明显抑制作用。

2. 其他作用

（1）血液系统作用：乳香可改善人的甲皱微循环和红细胞聚集状态，能显著降低高血黏度和血浆黏度。有扩张血管、改善微循环、增加血流的作用。

（2）神经系统作用：乳香能直接作用于神经末梢，达到止痛目的；又能抑制毛细血管通透性，改善局部血液循环，促进病灶处渗出液的吸收，达到消肿止痛目的。

（3）消化系统作用：乳香能明显减轻胃黏膜损伤及应激性胃黏膜损伤，降低幽门结扎性溃疡指数及胃液游离酸度。

（4）其他：乳香尚有消炎、升高白细胞、加速炎症渗出排泄、促进局部新陈代谢、加强肌组织的再生和愈合的作用。

没药（末药）

【来源】为橄榄科植物没药树或其他同属植物皮部渗出的油胶树脂。

【性味归经】辛、苦，平。归心、肝、脾经。

【中医功效】活血止痛，消肿生肌。

功效	主治	应用
活血止痛	瘀血阻滞，心腹诸痛	胃痛方
	瘀血经闭，痛经，癥瘕腹痛	活络效灵丹
	痹痛拘挛	七厘散
消肿生肌（外用）	痈疽肿痛或外伤肿痛	仙方活命饮，醒消丸
	疮疡久溃不敛	海浮散

【用法用量】煎服，3 ～ 10g。外用适量。

【使用注意】没药活血散瘀，孕妇及无瘀滞者慎用。味苦气浊，对胃有较强的刺激性，易引起恶心呕吐，有伤脾败胃之弊。脾胃虚弱者慎用，且不宜大剂量应用。

【西医药理】

1. 生殖系统作用

对子宫的作用：没药对离体子宫先呈短时间的兴奋作用，使子宫张力提高，收缩频率增加，然后呈抑制现象。

2. 其他作用

（1）抗凝血作用：没药的水提物、挥发油对家兔血小板聚集及凝血酶时间的影响均能产生显著效应，没药的水提液及挥发油与空白对照比较均具有明显抑制血小板聚集活性。

（2）抗肿瘤活性：没药有显著的抗肿瘤活性。

（3）代谢系统作用：有降脂、防止动脉粥样斑块形成的作用。

（4）抗病原微生物作用：对多种致病真菌有抑制作用，且能轻度抑制霉菌。

（5）其他：能兴奋肠蠕动、保护肝脏。

五灵脂

【用药部位】为鼯鼠科动物复齿鼯鼠的干燥粪便。

【性味归经】苦、甘，温。归肝、脾经。

【中医功效】活血止痛，化瘀止血，解毒。

【用法用量】内服：3 ～ 10g。或入丸散。外用适量。包煎。

功效	主治	应用
活血止痛	瘀滞经闭或痛经	失笑散
	产后腹痛	紫金丸
	瘀阻气滞之胸脘痛	手拈散，愈痛散
化瘀止血	瘀血崩漏	五灵脂散
解毒	蛇虫咬伤	外用或内服

【使用注意】传统认为人参畏五灵脂，属“十九畏”内容。五灵脂善于活血化瘀，故血虚无瘀及**孕妇慎用**。

【西医药理】

1. 生殖系统作用

本品对生殖系统无明显作用。

2. 其他作用

（1）血液系统作用：五灵脂可抑制血小板聚集，降低全血黏度、血浆黏度，可以抗血栓形成。

（2）心血管系统作用：五灵脂能增加冠脉血流量，降低冠脉阻力，降低左室外周阻力，减少心肌细胞耗氧量；并对实验性微循环障碍有良好的改善作用。

（3）消化系统作用：五灵脂能抑制胃液胃酸分泌，调节改善胃黏膜血流，增强胃黏膜的防御功能。

（4）抗病原微生物作用：五灵脂对多种致病性皮肤真菌具有不同程度的抑制作用，并抑制结核杆菌。

（5）其他：五灵脂尚能增强正常机体免疫功能，缓解平滑肌痉挛，提高耐氧量、耐寒和耐高温能力。

第二节 活血调经药

活血调经药性味多辛散苦泄，主归肝经血分，具有活血散瘀之功，尤善通畅血脉而调经水。主治血行不畅所致诸病。

丹参（赤参、紫丹参）

【来源】为唇形科多年生草本植物丹参的干燥根及根茎。

【性味归经】苦，微寒。归心、心包、肝经。

【中医功效】活血调经，祛瘀止痛，凉血消痈，除烦安神。

功效	主治	应用
活血调经，祛瘀止痛	血热郁滞，月经不调，痛经，闭经，癥瘕积聚，产后瘀血	丹参散
	瘀血阻滞，心腹刺痛	丹参饮
	肝郁气滞血瘀，胁痛	配伍当归、郁金、香附等
凉血消痈	痈肿疮毒	消乳汤
	风湿热痹，关节肌肉红肿热痛	配伍苍术、黄柏、牛膝等
除烦安神	热入营血，心烦不寐	清营汤

【用法用量】煎服，5～15g，大剂量可用至60g。

【使用注意】“十八反”中记载丹参与藜芦相反，故两药不宜配伍同用。

【西医药理】

1. 生殖系统作用

本品对生殖系统无明显作用。

2. 其他作用

（1）心血管系统作用：丹参能扩张冠状动脉，增加冠脉流量，减轻心肌缺血的损伤程度，加速心肌缺血或损伤的恢复，缩小心肌梗死范围，能提高耐缺氧能力，对缺氧心肌有保护作用。能改善微循环，促进血液流速，扩张血管，降低血压。

（2）血液流变学：能改善血液流变学性，降低血液黏稠度，抑制凝血，激活纤溶，抑制血小板聚集及黏附性，对抗血栓形成。

（3）神经系统作用：丹参对脑缺血具有保护作用，有镇静、镇痛、催眠、抗惊厥作用。

（4）呼吸系统作用：丹参对放射性肺损伤有保护作用，能抗肺纤维化。

（5）肝胆系统作用：丹参能保护肝损伤，促进肝细胞再生，有抗肝纤维化作用。

（6）消化系统作用：丹参能保护胃黏膜，抗胃溃疡。

（7）代谢系统作用：丹参能降血脂，延缓动脉粥样硬化的形成。

（8）抗病原微生物作用：丹参对金黄色葡萄球菌及其耐药菌株、人型结核杆菌、大肠杆菌、变形杆菌、福氏痢疾杆菌、伤寒杆菌、真菌铁锈色毛发癣菌、红色毛发癣菌等均有抑制作用。

（9）其他：丹参尚有抗炎、抗过敏、抗肿瘤、保护肾功能、改善免疫功能、促进骨折愈合等作用。

红花（红兰花）

【来源】为菊科一年生草本植物红花的干燥花。

【性味归经】辛，温。归心、肝经。

【中医功效】活血通经，祛瘀止痛，透疹。

功效	主治	应用
活血通经	经闭，癥瘕，瘀血腹痛，难产，死胎	红兰花酒，红花汤，脱花煎
祛瘀止痛	跌打损伤，瘀血肿痛	八离散
透疹	麻疹发斑	当归红花饮

【用法用量】煎服，3 ～ 10g。外用适量。

【使用注意】红花善于活血调经，故月经过多、崩漏、**孕妇**、血虚及无瘀滞者慎用。有过敏的报道。

【西医药理】

1. 生殖系统作用

（1）对子宫的影响：麻醉动物实验表明，红花煎剂静脉注射对小鼠猫与犬的在位子宫都有兴奋作用。无论离体或在体子宫给药后紧张性或节律性明显增加，有时兴奋作用强烈可引起痉挛，对已孕动物子宫的作用比未孕者更为明显。子宫瘘兔静脉注射煎剂后亦出现子宫兴奋反应，收缩频率增加，幅度加大，作用较持久。

（2）**生殖毒性作用：**红花煎剂对正常大鼠母体及其胚胎均有明显的毒性，可导致母体流产、体重降低、肾重指数升高，胚胎死亡率和宫内生长迟缓（IUGR）发生率上升。

2. 其他作用

（1）心血管系统作用：红花轻度兴奋心脏，降低冠脉阻力，增加冠脉流量和心肌营养性血流量，保护和改善心肌缺血，缩小心肌梗死范围；红花黄色素分离物能对抗心律失常；煎剂、水提液、红花黄色素等能扩张周围血管、降低血压。

（2）血液流变学：红花能抗凝血，抗血栓形成，降低全血黏度，降低红细胞的聚集性，维持血液黏度的正常。

（3）神经系统作用：红花黄色素对中枢神经系统有镇痛、镇静和抗惊厥作用。注射液、醇提物、红花苷能显著提高耐缺氧能力，减少缺血性脑水肿，对实验性脑梗死动物的组织有保护作用。

（4）肝胆系统作用：红花能降低谷丙转氨酶，改善肝功能。

（5）代谢系统作用：红花能降低血清总胆固醇、三硝酸甘油酯和非酯化脂肪酸水平。

（6）其他：红花醇提物和水提物有抗炎作用，红花黄色素有免疫抑制作用。

附药：西红花

又名藏红花，为鸢尾科多年生草本植物番红花的干燥花柱头。味甘性寒，归心、肝经。活血祛瘀、通经，作用强，兼凉血解毒。适用于血瘀诸证及斑疹等。用量1.5～3g。现代研究证明其有显著抗凝作用，能抑制血小板聚集；能兴奋子宫，对已孕子宫更为明显；能降压、抑制心脏，对离体冠状动脉有扩张作用；能延长动物动情期。**孕妇**慎用。

桃仁

【来源】为蔷薇科植物桃或山桃的干燥成熟种子。

【性味归经】苦、甘，平。归心、肝、大肠经。

【中医功效】活血祛瘀，润肠通便，止咳平喘。

功效	主治	应用
活血祛瘀	经闭，癥瘕，瘀血腹痛	桃红四物汤、生化汤
	蓄血发狂	抵当汤
	跌打损伤	复元活血汤
	肺痈，肠痈	苇茎汤、大黄牡丹皮汤
润肠通便	肠燥便秘	五仁丸
止咳平喘	气逆喘咳	苇茎汤

【用法用量】煎服，5 ～ 10g，捣碎用。

【使用注意】桃仁功善活血，有堕胎之弊，**孕妇慎用**。富含油脂，具有润肠通便之功，脾虚便溏者慎用。含苦杏仁苷，在体内可分解成氢氰酸，大量服用易引起中毒，故临床用量不宜过大。

【西医药理】

1. 生殖系统作用

兴奋子宫的作用：**桃仁能兴奋子宫，促进初产产妇子宫收缩及止血**。

2. 其他作用

（1）血液流变学：桃仁提取液能明显增加脑血流

量，增加犬股动脉的血流量，降低血管阻力，扩张血管，抑制血小板的聚集，抑制血栓形成，改善血液流变学状况。

（2）呼吸系统作用：桃仁中的苦杏仁苷有镇咳平喘作用。

（3）肝胆系统作用：提取物能改善动物肝脏表面微循环，并促进胆汁分泌，有保肝、抗纤维化的作用。

（4）消化系统作用：桃仁中含45%的脂肪油可润滑肠道，利于排便。

（5）其他：桃仁水煎剂及提取物有镇痛、抗炎、抗菌、抗过敏、免疫调节、抗癌等作用。

益母草（茺蔚）

【来源】为唇形科一年生或二年生草本植物益母草的新鲜或干燥地上部分。

【性味归经】辛、苦，微寒。归心、肝、膀胱经。

【中医功效】活血调经，利水消肿，清热解毒。

【用法用量】煎服，10～30g。或熬膏，入丸剂。外用适量捣敷或煎汤外洗。

【使用注意】益母草辛散苦泄，善能活血祛瘀而通经，阴虚血少及无瘀滞者禁用。**孕妇慎用**。

功效	主治	应用
活血调经	经行不畅，痛经，闭经，产后瘀阻	益母膏，益母丸，送胞汤
利水消肿	浮肿，小便不利	配伍白茅根、车前子、桑白皮、白术、茯苓等
清热解毒	痈肿疮毒	捣汁外敷

【西医药理】

1. 生殖系统作用

（1）对子宫的作用：①兴奋作用：药理研究证明益母草制剂对兔、豚鼠、犬的离体子宫有直接兴奋作用，与脑垂体后叶素相似，但作用较弱。益母草生物碱对离体子宫有收缩作用。益母草的水浸膏或乙醇浸膏不但在离体子宫，而且在在位子宫（静脉注射）、子宫瘘（灌胃）的实验中，均证实有兴奋作用。子宫的振幅、收缩率、紧张度，无论已孕与未孕者均见增加，持续时间颇久。益母草酊剂效力似不及煎剂。煎煮 8 小时或室温保存 2 周，效力尚无显著减弱。其有效成分在叶部，而茎部无收缩子宫作用，根部效力亦差，采集宜在 5 月间叶子茂盛之时进行。②抑制作用：益母草中也有某种成分（溶于乙醚）对子宫呈抑制作用，所提得的益母草碱能兴奋离体子宫，却不能兴奋在位子宫。也有报告粗制的益母草碱对离体子宫及子宫瘘实验中作用都不明显。

（2）抗生育作用：口服益母草煎剂对小鼠有一定的抗着床和抗早孕作用。

2. 其他作用

（1）心血管系统作用：益母草有强心、增加冠脉流量和心肌营养性血流量的作用，能减慢心率，对抗实验性心肌缺血和心律失常，缩小心肌梗死范围。粗提物能扩张血管，有短暂的降压作用。

（2）血液流变学：对血小板聚集、血栓形成以及红细胞的聚集性有抑制作用。

（3）神经系统作用：对中枢神经有抑制作用，能延长戊巴比妥所致的睡眠，兴奋呼吸中枢。

（4）泌尿系统作用：益母草能改善肾功能，益母草碱有明显的利尿作用。

（5）其他：益母草尚有抗菌、杀精、增强机体免疫功能的作用。

（6）不良反应：益母草有过敏反应的报道。常规剂量或是过量服用益母草可出现肾脏、肝脏等脏器损伤，表现出肝肾毒性。

附药：茺蔚子（小胡麻）

【来源】为唇形科植物益母草的干燥成熟果实。

【性味归经】甘，微寒。归心包、肝经。

【中医功效】活血调经，清肝明目。

【主治】适用于月经不调、痛经、经闭，肝热头痛等。

【用法用量】6～15g，水煎服。

【使用注意】有报道大量服用导致中毒，故特大量用宜慎。

【西医药理】

1. 生殖系统作用

本品具有兴奋子宫的作用，并且可以治疗子宫脱垂。

2. 其他作用

降压作用，常用于治疗高血压。

泽兰（水香）

【来源】为唇形科多年生草本植物毛叶地瓜儿苗或毛叶地瓜儿苗的干燥地上部分。

【性味归经】苦、辛，微温。归肝、脾经。

【中医功效】活血调经，祛瘀消痈，利水消肿。

功效	主治	应用
活血调经	经闭，痛经，产后瘀阻	泽兰汤
	跌打损伤	配伍归尾、乳香、没药、三七等
祛瘀消痈	疮疡肿痛	配伍当归、银花、甘草等
利水退肿	浮肿尿少	配伍防己

【用法用量】煎服，10 ～ 15g。外用适量。

【使用注意】泽兰功善活血通经，性虽和缓，血虚、内无瘀血者均须慎用。

【西医药理】

1. 生殖系统作用

泽兰可兴奋子宫平滑肌，收缩子宫。

2. 其他作用

（1）微循环：泽兰能改善微循环障碍，加快血管内血流速度，扩张微血管管径。

（2）血液流变学：泽兰水煎剂对体外血栓形成有对抗作用，能降低血液黏度、纤维蛋白原含量和红细胞聚集指数的异常上升幅度，改善血液流变学。

（3）其他：泽兰全草制剂尚有强心、保护肝肾功能、利胆、降脂、杀菌等作用。

牛膝（怀牛膝）

【来源】为苋科多年生草本植物牛膝的根。

【性味归经】苦、酸，平。归肝、肾经。

【中医功效】活血通经，补肝肾，强筋骨，利水通淋，引火（血）下行。

功效		主治	应用
生用	活血通经，利水通淋	经闭，癥瘕，难产，胞衣不下	万病丸，脱花煎
		风湿痹痛，关节拘挛	二妙丸，独活寄生汤
		扭伤闪挫，瘀血作痛	配伍当归、桃仁、红花、延胡索等
		血淋，尿血，尿涩作痛	牛膝汤
	引血引火，引药下行	血热吐血、衄血	配伍侧柏叶、白茅根、小蓟等
		喉痹，齿痛，口疮	玉女煎
		阴虚阳亢，眩晕头痛	镇肝熄风汤
制用	补肝肾，强筋骨	肝肾不足，筋骨无力	虎潜丸

【用法用量】煎服，6 ～ 15g。

【使用注意】牛膝性专下行，为动血之品，**孕妇及月经过多者慎服**，中气下陷，脾虚泄泻，下元不固，多梦遗精者慎用。

【鉴别应用】川牛膝、怀牛膝：川牛膝长于引血下行、活血通经、消肿止痛，以活血为主；怀牛膝长于补肝肾、强筋骨。

【西医药理】

1. 生殖系统作用

对子宫的作用：**牛膝水煎剂对子宫有较强的兴奋作用，可使子宫张力、收缩力及节律增加。**

2. 其他作用

（1）镇痛、抗炎作用：实验证明具有抗炎作用。

（2）心血管系统作用：对蛙心有抑制作用，能扩张血管而降压。

（3）降血糖、降血脂：对大鼠高血糖具有明显的降血糖作用，能明显降低血清总胆固醇及游离胆固醇的升高。

（4）其他：提高机体免疫功能、抗衰老、利胆、利尿、抗生育、抗肿瘤等作用。

川牛膝

【来源】为苋科多年生草本植物川牛膝的根。

【性味归经】甘、苦，平。归肝、肾经。

【中医功效】活血通经，利尿通淋，引火下行。

功效	主治	应用
活血通经	妇人经产诸证	配伍香附、益母草等
	跌打损伤	配伍乳香、没药等
	风湿痹痛	配伍桑寄生、独活等
利尿通淋	热淋涩痛	配伍海金沙、鸡内金等
引火下行	牙龈肿痛、吐血等	配伍凉血药

【用法用量】内服：6 ～ 10g，或入丸散，或浸酒。

【使用注意】月经过多及**孕妇慎用**。

【西医药理】

1. 生殖系统作用

（1）对**子宫的作用：**川牛膝对子宫平滑肌的作用因动物种类不同及是否怀孕而异。川牛膝流浸膏对豚鼠的子宫肌紧张多呈弛缓作用，无论已孕或未孕都一样；川牛膝流浸膏对已孕或未孕的家兔子宫都能发生收缩；川牛膝流浸膏对猫的未孕子宫呈弛缓作用，而对已孕子宫发生强有力的收缩；川牛膝流浸膏对子宫的作用颇疑似为直接刺激腹下神经末梢所致。**对子宫有弛缓、收缩双向作用**。

（2）**抗生育作用：**川牛膝苯提取物对妊娠鼠有明显的抗生育活性和抗着床作用。本品乙酸乙酯提取物和醇提取物也有一定的抗生育和抗着床作用。**可致胚胎排除、死亡或阴道出血**。

2. 其他作用

（1）血液系统作用：在改善微循环方面，川牛膝作用强于怀牛膝。川牛膝、怀牛膝均能降低血浆黏度，怀牛膝高剂量降低全血黏度，川牛膝则能增强红细胞变形能力。

（2）其他：尚有利胆、降脂、加速肝功能恢复等作用。

鸡血藤

【来源】为豆科植物密花豆的干燥藤茎。

【性味归经】苦、微甘，温。归肝、肾经。

【中医功效】补血活血，调经，舒经活络。

【用法用量】煎服，10 ～ 30g。

【使用注意】能活血通经，故月经过多者不宜服。

功效	主治	应用
补血活血，调经	血虚经闭，月经不调，痛经	与四物汤同用
舒经活络	血虚，肢体麻木，瘫痪	配伍川芎、当归、赤芍、红花、黄芪等
	风湿痹痛	配伍羌活、独活、防风、秦艽、威灵仙等
	跌仆损伤	配伍炮山甲、当归、桃仁、红花、大黄

【西医药理】

1. 生殖系统作用

鸡血藤注射液或灌胃对小鼠有明显的**抗早孕作用**。

2. 其他作用

（1）造血系统作用：鸡血藤有补血作用，能使血细胞增加，血红蛋白升高。

（2）心血管系统作用：鸡血藤能增加实验动物股动脉血流量，降低血管阻力，对血小板聚集有明显抑制作用；水煎剂可降低动物胆固醇，明显对抗动脉粥样硬化病变；抑制心脏功能，降压。

（3）神经系统作用：有一定的镇静、催眠作用。

（4）其他：鸡血藤水提物及酊剂有明显抗炎作用，并对免疫系统有双向调节功能，尚能促进小鼠肾总磷代谢。

王不留行（王不留）

【来源】为石竹科一年生或越年生草本植物麦蓝菜的干燥成熟种子。

【性味归经】苦，平。归肝、胃经。

【中医功效】活血通经，下乳消痈，利尿通淋。

功效	主治	应用
活血通经，下乳消肿	经闭，痛经	配伍川芎、桃仁、红花
	乳汁不下，乳痈	配伍党参、当归、白芍、地黄等
利尿通淋	小便不利，尿道涩痛	配伍石韦、滑石、瞿麦等

【用法用量】煎服，5 ～ 10g。外用适量。

【使用注意】王不留行善于通利血脉，活血通经，走而不守，**孕妇慎用**。

【西医药理】

1. 生殖系统作用

（1）**抗早孕作用：王不留行水煎剂对小鼠有抗着床、抗早孕作用。**

（2）**对子宫的作用：王不留行煎剂对大鼠离体子宫有收缩作用，其乙醇提取液作用尤强。**

2. 其他作用

王不留行的水提液和乙醚萃取液具有抗肿瘤作用。王不留行尚有镇痛、收缩胆囊作用。

月季花（月月红）

【来源】为蔷薇科灌木植物月季的花蕾或初开的花。

【性味归经】甘，温。归肝经。

【中医功效】活血调经，疏肝解郁，消肿解毒。

功效	主治	应用
活血调经，疏肝解郁	肝郁不疏，经脉阻塞，月经不调	配伍丹参、茺蔚子、当归、香附等
消肿解毒	痈肿疮毒，瘰疬肿痛	配伍夏枯草、大贝母、牡蛎等

【用法用量】煎服，2 ～ 5g。亦可泡服。

【使用注意】多服、久服可引起腹痛及便溏腹泻，故脾胃虚弱者慎用，用量不宜过大。

【西医药理】

1. 生殖系统作用

本品对生殖系统无明显作用。

2. 其他作用

（1）月季花所含没食子酸有很强的抗癌、抗真菌等作用。

（2）有一定的肾毒性。

凌霄花（紫葳花）

【来源】为紫葳科植物凌霄或美洲凌霄的干燥花。

【性味归经】辛，微寒。归肝、心包经。

【中医功效】破瘀通经，凉血祛风。

功效	主治	应用
破瘀通经	经闭，癥瘕	紫葳散，鳖甲煎丸
凉血祛风	风疹瘙痒，皮肤湿癣	凌霄花散

【用法用量】煎服，3～10g。外用适量。

【使用注意】凌霄花破血力胜，故**孕妇及气血虚弱者慎用**。

【西医药理】

1. 生殖系统作用

凌霄花能增强离体孕子宫的收缩活性，抑制未孕子宫收缩。

2. 其他作用

（1）心血管系统作用：凌霄花抑制冠状动脉的收缩，抑制血栓形成，加快红细胞电泳，增加红细胞电泳率。

（2）消化系统作用：凌霄花所含芹菜素对平滑肌有中度解痉作用，并能抗溃疡。

（3）抗病原微生物作用：凌霄花的煎剂对福氏痢疾杆菌、伤寒杆菌有不同程度的抑制作用。

（4）其他：凌霄花尚有镇痛、降低血中胆固醇、止咳、抗癌、抗炎等作用。

第三节 活血疗伤药

活血疗伤药性味多辛、苦、咸，主归肝、肾经，功善活血化瘀，消肿止痛，续筋接骨，止血生肌敛疮，主要适用于跌打损伤、瘀肿疼痛、骨折筋损、金疮出血等伤科疾患。也可用于其他一般血瘀病症。

土鳖虫（䗪虫、地鳖虫）

【来源】为鳖蠊科昆虫地鳖或冀地鳖雌虫干燥体。

【性味归经】咸，寒，有小毒。归肝经。

【中医功效】破血逐瘀，续筋接骨。

【用法用量】煎服，3～10g。若研末吞服，则每次用至1～1.5g，黄酒送服。外用适量。

【使用注意】土鳖虫为破血逐瘀之品，**孕妇禁服**。

功效	主治	应用
破血逐瘀	经闭、产后瘀阻	大黄䗪虫丸、下瘀血汤
	癥瘕痞块	鳖甲煎丸
续筋接骨	筋骨折伤，瘀血肿痛	接骨方

【西医药理】

1. 生殖系统作用

本品对生殖系统无明显作用。

2. 其他作用

（1）心脑血管系统作用：土鳖虫总生物碱可提高心肌和脑对缺血的耐受力，并降低心、脑组织的耗氧量；水煎液具有调脂作用，能延缓动脉粥样硬化的形成。

（2）血液流变学：土鳖虫提取液可使血细胞比容、全血低切黏度、全血高切黏度、红细胞聚集指数均降低，使红细胞沉降率明显升高；提取液及水提醇沉液分别有抗血栓形成和溶解血栓的作用。

（3）其他：土鳖虫尚有耐缺氧、镇痛、镇静、抗炎、抗癌、解毒、保肝等作用。

骨碎补（猴姜、申姜、猢狲姜）

【来源】为水龙骨科植物槲蕨的根茎。

【性味归经】苦，温。归肝、肾经。

【中医功效】活血续伤，补肾强骨。

功效	主治	应用
活血，止血，续伤	跌仆闪挫、金疮，损伤筋骨	骨碎散
补肾强骨	肾虚腰痛、耳鸣、耳聋、牙痛、久泻	神效方
补肾生发	斑秃（外用）	鲜用骨碎补

【用法用量】煎服，10 ～ 20g。外用适量，研末调敷或鲜品捣敷，亦可浸酒擦患处。

【使用注意】骨碎补性温助阳，凡阴虚火旺、血虚风燥者慎用。善能活血散瘀，故无血瘀证慎用。

【西医药理】

1. 生殖系统作用

本品对生殖系统无明显作用。

2. 其他作用

（1）骨骼系统作用：骨碎补能促进骨对钙的吸收，提高血钙和血磷水平。骨碎补水煎剂有一定改善软骨细胞、推迟骨细胞的退行性病变、降低骨关节病变率的功效。

（2）代谢系统作用：骨碎补有预防血清胆固醇、甘油三酯升高，并防止主动脉粥样硬化斑块形成的作用；骨碎补多糖和骨碎补双氢黄酮苷有降血脂和抗动脉粥样硬化的作用。

（3）其他：骨碎补双氢黄酮苷有明显的镇静、镇痛作用；能减轻卡那霉素对耳蜗的毒性。

血竭（麒麟血）

【来源】为棕榈科植物麒麟竭及同属植物的果实及树干渗出的树脂经加工制成。

【性味归经】甘、咸，平。归心、肝经。

【中医功效】活血定痛，化瘀止血，敛疮生肌。

功效	主治	应用
活血定痛，化瘀止血	跌打损伤，瘀血肿痛	七厘散，麒麟血散
	妇女经闭、痛经、产后瘀阻腹痛	和血通经汤
	瘀血阻滞，心腹刺痛	和血通经汤
敛疮生肌	金疮出血，溃疡不敛（外用）	生肌散

【用法用量】内服多入丸、散剂，研末服，每次 1 ～ 2g。外用适量，研末外敷。

【使用注意】血竭善于活血散瘀、无瘀血者不宜用。

【西医药理】

1. 生殖系统作用

本品对生殖系统无明显作用。

2. 其他作用

（1）心血管系统作用：能增加冠脉流量，降低心律失常发生率。

（2）血液系统作用：能明显降低血细胞比容，抑制血小板聚集，防止血栓形成。

（3）抗病原微生物作用：对金黄色葡萄球菌、白色葡萄球菌及多种致病真菌有不同程度的抑制作用。

（4）其他：还有一定的抗炎作用。

苏木（苏方木）

【来源】为豆科植物苏木的干燥心材。

【性味归经】甘、咸、微辛，平。归心、肝、脾经。

【中医功效】活血疗伤，祛瘀通经。

功效	主治	应用
活血通经	血滞经闭、痛经	通经丸，苏枋饮
疗伤祛瘀	跌打损伤，瘀血肿痛	八厘散

【用法用量】煎服，3 ～ 10g。外用适量，研末撒敷。

【使用注意】苏木为祛瘀通经之品，月经过多者和孕妇慎用。

【西医药理】

1. 生殖系统作用

（1）抑制子宫：对离体子宫略有抑制作用，若与肾上腺素合用则作用明显。

（2）抑制宫颈癌细胞：本品对人体子宫颈癌细胞培养株系 JT–26 体外筛选有抑制作用，抑制率在 90% 以上。

2. 其他作用

（1）心血管系统作用：苏木煎剂能使离体蛙心收缩增强，水煎醇提液可增加冠脉流量，促进微循环。

（2）血液系统作用：巴西苏木素和苏木精可抑制血小板聚集，促进血液凝固。

（3）神经系统作用：苏木煎剂有镇静、催眠作用，并能对抗士的宁和可卡因的中枢兴奋作用。

（4）抗病原微生物作用：苏木煎剂和浸煎剂对白喉杆菌、金黄色葡萄球菌、伤寒杆菌等有抑制作用。

（5）其他：苏木尚有抗癌、抗炎、免疫抑制等作用。

刘寄奴（南刘寄奴、化食丹）

【来源】为菊科多年生草本植物奇蒿的干燥全草。

【性味归经】苦，温。归心、肝、脾经。

【中医功效】散瘀止痛，疗伤止血，破血通经，消食化积。

功效	主治	应用
破血通经，散瘀止痛	瘀血经闭，产后瘀阻	紫葳散
疗伤止血	跌打损伤，创伤出血（外敷）	刘寄奴散
消食化积	食积不化，脘腹胀痛	单用或配伍消食导滞药

【用法用量】煎服，3 ～ 10g。外用适量，研末撒或调敷，亦可鲜品捣烂外敷。

【西医药理】

1. 生殖系统作用

本品对生殖系统无明显作用。

2. 其他作用

（1）心血管系统作用：刘寄奴煎液能增加豚鼠冠脉灌注量，加速血液循环，对小鼠缺氧模型有明显的抗缺氧作用。

（2）肝胆系统作用：刘寄奴能抗肝损伤。

（3）抗病原微生物作用：刘寄奴水煎液对宋内氏痢疾杆菌、志贺氏痢疾杆菌、福氏痢疾杆菌等均有抑制作用。

第四节　破血消癥药

破血消癥药味多辛苦，虫类药居多，兼有咸味，主归肝经、血分。药性峻猛，走而不守，能破血逐瘀、消癥散结，主治癥瘕积聚、血瘀经闭、偏瘫等。

莪术（蓬莪术）

【来源】为姜科植物蓬莪术、温郁金、广西莪术的干燥根茎。

【性味归经】辛、苦，温。归肝、脾经。

【中医功效】破血行气，消积止痛。

功效	主治	应用
破血行气	癥瘕积聚，经闭，痛经，产后瘀阻，瘀血作痛	三棱丸
消积止痛	食积停留，脘腹胀痛	莪术丸

【用法用量】 煎服，3 ～ 15g。醋制后可加强祛瘀止痛作用。外用适量。

【使用注意】 莪术破血力强，月经过多者、**孕妇禁用**。有耗气伤血之弊，中病即止，不宜久服。

【西医药理】

1. 生殖系统作用

（1）抗早孕作用：莪术根茎的醇浸膏及其有效成分对大鼠、小鼠有非常显著的抗早孕作用，对犬也有一定的抗着床效果。腹腔注射和皮下注射或阴道给药对小鼠和家兔都有明显的止孕效果，孕后 2 ～ 5 天给药即出现胚胎死亡，吸收或阻止着床效果，受孕 7 ～ 10 天给药则出现流产或死胎。莪术油的止孕效果最显著。其过程是阻止胚泡着床，使之停止发育，最终使胚泡萎缩退化死亡。

（2）对子宫的作用：莪术提出物不兴奋离体或在体子宫，亦无雌激素或抗雌激素及孕激素活性。

（3）**生殖毒性作用：** 莪术醇可使怀孕雌鼠胎仔发育畸形。莪术水煎剂可降低雌鼠怀孕率，增加妊娠致畸率。

2. 其他作用

（1）心血管系统作用：莪术水提液可抑制血小板聚集，促进微动脉血流恢复，完全阻止微动脉收缩，明显促进局部微循环恢复；莪术水提醇液对体内血栓形成有抑制作用。

（2）抗肿瘤作用：莪术挥发油制剂对多种癌细胞既有直接破坏作用，又能通过免疫系统使特异性免疫增强而获得明显的免疫保护效应，从而具有抗癌作用。

（3）抗病原微生物作用：温莪术挥发油能抑制金黄色葡萄球菌、大肠杆菌、伤寒杆菌、霍乱杆菌等多种致病菌的生长。1%莪术油对动物醋酸性腹膜炎有抑制作用，对小鼠局部水肿、炎症有抑制作用。

（4）其他：莪术尚有抗胃溃疡、保肝、兴奋平滑肌、抗盆腔粘连、抗银屑病等作用。

三棱（荆三棱、京三棱）

【来源】为黑三棱科多年生草本植物黑三棱的干燥块茎。

【性味归经】辛、苦，平。归肝、脾经。

【中医功效】破血行气，消积止痛。

【用法用量】煎服，3 ～ 10g。醋制后可加强祛瘀止痛作用。

【使用注意】三棱畏朴硝，一般不宜配伍使用。破血力强，月经过多及**孕妇禁用**。药性峻猛，易伤正气，故气虚体弱者慎用且不可久服。

功效	主治	应用
破血行气	癥瘕积聚，经闭，痛经，产后瘀阻，瘀血作痛	三棱丸
消积止痛	食积停留，脘腹胀痛	三棱煎

【西医药理】

1. 生殖系统作用

兴奋子宫：三棱水煎剂对离体家兔子宫有兴奋作用。

2. 其他作用

（1）血液系统作用：三棱水提物能显著延长凝血酶对人纤维蛋白的凝聚时间；水煎剂能显著抑制血小板聚集，降低全血黏度；明显延长血浆凝血时间；能抗体外血栓形成，使血栓形成时间延长，血栓长度缩短，血栓重量减轻。

（2）抗肿瘤作用：对小白鼠肉瘤有明显抑制作用。

（3）其他：三棱尚有镇痛，使小肠管收缩加强、紧张性升高等作用。

水蛭（蚂蟥）

【来源】为环节动物水蛭科蚂蟥、水蛭或柳叶蚂蟥的干燥体。

【性味归经】咸、苦，平，有小毒。归肝经。

【中医功效】破血通经，逐瘀消癥。

功效	主治	应用
破血通经，逐瘀消癥	蓄血发狂，小腹满痛	抵当汤，大黄䗪虫丸
	瘀血停滞，经闭、癥瘕	配伍桃仁、三棱、莪术、当归等
	跌打损伤，瘀血作痛	夺命散

此外，用活水蛭外用可吸血，可消痈肿、丹毒。

【用法用量】煎服，1.5 ～ 6g。若研末吞服，则每次用至 0.3 ～ 0.5g。以入丸、散剂或研末服为宜。或以鲜活者放置于瘀肿局部吸血消瘀。

【使用注意】水蛭功专破血逐瘀，善破坚积，体虚血弱、无瘀血蓄积、**月经过多者及孕妇禁用**。中病即止，久服伤血。

【西医药理】

1. 生殖系统作用

（1）终止妊娠作用：实验表明，水蛭对小鼠妊娠早、中、晚及着床期等各个时期都有终止妊娠作用。各期都出现死胎或死鼠，坏死组织或胎盘一起排出。结果显示，水蛭可抑制小鼠蜕膜的形成，但可被黄体酮所拮抗。初步认为水蛭可直接抑制体内孕激素分泌或代谢，这可能是水蛭抗生育作用的主要原因。

（2）收缩子宫的作用：低浓度水蛭对家兔离体子宫有明显收缩作用。

2. 其他作用

（1）血液系统作用：水蛭水煎剂有强抗凝作用，能显著延长纤维蛋白的凝聚时间，水蛭提取物、水蛭素对血小板聚集有明显的抑制作用，抑制大鼠体内血栓形成，降低全血和血浆黏度、红细胞聚集。

（2）心血管系统作用：水蛭素腹腔注射有增加心肌营养性血流量作用，能对抗垂体后叶素造成的心率加快和心律不齐，还能降血压、改善局部血液循环。

（3）代谢系统作用：水蛭有降血脂、抗动脉粥样硬化作用。

（4）抗肿瘤作用：水蛭素对肿瘤细胞也有抑制作用。

（5）其他：水蛭尚有抗炎作用，对肾缺血有明显的保护作用，还能降低血清尿素氮、肌酐水平。

虻虫

【来源】为昆虫类虻科双斑黄虻或华虻的雌虫体。

【性味归经】苦，微寒，有小毒。归肝经。

【中医功效】破血逐瘀，散结消癥。

功效	主治	应用
破血逐瘀，散结消癥	癥瘕积聚	抵当汤，大黄䗪虫丸
	经闭	地黄通经丸
	跌仆损伤	研末配丹皮酒送服

【用法用量】煎服，1～1.5g。若研末吞服，则每次用至0.3g。

【使用注意】虻虫破血逐瘀消癥，气血虚甚、形质瘦损者及**孕妇禁用**。不宜多用、久用。

【西医药理】

1. 生殖系统作用

兴奋子宫：对家兔离体子宫有兴奋作用。

2. 其他作用

（1）心血管系统作用：虻虫能增强心脏的收缩幅度，增加血流量，抗心肌缺血。

（2）血液系统作用：虻虫水提物在体外有较弱的抗凝血酶作用，体外和体内均有活化纤溶系统的作用，能显著延长出血时间，减少血浆纤维蛋白原含量，明显抑制血小板聚集率，降低全血黏度比和血浆黏度比，降低血细胞比容，改善血液流变学。

（3）其他：虻虫尚有抗炎、镇痛等作用。

鬼箭羽（卫矛、鬼箭、六月凌、四面锋、四面戟、见肿消、麻药）

【来源】为卫矛科植物卫矛的具翅状物的枝条或翅状附属物。

【性味归经】苦、辛，寒。归肝经。

【中医功效】破血通经，解毒消肿，杀虫。

功效	主治	应用
破血通经	癥瘕积聚，经闭痛经	与当归、川芎等同用
	腹痛，跌打损伤	单用
解毒消肿杀虫	毒蛇咬伤	研末服

【用法用量】煎服，4～9g。或浸酒或入丸散。外用适量。

【使用注意】本品破血通经，**孕妇忌用**。

【西医药理】

1. 生殖系统作用

本品对生殖系统无明显作用。

2. 其他作用

（1）抗缺氧、抗缺血、抗心律失常作用：其水溶性部分可提高小鼠耐缺氧能力；对垂体后叶素所引起的急性心肌缺血大鼠及豚鼠有保护作用，并抗心律失常。

（2）降血糖作用：从前剂中提取的草酸乙酰钠有降低血糖、尿糖和增加体重作用。

（3）其他：还有镇静、降压等作用。

第十三章 化痰止咳平喘药

凡能够消除痰涎的药物，称为化痰药；能够减轻或制止咳嗽、气喘的药物，称为止咳平喘药。

咳嗽、气喘与痰涎在病机上常有密切的关系。一般咳嗽常多夹痰，而痰多每致咳嗽。所以在治疗上，化痰药与止咳平喘药常相互配伍。化痰药主要用于痰多咳嗽、咯痰困难、痰饮喘息，以及由痰所致的癫痫、惊厥、瘿瘤、瘰疬、阴疽、流注等病症。止咳平喘药主要用于治疗症见咳嗽、气喘的多种疾患。

妇产科医生在使用本类药物时，需注意以下几方面：

（1）有毒的化痰止咳平喘药在妊娠期需尽量避免使用。

（2）降气化痰或坠痰下气之品在妊娠期需慎用，避免坠胎、滑胎、堕胎。

第一节　温化寒痰药

本类药物多属温燥之性，具有温化寒痰的作用，适用于痰多清稀色白，易于咯出的寒痰、湿痰，及由此而引起的咳嗽、哮喘、肢节酸痛、阴疽流注等病症。为了加强疗效，在临床上常与温散寒邪、燥湿健脾的药物配伍应用。

其温燥之性易伤津、助火、动血，故热痰、阴虚燥咳及吐血、咯血倾向者均应慎用。

半夏

【来源】为天南星科多年生草本植物半夏的地下块茎。

【性味归经】辛，温，有毒。归脾、胃、肺经。

【中医功效】燥湿化痰，降逆止呕，消痞散结，外用消肿止痛。

【用法用量】煎服，3 ～ 10g。一般宜制用。外用适量。姜半夏长于降逆止呕，法半夏长于燥湿且温性较弱，半夏曲则有化痰消食之功。竹沥半夏能清热化痰，主治热痰、风痰之证。

【使用注意】反乌头。其性温燥，凡阴虚燥咳、血证、热痰、燥痰患者应慎用。生用易中毒。

功效	主治	应用
燥湿化痰	湿痰证，寒痰证，热痰证，风痰证，治湿痰要药	二陈汤，半夏白术天麻汤，清气化痰丸，玉壶丸
降逆止呕	寒饮呕吐，胃虚呕吐，胃热呕吐，胃寒呕吐，妊娠呕吐	小半夏汤，大半夏汤，黄连竹茹橘皮半夏汤，半夏干姜散，干姜人参半夏丸
消痞散结	胸痞证，结胸证，梅核气，痰核瘿瘤，痈疽肿毒	半夏泻心汤，小陷胸汤，半夏厚朴汤
消肿止痛	瘿瘤，痰核，痈疽肿毒，梅核气（外用）	研末外用

【西医药理】

1. 生殖系统作用

（1）**抗早孕作用：**从半夏中分离出的半夏蛋白有终止妊娠的作用。通过对家兔和小鼠子宫角注射或皮下注射，抗早孕率可达100%。其机制可能是影响卵巢功能，使内源性孕酮水平下降导致蜕膜变性、胚胎失去支持而流产；也可能与该蛋白结合在子宫内膜腺管的上皮细胞膜上，干扰了子宫内膜细胞与胚胎细胞间的信息交换（识别）有关。

（2）胚胎毒性作用：研究证实生半夏及不同炮制方式的三种半夏对妊娠母鼠及胚胎均有非常显著的毒性（引起孕鼠阴道流血、胚胎早期死亡数增加、胎儿体重显著降低），对妊娠家兔母体无影响，但对其胚胎毒性显著。

2. 其他作用

（1）中枢神经系统作用：有镇吐作用。

（2）呼吸系统作用：各种炮制品对实验动物均有明显的止咳作用。

（3）心血管系统作用：半夏水浸剂对实验性室性心律失常和室性早搏有明显的对抗作用。

（4）抗肿瘤作用：半夏对动物实验性肿瘤细胞有明显的抑制作用。

（5）其他：半夏尚有一定的镇静、抗炎、降低眼内压等作用。

（6）毒性作用：生半夏能刺激声带黏膜致失音，刺激消化道黏膜致呕吐或腹泻。

天南星

【来源】为天南星科植物天南星、异叶天南星或东北天南星的块茎。

【性味归经】苦、辛，温。有毒。归肺、肝、脾经。

【中医功效】燥湿化痰，祛风解痉，外用散结消肿。

功效	主治	应用
燥湿化痰	湿痰壅盛，咳嗽，胸闷	玉粉丸，白术丸，姜桂丸，小黄丸
祛风解痉	中风痰壅，癫痫	青州白丸子
	风痰眩晕	上清丹
	破伤风	玉真散
散结消肿	痈肿疮毒，痰核瘤肿，外伤瘀肿（外用）	醋研外敷

本药治风痰为主。

【用法用量】煎服，3 ～ 10g。多制过用。外用适量。

【使用注意】阴虚燥痰、血热生风、血虚动风者及孕妇慎用。

【西医药理】

1. 生殖系统作用

本品对生殖系统无明显作用。

2. 其他作用

（1）中枢神经系统作用：天南星煎剂具有抗惊厥、镇静、镇痛作用。

（2）呼吸系统作用：家兔灌服天南星煎剂有轻微的恶心反应，引起支气管分泌物增加，而表现为显著的祛痰作用。

（3）心血管系统作用：本品对乌头碱诱发的心律失常有明显的拮抗作用，可延缓心律失常出现的时间和缩短心律失常的持续时间。天南星对犬离体的心房和乳头肌收缩力及窦房节频率均有抑制作用，其作用随剂量的增强而增强，并能拮抗异丙肾上腺素对心脏的作用。

（4）抗肿瘤作用：体内试验证明其有抑瘤作用。

（5）抗氧化作用：天南星的两种生物碱（氯化胆碱、胡芦巴碱）均能不同程度地清除超氧阴离子自由基。

（6）不良反应：天南星乙醇提物毒性明显，毒性作用主要靶器官为心脏、肺脏和肾脏。

附药：胆南星

为天南星用牛胆汁拌制而成的加工品。味苦、微辛，性凉。归肝、胆经。功能清热化痰、息风定惊。适用于中风、癫痫、惊风、头风眩晕、痰火喘咳等证。煎服，1.5 ～ 6g。

白芥子

【来源】为十字花科一年生或二年生植物白芥或芥

的成熟种子。

【性味归经】辛，温。归肺、胃经。

【中医功效】温肺化痰，利气，散结消肿。

功效	主治	应用
温肺化痰利气	寒痰壅滞，气逆喘咳	三子养亲汤
	胸胁痰饮，胀满作痛	控涎丹
散结消肿止痛	痰注肢体关节疼痛	白芥子散
	阴疽痰核	阳和汤

【用法用量】煎服，3 ～ 10g。一般宜制过用。外用适量。

【使用注意】辛温走散、耗气伤阴，久咳肺虚及阴虚火旺者禁用；不宜久煎，因沸水能抑制芥子酶的作用，而使白芥子苷不能释出有效成分。不宜过量，否则易致腹泻。本品外敷有发泡作用，凡皮肤过敏者不可外用。

【西医药理】

1. 生殖系统作用

本品对生殖系统无明显作用。

2. 其他作用

（1）呼吸系统作用：小剂量能引起反射性气管分泌增加，而有恶心性祛痰作用。

（2）皮肤黏膜的作用：白芥子苷水解后的产物白芥油有较强的刺激作用，可致皮肤充血、发泡。

（3）消化系统作用：白芥子粉能使唾液分泌，淀粉酶活性增加，小量可刺激胃黏膜，增加胃液胰液的分泌，大量则催吐。

（4）病原微生物的作用：水浸剂对皮肤真菌有抑制作用。

皂荚

【**来源**】为豆科乔木皂荚的果实。

【**性味归经**】辛、咸，温，有小毒。归肺、大肠经。

【**中医功效**】祛顽痰，通窍开闭，消肿止痒。

功效	主治	应用
祛痰	喘咳痰盛	皂荚丸，涤痰汤
通窍开闭	中风牙关紧闭，癫痫痰盛，口噤不开	通关散，稀涎散，砥柱丸
消肿止痒	痈肿疮毒	皂角丸

【**用法用量**】研末服，1 ～ 1.5g。亦可入汤剂，1.5 ～ 5g。外用适量。

【**使用注意**】内服剂量不宜过大，以免引起呕吐、腹泻。其辛散走窜之性强，非顽疾证实体壮者慎用。**孕妇**、气虚阴亏及有出血倾向者**禁用**。

【西医药理】

1. 生殖系统作用

兴奋子宫作用：本品煎剂对子宫有兴奋作用。

2. 其他作用

（1）呼吸系统作用：皂荚能使猫呼吸道分泌物增加而产生祛痰作用。其活性成分是皂荚，能刺激黏膜而反射性促进呼吸道黏膜分泌物增多。

（2）病原微生物作用：皂荚对大肠杆菌、宋内氏痢疾杆菌、变形杆菌、伤寒杆菌、副伤寒杆菌、绿脓杆菌、霍乱弧菌等革兰氏阴性肠内致病菌有抑制作用；对多种皮肤真菌亦有一定的抑制作用。

（3）杀虫作用：猪牙皂在体外有杀死丝虫幼虫的作用。

皂角刺（皂荚针）

【来源】为皂荚的棘刺，又名皂荚针。

【性味归经】辛，温。归肺、大肠经。

【中医功效】消肿排脓，祛风杀虫。

功效	主治	应用
消肿排脓	痈疽肿毒	透脓散
祛风杀虫	搜风杀虫	追风散

【用法用量】研末服，1～1.5g。亦可入汤剂，3～10g。外用适量。

旋覆花

【来源】为菊科多年生草本植物旋覆花或欧亚旋覆花的头状花序。

【性味归经】苦、辛、咸，微温。归肺、胃经。

【中医功效】降气行水化痰，降逆止呕。

功效	主治	应用
降气行水化痰	痰壅气逆，咳喘痰多	旋覆花汤，金沸草散
降逆止呕	气逆不降，呕吐，嗳气	旋覆代赭石汤，旋覆半夏汤

【用法用量】煎服，3～10g，布包（因其有绒毛，易刺激咽喉作痒而致呛咳、呕吐，故须布包入煎）。

【使用注意】本品温散降逆，故阴虚津伤燥咳、体虚便溏者禁用。

【西医药理】

1. 生殖系统作用

本品对生殖系统无明显作用。

2. 其他作用

（1）呼吸系统作用：有明显的镇咳、祛痰作用。旋覆花黄酮类对支气管痉挛性哮喘有明显的保护作用，对离体支气管痉挛亦有对抗作用，并有较弱的利尿作用。

（2）病原微生物：煎剂对金黄色葡萄球菌、炭疽杆菌和福氏痢疾杆菌有明显的抑制作用。欧亚旋覆花内酯对阴道滴虫和溶组织内阿米巴均有强大的杀灭作用。

（3）保肝作用：旋覆花的热水提物可增加细菌脂多糖所致免疫学肝损伤小鼠的存活率。

（4）抗肿瘤作用：天人菊内酯有抗癌作用。

白前

【来源】为萝藦科多年生草本植物柳叶白前或芫花叶白前的根茎及根。

【性味归经】辛、甘，微温。归肺经。

【中医功效】降气化痰。

【用法用量】煎服，3～10g。或入丸、散剂。蜜炙白前性较缓和，长于润肺止咳，无耗气伤阴之弊，故可用于肺阴不足，气逆干咳者。

功效	主治	应用
降气消痰	肺气壅实，痰多喘咳	白前汤

【使用注意】本品祛痰作用颇强，但对胃黏膜有一定刺激性，如有胃病或有出血倾向者应慎用；因功专辛散下气，故肺虚干咳者不宜使用。

【西医药理】

1. 生殖系统作用

本品对生殖系统无明显作用。

2. 其他作用

（1）呼吸系统作用：白前各种提取物均有明显的镇咳作用，水、醇提取物又具有明显的祛痰作用。水提物对哮喘有明显的预防作用。

（2）抗炎作用：水提取物具有非常显著的抗炎作用。

（3）其他：具有镇痛及抗血栓形成的作用。

第二节　清化热痰药

本类药物味多甘、苦、咸，性多寒凉，具有清热化痰、润肺止咳、软坚散结的作用，适用于肺中有热所致的痰液浓稠、咯痰不爽的证候，以及与痰热有关的癫痫、惊厥、中风、瘰疬、瘿瘤等病证。

因属寒凉之性，故脾胃虚寒者，及寒痰、湿痰等证不宜应用。

川贝母

【来源】为百合科多年生草本植物川贝母、暗紫贝母、甘肃贝母或梭砂贝母的鳞茎。

【性味归经】苦、甘，微寒。归肺、心经。

【中医功效】清热化痰，润肺止咳，散结消肿。

功效	主治	应用
清热化痰	痰热郁肺，咳嗽痰黄	贝母丸，二母丸
润肺止咳	虚劳咳嗽，燥咳，久咳	贝母散
散结消肿	气郁化火，心胸郁闷	配伍瓜蒌、郁金、香附
	瘰疬痰核	消瘰丸
	痈肿疮毒，乳痈，肺痈	消痈散毒汤

【用法用量】煎服，3～10g。研末服，1～2g。

【使用注意】反乌头。本品性寒质润，故寒痰、湿痰、脾胃虚寒者不宜用。

【西医药理】

1. 生殖系统作用

对子宫的作用：贝母碱能**增加子宫张力**；兴奋离体子宫。

2. 其他作用

（1）呼吸系统作用：贝母总生物碱及非生物碱部分均有镇咳作用，川贝母浸膏、川贝母碱均有不同程度的祛痰作用。此外，西贝母碱还有解痉作用。

（2）心血管系统作用：川贝碱、西贝碱有降压作用。

（3）其他：贝母碱还有抗溃疡作用。

浙贝母（大贝母、象贝母）

【来源】为百合科多年生草本植物浙贝母的地下鳞茎。

【性味归经】苦、寒，归肺、心经。

【中医功效】清热化痰，散结消痈。

功效	主治	应用
清热化痰	痰热郁肺或外感风热咳嗽	二母散
散结消痈	痰火郁结之瘰疬痰核	消瘰丸

【用法用量】煎服，3 ～ 10g。

【使用注意】反乌头。本品苦寒，故脾胃虚寒及寒痰、湿痰者不宜用。

【西医药理】

1. 生殖系统作用

浙贝母碱对家兔和大鼠子宫有兴奋作用。

2. 其他作用

（1）呼吸系统作用：浙贝母碱在低浓度时对支气管平滑肌有明显扩张作用，高浓度时则呈显著收缩作用。

（2）中枢系统作用：有明显镇咳作用，尚有中枢抑制作用，能镇静、镇痛。

（3）血压作用：浙贝母生物碱大剂量可使血压中等程度降低，呼吸抑制，小量可使血压微升。

瓜蒌

【来源】为葫芦科多年生草质藤本植物栝楼或双边栝楼的成熟果实。

【性味归经】甘，寒。归肺、胃、大肠经。

【中医功效】清热化痰，宽胸散结，润肠通便。

此外，还用于肺胃热盛之吐血、咯血，以及黄疸、消渴多饮等病症。

功效	主治	应用
清热化痰	痰热咳嗽	清气化痰丸
宽胸利气降浊	胸痹，结胸	瓜蒌薤白半夏汤，小陷胸汤
散结消肿	乳痈，肺痈，肠痈	神效瓜蒌散，瓜蒌牛蒡汤
润肠通便	肠燥便秘	单用

【用法用量】煎服，全瓜蒌 10 ～ 20g，瓜蒌皮 6 ～ 12g，瓜蒌仁 10 ～ 15g，打碎入煎。瓜蒌皮为瓜蒌外皮，长于清热化痰、利气宽胸；瓜蒌仁为瓜蒌种仁，偏于润燥化痰、润肠通便；全瓜蒌包括皮、仁及瓤，兼具皮、仁之功，既清热化痰、利气宽胸，又润肠通便、散结消肿。

【使用注意】反乌头。本品甘寒而滑，脾虚便溏及寒痰、湿痰证禁用。

【西医药理】

1. 生殖系统作用

本品对生殖系统无明显作用。

2. 其他作用

（1）抗病原微生物作用：瓜蒌对金黄色葡萄球菌、肺炎链球菌、绿脓杆菌、溶血性链球菌及流感杆菌等有抑制作用。

（2）呼吸系统作用：所含皂苷及皮中总氨基酸有祛痰作用。

（3）心血管系统作用：瓜蒌注射液对豚鼠离体心脏有扩冠作用，对垂体后叶素引起的大鼠急性心肌缺血有明显的保护作用，并有降血脂作用。

竹茹（淡竹茹）

【来源】为禾本科植物青秆竹、大头典竹或淡竹的茎的中间层。

【性味归经】甘，微寒。归肺、胃、胆经。

【中医功效】清热化痰，除烦止呕，凉血安胎。

功效	主治	应用
清化热痰	肺热咳嗽	配伍黄芩、瓜蒌、桑白皮
	痰热郁结，虚烦不眠	温胆汤
清热除烦止呕	胃热呕哕，妊娠呕吐	黄连橘皮竹茹半夏汤，竹叶石膏加竹茹芦根汤，橘皮竹茹汤
凉血安胎	吐衄，崩漏，胎动不安	配伍生地黄、丹皮、阿胶、黄芩、白术等

【用法用量】煎服，6～10g。清热化痰宜生用，清胃止呕宜姜汁炙。

【西医药理】

1. 生殖系统作用

本品对生殖系统无明显作用。

2. 其他作用

竹茹粉体外对白色葡萄球菌、枯草杆菌、大肠杆菌、伤寒杆菌均有较强的抑制作用。

天竺黄（竹膏）

【来源】为禾本科植物青皮竹等杆内的分泌液干燥后的块状物。

【性味归经】甘，寒。归心、肝经。

【中医功效】清热化痰，清心定惊。

功效	主治	应用
清热化痰，清心定惊	痰热神昏	天竺黄散
	中风痰壅	天竺黄丹
	小儿惊风	抱龙丸

【用法用量】煎服，3 ～ 6g；研粉冲服，每次 0.6 ～ 1g。

【西医药理】

1. 生殖系统作用

本品对生殖系统无明显作用。

2. 其他作用

（1）镇痛抗炎作用：竹红菌乙素具有明显的镇痛抗炎作用。

（2）抗病原微生物作用：竹红菌甲素对革兰氏阳性菌有很好的抑制作用。

（3）抗肿瘤作用：对培养的人癌细胞和小鼠移植性实体肿瘤有显著的光动力治疗作用。

前胡（信前胡）

【**来源**】为伞形科多年生草本植物白花前胡或紫花前胡的根。

【**性味归经**】苦、辛，微寒。归肺经。

【**中医功效**】降气化痰，疏散风热。

【**用法用量**】煎服，6 ～ 10g。或入丸、散剂。

功效	主治	应用
降气祛痰，疏散风热	肺热咳嗽、痰黄黏稠	前胡散
	外感风热、咳喘痰多	二前汤

【西医药理】

1. 生殖系统作用

本品对生殖系统无明显作用。

2. 其他作用

（1）呼吸系统作用：紫花前胡有较好的祛痰作用，作用时间长。

（2）抗炎作用：前胡的甲醇总提取物能抑制炎症初期血管通透性，对溃疡有明显抑制作用，并有解痉作用。

（3）中枢神经系统作用：能延长巴比妥钠的睡眠时间，有镇静作用。

（4）心血管系统作用：白花前胡提取粗精和正丁醇提取物能增加冠脉血流量，但不影响心率及心肌收缩力。

（5）抗癌作用：伞形花内酯能抑制鼻咽癌细胞的生长。

桔梗

【来源】 为桔梗科多年生草本植物桔梗的根。

【性味归经】 苦、辛，平。归肺经。

【中医功效】 宣肺，祛痰，利咽，排脓。

功效	主治	应用
宣肺祛痰利咽	风寒或风热感冒，咳嗽痰多	杏苏散，桑菊饮
	咽痛音哑，胸闷不畅	加味甘桔汤
排脓	肺痈，痈疽肿痛	桔梗汤

【用法用量】煎服，3 ～ 10g。或入丸、散剂。

【使用注意】性升散，凡气机上逆、呕吐、呛咳、眩晕、阳虚久咳或咳血倾向者均不宜用；胃、十二指肠溃疡者慎服。用量过大易致恶心呕吐。

【西医药理】

1. 生殖系统作用

本品对生殖系统无明显作用。

2. 其他作用

（1）呼吸系统作用：桔梗皂苷通过对口腔、咽喉及胃黏膜的直接刺激，反射性地增加支气管黏膜分泌亢进，从而使痰液稀释，易于排出；桔梗尚有镇咳作用。

（2）抗炎作用：桔梗有增强抗炎作用，其抗炎强度与阿司匹林相似。

（3）免疫系统作用：水提取物能增强巨噬细胞吞噬功能，增强中性粒细胞的杀菌力，提高溶霉菌活性；对应激性溃疡有预防作用。

（4）其他：桔梗粗皂苷有镇静、镇痛、解热作用，又能降血糖、降胆固醇、松弛平滑肌。桔梗皂苷还有很强的溶血作用，但口服在消化道中被分解破坏而失去溶血作用。

胖大海

【来源】为梧桐科植物胖大海的种子。

【性味归经】甘，寒。归肺、大肠经。

【中医功效】清肺化痰，利咽开音，润肠通便。

功效	主治	应用
清肺化痰，利咽开音	肺热音哑、咽喉疼痛，痰热咳嗽	配甘草
润肠通便	热结便秘	单味泡用

【用法用量】沸水泡服或煎服，2～4枚。

【使用注意】有缓泻滑肠之弊，脾胃虚寒、大便溏薄者慎用。

【西医药理】

1. 生殖系统作用

本品对生殖系统无明显作用。

2. 其他作用

（1）收缩血管平滑肌作用：胖大海素对血管平滑肌

有收缩作用。

（2）抗炎作用：能改善黏膜炎症，减轻痉挛性疼痛。

（3）胃肠作用：水浸液具有促进肠蠕动作用，易致缓泻，以种仁作用最强。

（4）其他：种仁溶液（去脂干粉制成）有降压作用。

海藻

【来源】为马尾藻科植物海蒿子或羊栖菜的干燥藻体。

【性味归经】咸，寒。归肝、胃、肾经。

【中医功效】消痰软坚，利水消肿。

功效	主治	应用
消痰软坚	瘿瘤，瘰疬，睾丸肿大	海藻丸
利水消肿	脚气浮肿，水肿	配泽泻等利水药

【用法用量】煎服，10 ～ 15g。

【使用注意】海藻反甘草，不宜同用。

【西医药理】

1. 生殖系统作用

本品对生殖系统无明显作用。

2. 其他作用

（1）抗甲状腺功能亢进：海藻因含碘化物，对缺碘引起的地方性肿大有治疗作用，并对甲状腺功能亢进、基础代谢率增高有暂时抑制作用。

（2）血液系统作用：有抗高脂血症作用，又可降低血清胆固醇及减轻动脉粥样硬化。水浸剂有降压作用。有抗凝血、抗血栓、降血黏度及改善微循环作用。

（3）抗菌、抗病毒作用：羊栖菜对枯草杆菌有抑制作用，海藻多糖对Ⅰ型单纯疱疹病毒有抑制作用。

昆布

【来源】为海带科植物海带或翅藻科植物黑昆布、裙带菜的叶状体。

【性味归经】咸，寒。归肝、肾经。

【中医功效】消痰软坚，利水消肿。

功效	主治	应用
消痰软坚	瘿瘤，瘰疬，睾丸肿大	昆布丸
	腹中包块	配牡蛎、丹参、三棱、莪术等
利水消肿	痰饮水肿	配伍其他利水药

【用法用量】煎服，6 ～ 10g。

【西医药理】

1. 生殖系统作用

本品对生殖系统无明显作用。

2. 其他作用

（1）内分泌系统作用：本品可防止缺碘性甲状腺肿大，所含碘及碘化物有防止缺碘性甲状腺肿大的作用。本品有降血清胆固醇的作用；昆布多糖还能防治高血糖。

（2）心血管系统作用：海带氨酸及钾盐有降压作用。

（3）抗肿瘤作用：热水提取物对于体外人体癌细胞有明显的细胞毒作用，对肿瘤有明显的抑制作用。

（4）免疫系统作用：能提高机体的体液免疫功能，促进机体的细胞免疫作用。

黄药子

【来源】为薯蓣科植物黄独的块茎。

【性味归经】苦，寒，有毒。归肺、肝经。

【中医功效】化痰散结消瘿，清热解毒。

此外，本平还有凉血止血作用，可用于血热引起的吐血、衄血、咯血等；兼有止咳平喘作用，亦可治咳嗽、气喘、百日咳等。

【用法用量】煎服，5 ～ 15g。研末服，1 ～ 2g。外用适量鲜品捣敷，或研末调敷，或磨汁涂。

功效	主治	应用
化痰散结消瘿	瘿瘤	海药散
清热解毒	疮疡肿毒，咽喉肿痛，毒蛇咬伤	单用或配伍其他清热解毒药

【使用注意】有毒，不宜过量。如多服、久服可引起吐泻腹痛等消化道反应，并对肝肾有一定损害，故脾胃虚弱及肝肾功能损害者慎用。长期用药者，应注意观察肝功能的变化。

【西医药理】

1. 生殖系统作用

兴奋子宫：本品水煎剂对未孕子宫有兴奋作用，

2. 其他作用

（1）甲状腺作用：黄药子对缺碘所致的动物甲状腺有一定的治疗作用。

（2）消化系统作用：水煎剂或醇浸物水液对离体肠管有抑制作用。

（3）抗病原微生物作用：水浸剂对体外多种致病菌

有不同程度的抑制作用。

（4）心血管系统作用：能直接抑制心肌。

（5）其他：止血作用。

海蛤壳

【来源】为软体动物帘蛤科动物文蛤和青蛤等的贝壳。

【性味归经】咸，寒。归肺、胃经。

【中医功效】清肺化痰，软坚散结，利水消肿，制酸止痛。

功效	主治	应用
清肺化痰	痰火郁结，胸肋疼痛，痰稠咳嗽	配伍青黛、瓜蒌、黄芩
软坚散结	瘿瘤，瘰疬	含化丸
利水消肿	水肿，腹水	海蛤丸
制酸止痛	胃痛泛酸，外敷湿疹、烫伤	煅制外敷

【用法用量】煎服，10～15g；块者宜打碎先煎，蛤粉宜包煎。外用适量。生用清热化痰力强，煅用制酸止痛力胜。

【使用注意】本品性寒，故肺虚有寒、中阳不足者禁用。

【西医药理】

1. 生殖系统作用

本品对生殖系统无明显作用。

2. 其他作用

（1）抗衰老作用：海蛤壳能明显降低动物过氧化脂质，明显提高超氧化物歧化酶活性。

（2）抗炎作用：海蛤壳与昆布、海藻、牡蛎的组方能抑制大鼠肉芽组织增生，对小鼠冰醋酸致急性腹膜炎有显著抑制效果。

瓦楞子

【来源】为软体动物蚶科毛蚶、泥蚶或魁蚶的贝壳。

【性味归经】咸，平。归肺、胃、肝经。

【中医功效】消痰软坚，化瘀散结，制酸止痛。

功效	主治	应用
消痰软坚	顽痰久咳	配伍海浮石、贝母、旋覆花等
化瘀散结	妇女痛经，痞块	瓦楞子丸
制酸止痛	胃痛吐酸	配伍乌贼骨、陈皮

【用法用量】煎服，6～15g。宜打碎先煎。研末服，

每次 1 ～ 3g。生用消痰散结，煅用制酸止痛。

【西医药理】

1. 生殖系统作用

本品对生殖系统无明显作用。

2. 其他作用

本品中所含碳酸钙能中和胃酸，减轻胃溃疡之疼痛。

礞石

【来源】为变质岩类黑云母片岩或绿泥石化云母碳酸盐片岩的矿石。

【性味归经】甘、咸，平。归肺、肝经。

【中医功效】坠痰下气，平肝镇惊。

功效	主治	应用
坠（消）痰下气	顽痰壅塞，咳嗽喘急，痰积癫痫，狂躁	礞石滚痰丸
平肝镇惊	小儿痰热，惊风抽搐	夺命散

【用法用量】煎服，6 ～ 10g，宜打碎布包先煎。入丸、散剂，每次 1.5 ～ 3g。

【使用注意】重坠性猛，非痰热胶结不化之实证不宜使用。脾胃虚弱、小儿慢惊及**孕妇**慎用。

【西医药理】

1. 生殖系统作用

本品对生殖系统无明显作用。

2. 其他作用

青礞石能促进阳离子交换，产生吸附作用，此乃其化痰利水作用机制之一。

第三节　止咳平喘药

止咳平喘药主归肺经，其味或辛、或苦、或甘，其性或温或寒。由于各药性味不同，质地润燥有别，故其止咳平喘之机理也就有宣肺、清肺、润肺、降肺、敛肺及化痰之异。

苦杏仁（杏仁、北杏仁）

【来源】为蔷薇科植物山杏、西伯利亚杏、东北杏或杏的成熟种子。

【性味归经】苦、微温，有小毒。归肺、大肠经。

【中医功效】止咳平喘，润肠通便，疏通肺气。

【用法用量】煎服，3～10g，煎汤宜后下。

【使用注意】本品苦温泄肺，故阴虚咳喘者慎用。

滑肠，故大便溏泻者慎用。有小毒，用量不宜过大；婴儿慎用。

功效	主治	应用
止咳平喘	风寒、风热咳喘，燥热咳喘	杏苏散，三拗汤，桑菊饮，麻杏石甘汤
润肠通便	肠燥便秘	润肠丸
疏通肺气	湿温初起	三仁汤

【西医药理】

1. 生殖系统作用

本品对生殖系统无明显作用。

2. 其他作用

（1）中枢神经系统作用：所含苦杏仁苷口服后，能抑制咳嗽中枢而引起镇咳作用。

（2）消化系统作用：可抑制胃蛋白酶的活性，从而影响消化功能。

（3）抗癌作用：有微弱的抗癌作用。

（4）杀虫、抑菌作用：苦杏仁油对蛔虫、钩虫及伤寒杆菌、副伤寒杆菌有抑制作用，均有润滑性通便作用。

（5）其他：苦杏仁苷具有抗突变作用，所含蛋白质成分还有明显的抗炎及镇痛作用。

百部

【来源】为百部科多年生草本植物直立百部、蔓生百部或对叶百部的块根。

【性味归经】甘、苦，平。归肺经。

【中医功效】润肺止咳，杀虫灭虱。

功效	主治	应用
润肺止咳	新咳，久咳，寒咳，热咳	百部丸，止嗽散
	虚劳咳嗽	百部汤，百部散
杀虫灭虱	头虱、体虱，皮肤疥癣，阴道滴虫	单用酒浸或水煎液外用

【用法用量】煎服，5～15g。或入丸散。外用适量。蜜炙润肺力强，久咳虚嗽宜蜜炙用。

【使用注意】本品易伤胃滑肠，故脾虚便溏者禁用。

【西医药理】

1. 生殖系统作用

本品对生殖系统无明显作用。

2. 其他作用

（1）呼吸系统作用：有平喘镇咳作用。百部生物碱提取液对支气管平滑肌痉挛有缓慢而持久的松弛作用，能降低动物呼吸中枢兴奋性而抑制咳嗽反射。

（2）抗病原微生物作用：对肺炎球菌、乙型溶血性链球菌、脑膜炎球菌、金黄色葡萄球菌、白色葡萄球菌、痢疾杆菌、伤寒杆菌、副伤寒杆菌、大肠杆菌、变形杆菌、白喉杆菌、鼠疫杆菌、枯草杆菌、霍乱弧菌、结核杆菌等有不同程度的抑制作用，对某些病毒及致病性皮肤真菌有一定的抑制作用。

（3）杀虫作用：水浸剂或醇浸剂对头虱、衣虱、阴虱以及臭虫、蝇蛆、蛲虫等有驱逐和杀灭作用。

（4）心血管系统作用：有降压作用，还能扩张冠状血管及抑制心肌收缩力。

紫菀

【来源】为菊科多年生草本植物紫菀的根及根茎。

【性味归经】苦、辛、甘，微温。归肺经。

【中医功效】润肺下气，化痰止咳。

功效	主治	应用
润肺下气，消痰止咳	风寒咳嗽	止嗽散
	肺热咳嗽	配伍黄芩、贝母
	阴虚劳嗽	紫菀汤
	久嗽不瘥	紫菀百花散

【用法用量】煎服，5 ～ 10g。外感暴咳宜生用，肺虚久咳宜蜜炙用。

【西医药理】

1. 生殖系统作用

本品对生殖系统无明显作用。

2. 其他作用

（1）呼吸系统作用：本品有显著的祛痰镇咳作用，根及根茎的提取物中分离出的结晶之一有止咳作用。

（2）抗菌作用：体外试验证明，紫菀对大肠杆菌、痢疾杆菌、伤寒杆菌、副伤寒杆菌、绿脓杆菌有一定抑制作用。

（3）抗癌作用：对小鼠艾氏腹水癌有抗癌作用。

（4）其他：本品所含槲皮素有利尿作用。

（5）不良反应：本品可致小鼠肝细胞损伤。

款冬花（冬花）

【来源】为菊科多年生草本植物款冬的花蕾。

【性味归经】辛，温。归肺经。

【中医功效】润肺下气，化痰止咳。

【用法用量】煎服，5 ～ 10g。外感暴咳宜生用，内伤久咳宜炙用。

功效	主治	应用
润肺下气，化痰止咳	肺寒咳嗽	射干麻黄汤
	肺热咳嗽	百花膏
	肺虚劳嗽	款冬花汤

【西医药理】

1. 生殖系统作用

本品对生殖系统无明显作用。

2. 其他作用

（1）呼吸系统作用：煎剂及乙醇提取物有镇咳作用，乙酸乙醇提取物有祛痰作用，醚提取物小量略有支气管扩张作用，醇、醚提取物有呼吸兴奋作用。

（2）消化系统作用：醚提取物能抑制胃肠平滑肌，有解痉作用。

（3）心血管系统作用：醚提取物及煎剂有升高血压作用。

（4）血液系统作用：提取物及款冬花素有抗血小板激活因子作用。

（5）不良反应：款冬花含有肝毒性生物碱，如千里光宁、肾形千里光碱。款冬花在体内体外试验均显示出一定的肝脏毒性。

紫苏子（苏子、黑苏子、杜苏子）

【来源】为唇形科一年生草本植物紫苏的成熟果实。

【性味归经】辛，温。归肺、大肠经。

【中医功效】降气化痰，止咳平喘，润肠通便。

功效	主治	应用
降气化痰，止咳平喘	气逆痰壅，喘咳	三子养亲汤，苏子降气汤
润肠通便	肠燥便秘	紫苏麻仁粥

【用法用量】煎服，5 ～ 10g。煮粥食，或入丸、散剂。

【使用注意】本品有滑肠耗气之弊，故阴虚喘咳及脾虚便溏者慎用。

【西医药理】

1. 生殖系统作用

本品对生殖系统无明显作用。

2. 其他作用

（1）血液系统作用：紫苏油有明显的降血脂作用。

（2）预防脑卒中：给易于卒中的自发性高血压大鼠喂紫苏油可延长其存活率，使生存时间延长。

（3）提高学习能力：紫苏油还可提高实验动物的学习能力。

（4）抗癌作用：紫苏油还有一定的抗癌作用。

桑白皮

【来源】为桑科小乔木植物桑的根皮。

【性味归经】甘，寒。归肺经。

【中医功效】泻肺平喘，利水消肿。

功效	主治	应用
泻肺平喘	肺热喘咳	泻白散
利水消肿	肺气壅实，胀满喘急	配伍麻黄、桂枝、杏仁、细辛、干姜
	水肿，小便不利	五皮散

【用法用量】煎服，5 ～ 15g。泻肺利水、平肝清火宜生用，肺虚咳嗽宜蜜炙用。

【使用注意】因性寒，故肺寒咳喘不宜用。

1. 生殖系统作用

（1）兴奋子宫：本品乙醇提取物对离体兔子宫有兴奋作用。

（2）抑制宫颈癌：热水提取物体外实验对人子宫颈

癌 JTC–28 株的抑制率约 70%。

2. 其他作用

（1）呼吸系统作用：来自桑皮苷的羟白黎醇体外有松弛支气管平滑肌作用，对组胺引起的收缩呈浓度依赖性抑制作用。有轻度镇咳作用。

（2）中枢神经系统作用：桑白皮水或正丁醇提取物对小鼠有**镇静和安定作用**，并有一定的抗小鼠电惊厥作用。抗炎桑白皮水提物抑制小鼠扭体次数，有**抗炎镇痛作用**。但也有桑白皮无抗炎作用的实验报道。

（3）心血管系统作用：桑白皮煎剂和水、甲醇、乙醇、正丁醇或乙醚等多种溶媒提取物，对麻醉犬、家兔、大鼠和肾性高血压大鼠均有不同程度**降压作用**。乙醇提取物能抑制离体蛙心肌收缩力与频率，使蛙后肢血管收缩，兔耳血管扩张。

（4）血液系统作用：桑白皮乙醇提取物灌胃，能明显延长大鼠的凝血时间。

（5）内分泌系统作用：桑白皮水－醇提取物对实验性糖尿病大鼠具有降血糖作用。

（6）抗缺氧作用：桑白皮水提取液能非常显著延长常压耐缺氧条件下小鼠的存活时间，对断头小鼠的呼吸时间有显著延长作用，对模型组和给药组小鼠在常压缺氧条件下的生存时间也有非常显著的延长作用，具有明显的耐缺氧作用。

（7）抗菌作用：煎剂对金黄色葡萄球菌、伤寒杆菌、福氏痢杆菌及深红色发菌有抑制作用。

（8）其他：桑白皮提取物有促进毛发生长、镇静、利尿、兴奋肠管等作用。

葶苈子

【来源】为十字花科草本植物独行菜或播娘蒿的成熟种子。

【性味归经】苦、辛，大寒。归肺、膀胱经。

【中医功效】泻肺平喘，利水消肿。

功效	主治	应用
泻肺平喘	痰饮壅塞，咳嗽喘满	葶苈大枣泻肺汤
	肺痈初起，喘不得卧	大陷胸汤
利水消肿	胸腹积水，二便不利	己椒苈黄丸

【用法用量】煎服，5 ～ 10g；研末服，3 ～ 6g。炒后可减缓其寒性，不易伤脾胃。

【使用注意】本品性泄利易伤正，故肺虚、脾虚者禁用。葶苈子有小毒，炒后可使其毒性降低。

【西医药理】

1. 生殖系统作用

本品对生殖系统无明显作用。

2. 其他作用

（1）心血管系统作用：葶苈子所含强心苷类成分，可使心肌收缩力加强、心率减慢、心传导阻滞，对衰竭的心脏可增加输出量，降低静脉压，因而表现出强心作用。

（2）抗菌作用：葶苈子具有广谱抗菌作用，对酵母菌等真菌及其他菌株也有抑制作用。

（3）其他：葶苈子对子宫颈癌、腹水癌等有显著的抑制作用。此外，葶苈子还有平喘作用。

（4）不良反应：有小毒。急性毒性试验结果显示，南葶苈子生品有一定不良反应，但毒性较低，可以耐受。炒制以后可使其不良反应明显降低。

海浮石

【来源】为胞孔科动物楝突苔虫的干燥骨骼，又名石花。

【性味归经】咸，寒。归肺、肾经。

【中医功效】清肺化痰，软坚散结，利尿通淋。

功效	主治	应用
清肺化痰	痰热咳嗽	清膈煎，咳血方
软坚散结	瘿瘤痰核	配牡蛎、浙贝母、玄参、昆布、海藻
利尿通淋	血淋砂淋，尿道涩痛	海金散

【用法用量】煎服，10 ～ 15g，打碎先煎。或入丸散。

【西医药理】

1. 生殖系统作用

本品对生殖系统无明显作用。

2. 其他作用

本品有促进尿液分泌及祛除支气管分泌物的作用。

枇杷叶

【来源】为蔷薇科常绿小乔木植物枇杷的叶。

【性味归经】苦，微寒。归肺、胃经。

【中医功效】清肺止咳，降逆止呕。

【用法用量】煎服，5 ～ 15g。或入丸散。包煎（枇杷叶背面绒毛多，入汤刺激咽喉作痒）。止咳宜炙用，止呕宜生用。

【**使用注意**】本品清泄苦降，故寒嗽及胃寒呕吐者不宜用。

功效	主治	应用
化痰止咳	肺热燥火引起的咳嗽、咯血、衄血	琵琶清肺饮
降逆止呕	胃热呕哕、烦渴	枇杷叶散，琵琶饮子

【**西医药理**】

1. 生殖系统作用

本品对生殖系统无明显作用。

2. 其他作用

（1）呼吸系统作用：本品所含苦杏仁苷有镇咳作用。

（2）抗炎作用：枇杷叶的乙醇提取物有抗炎作用。

（3）降血糖作用：可明显抑制小鼠的糖尿病。

白果（银杏）

【**来源**】为银杏科植物银杏的成熟种子。

【**性味归经**】甘、苦、涩，平，有毒。归肺经。

【**中医功效**】敛肺化痰定喘，止带缩尿。

【**用法用量**】煎服，5～10g，捣碎（有效成分更容易煎出）。或入丸散。生用毒性大，易中毒，炒用可减弱毒性。

功效	主治	应用
敛肺化痰定喘	哮喘痰嗽	鸭掌散，定喘汤
止带缩尿	带下，白浊，尿频，遗尿	易黄汤

【使用注意】有毒，不可过量，小儿尤当注意。过食白果可致中毒。其性收敛，故咳嗽痰稠不利者慎用。

【西医药理】

1. 生殖系统作用

本品对生殖系统无明显作用。

2. 其他作用

（1）抗菌作用：在体外能显著抑制结核杆菌的生长；白果对葡萄球菌、链球菌、白喉杆菌、炭疽杆菌、枯草杆菌、大肠杆菌、伤寒杆菌等均有不同程度的抑制作用，水浸剂对致病皮肤真菌亦有抑制作用。

（2）呼吸系统作用：祛痰作用：乙醇提取物有一定的祛痰作用，对气管平滑肌有微弱的松弛作用。

（3）清除自由基作用：银杏提取物是较强的自由基清除剂。

（4）其他：银杏二酚有短暂降压作用，并可引起血管渗透性增加。

第十四章　安神药

凡以安神定志，治疗心神不宁病症为主的药物，称为安神药。

安神药分为两类：一类属于质重的金石药及介类药，取其重则能镇、重可去怯的作用，为重镇安神药；一类属于植物药，取其养心滋肝的作用，为养心安神药。

重镇安神药，多用于阳气躁动、心神不安的实证，有镇定安神之功。养心安神药，多用于心肝血虚、神志不宁的虚证，有补益安神之效。

妇产科医生在使用此类药物时，需注意：部分安神药具有收缩子宫的作用，妊娠期女性需谨慎使用。

第一节　重镇安神药

本类药物具有重镇安神作用，重则能镇，重可去怯，故有镇心安神、平惊定志、平肝潜阳等作用。适用于阳气躁动导致的心悸失眠、惊痫狂乱、烦躁易怒等病症。如因邪热内炽者，须配合清热降火药；倘兼痰蒙清窍、神志不清者，当配合豁痰开窍等。

磁石

【来源】为等轴晶系氧化物类矿物尖晶石族磁铁矿的矿石，主含四氧化三铁。

【性味归经】辛、咸，寒。归肝、肾经。

【中医功效】镇静安神，平肝潜阳，聪耳明目，纳气平喘。

功效	主治	应用
重镇安神	恐怯怔忡，失眠，惊风，癫痫	磁朱丸
平肝潜阳	肝阳上亢之头晕目眩	配石决明、生牡蛎等
聪耳明目，补肾益精	肾虚精亏之耳鸣、耳聋、目暗不明	耳聋左慈丸，磁朱丸
纳气平喘	肾不纳气之虚喘	配熟地黄、山药、山萸肉、五味子、沉香

【用法用量】煎服，15 ～ 30g；宜打碎先煎。入丸、散剂，每次 1 ～ 3g。必须煅透，否则令人腹痛。镇静安神、平肝潜阳生用，聪耳明目、纳气平喘醋淬后用。

【使用注意】因吞服后不易消化，如入丸、散剂，不可多服，脾胃虚弱者慎用。

【西医药理】

1. 生殖系统作用

本品对生殖系统无明显作用。

2. 其他作用

（1）神经系统作用：磁石可抑制中枢神经系统，有镇静、抗惊厥作用，且炮制后作用明显增强，与异戊巴比妥钠有协同作用。

（2）血液系统作用：磁石主要含四氧化三铁，对缺铁性贫血有补血作用。

龙骨

【来源】为古代大型哺乳类动物象类、三趾马类、犀类、鹿类、牛类等骨骼的化石或象类门齿的化石。

【性味归经】甘、涩，平。归心、肝、肾经。

【中医功效】镇静安神，平肝潜阳，收敛固涩，收湿敛疮。

【用法用量】煎服，15 ～ 30g。宜先煎。外用适量。镇静安神、平肝潜阳多生用。收敛固涩宜煅用。

【使用注意】湿热积滞、实邪者不宜使用。

功效	主治	应用
镇静安神	惊狂烦躁，心悸怔忡，失眠多梦	桂枝去芍药加蜀漆龙骨牡蛎救逆汤
平肝潜阳	肝阳上升，头晕目眩	镇肝熄风汤
收敛固涩	自汗，盗汗，遗精滑精、小便不禁，久泻久痢，便血，崩带不止	清带汤
收湿止血，生肌敛疮	湿疮	配枯矾外敷

【西医药理】

1. 生殖系统作用

本品对生殖系统无明显作用。

2. 其他作用

（1）中枢神经系统作用：有镇静、催眠和抗惊厥作用，并可抑制骨骼肌兴奋性，其抗惊厥作用与铜、锰元素的含量有关。

（2）血液系统作用：龙骨含有大量钙离子，故能促进血液凝固，降低血管通透性。

琥珀

【来源】为古代松科植物，如枫树、松树的树脂埋藏地下经年久转化而成的化石样物质。

【性味归经】甘，平。归心、肝、肺、膀胱经。

【中医功效】镇心安神，活血散瘀，利尿通淋。

功效	主治	应用
镇心安神	惊风癫痫，心悸失眠	琥珀抱龙丸，琥珀寿星丸，琥珀多寐丸
活血散瘀	经闭癥瘕，产后瘀阻	琥珀散
利尿通淋	血淋尿道涩痛，小便不利	琥珀散

【用法用量】研末冲服。或入丸散剂，1.5 ～ 3g。外用适量。不入煎剂（琥珀为化石，不溶于水，所以不能入煎剂）。忌火煅。

【西医药理】

1. 生殖系统作用

本品对生殖系统无明显作用。

2. 其他作用

（1）中枢神经系统作用：琥珀有中枢抑制作用。其所含琥珀酸腹腔注射，可使小鼠自发性活动明显减少、体温下降，还能延长戊巴比妥钠的睡眠时间，并有镇痛作用。

（2）血液系统作用：琥珀酸能抑制血小板聚集，抑制血栓形成。

（3）其他：琥珀能兴奋呼吸和升高血压。

第二节　养心安神药

本类药物具有养心滋肝、安神定志的作用。适用于心肝血虚、心神失养所致的心悸怔忡、失眠多梦等症。

酸枣仁

【来源】为鼠李科落叶灌木或乔木植物酸枣的成熟种子。

【性味归经】甘、酸，平。归心、肝、胆经。

【中医功效】养心安神，益肝，敛汗，生津。

功效	主治	应用
养心安神，益肝	虚烦不寐，惊悸多梦	酸枣仁汤
敛汗生津	体虚多汗，津亏口渴	配人参、麦冬、五味子

【用法用量】煎服，9～20g。研末吞服，1.5～2g。炒后质脆易碎，便于煎出有效成分，可增强疗效。

【使用注意】有实邪郁火者不宜服。

【西医药理】

1. 生殖系统作用

兴奋子宫：本品水溶性成分对子宫有兴奋作用，孕妇慎用。

2. 其他作用

（1）中枢神经系统作用：酸枣仁对中枢神经系统有抑制作用，有明显镇静催眠作用，与多种镇静催眠药有明显协同作用，并有抗惊厥、镇痛及降低体温的作用。

（2）心血管系统作用：酸枣仁水提物能使心率减慢，收缩力增强，对乌头碱所致的心律失常有防治作用，能抑制血小板聚集，还有降血压、降血脂、抗心肌缺血和抗动脉粥样硬化等作用。

（3）免疫系统作用：酸枣仁乙醇提取物能明显增强体液免疫和细胞免疫功能，并且对放射性损伤有一定保护作用。

（4）其他：酸枣仁有明显的抗缺氧、抗脂质过氧化作用，水提取液有明显抗炎作用。

柏子仁

【来源】为柏科常绿乔木植物侧柏的干燥成熟种仁。

【性味归经】甘，平。归心、脾、肝经。

【中医功效】养心安神，润肠通便，止汗。

【用法用量】煎服，10～20g。大便溏者宜用柏子仁霜代替柏子仁。入汤剂应捣碎。

【使用注意】便溏及多痰者慎用。

功效	主治	应用
养心安神	惊悸失眠	养心汤
润肠通便	肠燥便秘	五仁丸
止汗	阴虚盗汗	柏子仁丸

【西医药理】

1. 生殖系统作用

本品对生殖系统无明显作用。

2. 其他作用

（1）中枢神经系统作用：柏子仁单方注射可使睡眠深睡期明显延长。

（2）内分泌系统作用：柏子仁多糖有一定的降血糖功效，并且其降血糖作用存在量效关系，也能缓解糖尿病小鼠肾病并发症的发生，且柏子仁多糖对糖尿病小鼠的脂类代谢也有一定的调节作用，高剂量可较显著地降低由高血糖引起的血脂紊乱。

（3）其他：有显著的恢复体力的作用。

远志

【来源】为远志科多年生草本植物远志或卵叶远志的根。

【性味归经】 苦、辛，温。归心、肾、肺经。

【中医功效】 安神益智，祛痰开窍，消散痈肿。

功效	主治	应用
安神益智	惊悸失眠	安神定志丸
	迷惑善忘	不忘散
祛痰开窍	寒痰咳嗽	配半夏、陈皮、杏仁、紫菀等
消散痈肿	痈疽肿毒	远志酒

【用法用量】 煎服，3 ～ 9g。外用适量。化痰止咳宜炙用。

【使用注意】 凡阴虚火旺、实热或痰火内盛者，以及有胃溃疡或胃炎者慎用。

【西医药理】

1. 生殖系统作用

远志对动物未孕或已孕的子宫有兴奋作用。妊娠期女性不适宜服用。

2. 其他作用

（1）中枢神经系统作用：全远志、根皮、根心木质部均有协同戊巴比妥钠催眠的作用。抗惊厥作用以全根较强，根皮次之，根部木心则无效。

（2）改善学习记忆：远志皂苷能明显提高拟痴呆大

鼠学习记忆能力，升高脑内M受体密度，提高胆碱乙酰转移酶活性，抑制胆碱酯酶活性。

（3）呼吸系统作用：远志所含皂苷对胃黏膜的刺激作用，反射性促进支气管分泌液增加而有祛痰作用。根皮作用强，木质部无明显效果。

（4）抑菌作用：远志水煎剂对肺炎链球菌有抑制作用，乙醇浸液对革兰氏阳性菌、伤寒杆菌、人型结核杆菌均有抑制作用。

（5）心血管系统作用：远志注射液对麻醉犬、兔有降血压作用，但维持时间仅1～2分钟。

（6）其他：远志皂苷具有溶血作用，此作用根皮部较木质部为强。远志皂苷能刺激胃黏膜而反射地引起轻度恶心，故胃炎及溃疡病人应避免使用。远志水溶性部位有抗突变作用。

合欢皮

【来源】为豆科落叶乔木植物合欢的树皮。

【性味归经】甘，平。归心、肝经。

【中医功效】解郁安神，活血消肿。

【用法用量】煎服，6～15g。外用适量。

【使用注意】孕妇慎用。

功效	主治	应用
解郁安神	忧郁失眠	配伍柏子仁、龙齿、琥珀、夜交藤等
活血消肿，止痛生肌	肺痈，痈肿	黄昏汤，合欢饮
	筋骨折伤	研末酒调敷患处

【西医药理】

1. 生殖系统作用

（1）对子宫的作用：合欢皮能增强妊娠子宫的节律性收缩。

（2）抗生育作用：合欢皮冷水提取物羊膜腔给药可使中孕大鼠终止妊娠，合欢皮皂苷皮下注射对大鼠有抗着床作用。大鼠妊娠 4 ～ 6 天给药有抗早孕作用。

2. 其他作用

（1）中枢神经系统作用：合欢皮水煎剂对小鼠有协同戊巴比妥钠催眠作用。高浓度则对小鼠有兴奋作用。

（2）抗肿瘤作用：合欢皮多糖对小鼠移植瘤有抑制作用，并能提高 T 细胞增殖。合欢皮醇提物能增强荷瘤小鼠红细胞免疫功能和白细胞介素 –2（IL–2）的生物活性。

（3）抗菌作用：体外实验证明，合欢皮有抗菌，驱虫等作用。

（4）其他：能增强免疫功能，有抗肿瘤作用。

附药：合欢花

【来源】合欢树的花或花蕾。

【性味归经】甘、平。归心、肝经。

【中医功效】解郁安神，理气和胃。

【用法用量】煎服，3 ～ 9g；或入丸、散。

【使用注意】阴虚津伤者慎用。

【西医药理】

1. 生殖系统作用

本品对生殖系统无明显作用。

2. 其他作用

（1）抗抑郁作用：合欢花所含黄酮类物质有抗抑郁作用。

（2）抑菌作用：合欢花乙醇提取液对灿烂弧菌、高卢弧菌、巨大芽孢杆菌、鳗弧菌和哈维氏弧菌 5 种供试菌均有抑制作用。

（3）镇静催眠作用：合欢花水煎剂对小白鼠有极显著的镇静、催眠作用。催眠作用起效较快，效果较好，但不能延长睡眠时间。

（4）清除自由基作用：合欢花中总黄酮提取液对 OH- 自由基有一定的清除作用。

（5）对慢性应激大鼠生长和脑单胺类神经递质含量

的影响：合欢花对慢性应激引起的大鼠生长受抑有缓解作用，对其脑内单胺类神经递质有调节作用。

（6）抗肥胖作用：合欢花 90%乙醇提取物通过抑制前脂肪细胞的分化而达到对抗肥胖的作用。

首乌藤（夜交藤）

【来源】为蓼科多年生蔓生草本植物何首乌的藤茎或带叶藤茎。

【性味归经】甘，平。归心、肝经。

【中医功效】养血安神，祛风通络。

功效	主治	应用
养心安神	失眠，多汗	甲乙归藏汤
通络祛风	血虚肢体酸痛	配当归、白芍、鸡血藤
	疮疡作痒（外用）	单用本品煎汤外洗

【用法用量】煎服，9 ～ 30g。

【西医药理】

1. 生殖系统作用

本品对生殖系统无明显作用。

2. 其他作用

（1）中枢神经系统作用：首乌藤有镇静催眠作用。

（2）心血管系统作用：首乌藤能降血脂，对实验性动脉粥样硬化有一定的防治作用。

（3）免疫系统作用：首乌藤能促进免疫功能。

灵芝

【来源】为多孔菌科真菌赤芝或紫芝的干燥子实体。

【性味归经】甘，平。归心、肝、肺、肾经。

【中医功效】补气安神，止咳平喘。

功效	主治	应用
补气安神	心神不宁，失眠，惊悸	单用研末吞服，或配伍当归、白芍、酸枣仁、柏子仁、龙眼肉
止咳平喘	咳喘痰多	单用或配伍党参、五味子、干姜、半夏等

【用法用量】煎服，6～12g。研末吞服，1.5～3g。

【西医药理】

1. 生殖系统作用

赤芝发酵浓缩液对脑垂体后叶素所致的离体大鼠子宫收缩也有明显的抑制作用。

2. 其他作用

（1）中枢神经系统作用：灵芝制剂有中枢抑制作用，

还有镇痛作用。

（2）呼吸系统作用：灵芝有明显的镇咳作用。

（3）心血管系统作用：灵芝能显著增加心脏收缩力，对抗垂体后叶素引起的急性心肌缺血。灵芝热水浸出物有降压、降脂作用。

（4）血液系统作用：本品能抗凝血，抑制血小板聚集，阻止血栓形成，并能提高人体老化的红细胞变形能力。

（5）免疫系统作用：灵芝有双向免疫调节能力。灵芝可阻断过敏反应介质的释放，防止过敏反应的发生，并可部分对抗某些疾病患者因长期使用激素而出现的不良反应。

（6）消化系统作用：赤芝制剂能不同程度地抑制离体兔肠和离体豚鼠回肠平滑肌活动，且随药物浓度增加而加强。

（7）抑菌作用：赤芝的乙醇抽提物在试管内，对大肠杆菌、变形杆菌、痢疾杆菌及绿脓杆菌有一定的抑制作用。

（8）其他：灵芝有抗肿瘤，抗衰老，护肝、降血糖作用，还具有抗辐射、抑制胶原酶诱发的血小板（PIT）聚集反应以及抗 HIV 作用。

第十五章　平肝息风药

凡以平肝潜阳或息风止痉为主要作用，治疗肝阳上亢或肝风内动病证的药物，称为平肝息风药。

平肝息风药多为介壳类、昆虫等动物类及矿石类药物，具有平肝潜阳、息风止痉之主要功效。部分平肝息风药物以其质重、性寒、沉降之性，兼有镇静安神、清肝明目、降逆、凉血等作用；某些息风止痉药物兼有祛风通络之功。风有内风、外风之分，内风宜平息，外风宜疏散。素有“介类潜阳，虫类搜风”之说。

平肝息风药可分为以平肝阳为主要作用的平抑肝阳药和以息肝风、止痉搐为主要作用的息风止痉药两类。

本类药物有性偏寒凉或性偏温燥的不同，当注意区别使用。若脾虚慢惊者，不宜用寒凉之品；阴虚血亏者，当禁用温燥之品。贝壳、矿石类入药者，入煎剂时应打碎先煎、久煎。

妇产科医生使用本类药物时，需注意重镇之品有坠胎、滑胎的可能，妊娠期应避免使用。

第一节　平抑肝阳药

凡能平抑或潜镇肝阳，主要用于治疗肝阳上亢病症的药物，称为平抑肝阳药，又称为平肝潜阳药。

平抑肝阳药多为介类及矿物类药物，性偏寒凉，有质重潜降之性。入肝经，故有平抑肝阳之功。主要用于肝阳上亢以及肝火上炎。

石决明

【来源】为鲍科动物杂色鲍（光底石决明）、皱纹盘鲍（毛底石决明）、羊鲍、澳洲鲍、耳鲍或白鲍的贝壳。

【性味归经】咸，寒，归肝经。

【中医功效】平肝潜阳，清肝明目。

功效	主治	应用
平肝潜阳	肝阳独亢、阴虚阳亢之证	天麻钩藤饮
清肝明目	目赤、翳障、青盲、雀目	千里光汤、石决明散

此外，煅石决明还有收敛、制酸、止痛、止血等作用。可用于胃酸过多之胃脘痛；如研末外敷，可用于外

伤出血。

【用法用量】煎服，15 ～ 30g，打碎先煎，或入丸、散剂，平肝清肝宜生用，收敛止血、制酸止痛宜煅用，外用点眼宜煅用、水飞。

【使用注意】石决明咸寒，易伤脾胃，凡脾胃虚寒，食少便溏者慎用。

【西医药理】

1. 生殖系统作用

本品对生殖系统无明显作用。

2. 其他作用

（1）抗感染作用：石决明对金黄色葡萄球菌、大肠杆菌、绿脓杆菌的抑菌作用较强。

（2）免疫系统作用：通过测定小鼠脾脏细胞特异玫瑰花结数，表明石决明具有免疫抑制作用。

（3）保肝作用：动物实验表明，可使谷丙转氨酶下降，具有保护肝细胞的功能。

（4）其他：九孔鲍酸性提取液有抗凝作用，其贝壳提取液有明显耐缺氧、镇静作用，可使离体小鼠肺灌流量增加，扩张气管、支气管的平滑肌。

珍珠母

【来源】为蚌科动物三角帆蚌、皱纹冠蚌的蚌壳或珍珠贝科动物珍珠贝、马氏珍珠贝等贝类动物的贝壳。

【性味归经】咸，寒，归肝、心经。

【中医功效】平肝潜阳，清肝明目，镇心安神。

功效	主治	应用
平肝潜阳	肝阳上亢，癫狂惊痫，心悸失眠	甲乙归藏汤
清肝明目	肝虚目暗，肝热目赤	配伍石决明、菊花、车前子等

此外，本品煅后研细末吞服有制酸作用，可治胃痛泛酸；研细末外用，能燥湿收敛，用治湿疮瘙痒、溃疡久不收口、口疮等症。

【用法用量】煎服，10 ～ 30g，宜打碎先煎，或入丸、散剂，1 ～ 3g。外用适量，研末外敷或水飞极细粉点眼。

【使用注意】珍珠母咸寒，属于沉降之品，故脾胃虚寒、气虚下陷者慎用。

【西医药理】

1. 生殖系统作用

本品对生殖系统无明显作用。

2. 其他作用

（1）中枢神经系统作用：珍珠层粉灌胃，有镇静、抗惊厥作用，但对惊厥死亡率无影响，能够增加动物常压耐缺氧能力。

（2）心血管系统及血液系统作用：珍珠母硫酸水解产物使蟾蜍离体心脏跳动幅度增大；冠心病患者口服珍珠母可减低血清过氧化脂质，但对血清胆固醇、甘油三酯等无影响。

（3）明目作用：珍珠层粉角质蛋白水解液对实验性白内障有对抗作用，珍珠层注射液对晶体浑浊有治疗作用。

（4）抗衰老作用：患者口服珍珠层粉，能够增强记忆，改善失眠、多梦、耳鸣、疲乏、胸闷、心悸等症状，并能增强食欲和性欲。

（5）保肝作用：珍珠层注射液对四氯化碳性肝损伤有保护作用，可使肝细胞损害减轻，谷丙转氨酶的恢复加快。

（6）其他：珍珠母还有抗溃疡、抗过敏、提高免疫力的作用。

牡蛎

【来源】 为牡蛎科动物长牡蛎、大连湾牡蛎或近江牡蛎等的贝壳。

【性味归经】 咸、涩，微寒。归肝、胆、肾经。

【中医功效】 平肝潜阳，镇静安神，收敛固涩，软坚散结。

功效	主治	应用
益阴潜阳	热病伤阴，虚风内动	二甲复脉汤
	肝阴不足，肝阳上亢	镇肝熄风汤
镇静安神	惊狂烦躁，心悸失眠	配伍龙骨或龙齿
收敛固脱	自汗，盗汗，遗精，崩带，久泻不止	牡蛎散，柏子仁丸，金锁固精丸，清带汤
软坚散结	瘰疬，痰核，肝脾肿大	消瘰丸

此外，煅用可制酸止痛、止血，用治胃痛吐酸、出血。

【用法用量】 煎服，10 ～ 30g，宜打碎先煎。或入丸、散剂，1 ～ 3g。外用适量，研末干敷或调敷患处。收敛固涩，制酸止痛宜煅用。

【使用注意】 脾胃虚寒者慎用，多服久服易致纳呆、腹胀、便秘。本品有收敛作用，湿热实邪者禁用。个别患者服用牡蛎煎液可致吐泻。

【西医药理】

1. 生殖系统作用

本品对生殖系统无明显作用。

2. 其他作用

（1）免疫系统作用：本品可提高机体细胞免疫功能，牡蛎软体部分水溶性抽提物，能够明显提高小鼠脾脏 T 淋巴细胞转化功能及 NK 细胞活性，牡蛎多糖可促进机体免疫功能，并具有抗白细胞下降的作用。

（2）放射增敏作用：鲜活牡蛎肉提取液和干粉水溶液，能明显强化 γ 射线杀灭癌细胞的效应。

（3）消化系统作用：牡蛎煅后、有效成分碳酸钙、磷酸钙、硫酸钙、镁、铝、硅等的煎出率明显增加，能够降低实验性胃溃疡动物胃液的 pH 值，并且能够明显抑制胃蛋白酶的活性，故煅牡蛎能够明显提高抗实验性胃溃疡的作用。

（4）心血管系统作用：牡蛎多糖具有抗血脂、抗凝血、抗血栓的药理作用。牡蛎肉中提取的牛磺酸有降压、抗动脉粥样硬化、抗心律失常、改善心衰等药理作用。

代赭石

【来源】为三方晶系氧化物类矿物赤铁矿的矿石，主含三氧化二铁。

【性味归经】苦，寒。归肝、心经。

【中医功效】平肝潜阳，重镇降逆，凉血止血。

功效	主治	应用
平肝潜阳	阴虚阳亢，头目眩晕	镇肝熄风汤
重镇降逆	肺胃气逆，嗳气、呃逆、呕吐、喘息	旋覆代赭汤
凉血止血	吐衄下血	单用本品研末

【用法用量】煎服，10～30g，宜打碎先煎。或入丸、散剂，1～3g。平肝降逆宜生用，收敛止血宜煅用。

【使用注意】含微量砷，不宜长期服用；性苦寒重坠，**孕妇**及寒证慎用，脾胃虚弱者不宜久服；忌咖啡、茶叶、以防铁剂沉淀，有碍消化。

【西医药理】

1. 生殖系统作用

本品对生殖系统无明显作用。

2. 其他作用

（1）消化系统作用：含镁盐。镁离子在肠道内形成一定的渗透压，使肠内保持大量水分，可刺激肠蠕动而排便。

（2）血液系统作用：代赭石能促进红细胞和血红蛋白的新生。

（3）神经系统作用：代赭石对中枢神经系统有镇静的作用。

（4）心血管系统作用：代赭石对麻醉兔的血压影响不大，但大量时对离体蛙心呈抑制作用。

刺蒺藜（白蒺藜、蒺藜子）

【来源】为蒺藜科一年生或多年生草本植物蒺藜的果实。

【性味归经】辛、苦，温，归肝经。

【中医功效】平肝解郁，活血祛风，明目，止痒。

【用法用量】煎服，6～10g。或入丸、散剂。外用适量，捣敷或研末敷，也可水煎洗患处。

【使用注意】本品辛散，血虚气弱及**孕妇慎用（《日华子本草》载本药有催生堕胎作用**）。

功效	主治	应用
平肝阳，散风邪	肝阳上亢，头风头痛	白蒺藜散
疏肝解郁	肝气郁结证	配伍香附、郁金、青皮、橘叶等
祛风明目	目赤（要药）	单用
祛风止痒	风疹瘙痒	配伍当归、何首乌等
活血	经闭，癥瘕，乳难	配伍当归、乳香、没药等

【西医药理】

1. 生殖系统作用

（1）雌激素样作用：研究表明，本品有促雌性激素作用，蒺藜总皂苷可使幼年雌性小鼠子宫重量及卵巢重量均增加，对去势雌性小鼠则无作用。

（2）改善生育能力：增强雄性大鼠性反射和性欲，促进雌性大鼠发情、提高生殖能力。

2. 其他作用

（1）心血管系统作用：对麻醉动物有降压作用。其生物碱部分对犬血压无影响，但可抑制蛙心。水溶性部分有中度降压作用，可以抗心肌缺血。

（2）利尿作用：刺蒺藜灰分的水提取物及植物煎剂

有利尿作用，临床上对腹水及水肿病人有效。

（3）其他：抗动脉粥样硬化、抗衰老等作用。

（4）毒性作用：本品中毒会出现乏力、头晕、恶心、呕吐、心悸，口唇、指甲、皮肤黏膜呈青紫色，严重者出现肺水肿，呼吸衰竭，可也引起高铁血红蛋白血症而产生窒息。

紫贝齿

【来源】为宝贝科动物阿拉伯绶贝等的贝壳。

【性味归经】咸，平，归肝经。

【中医功效】平肝潜阳，镇惊安神，清肝明目。

功效	主治	应用
平肝潜阳	肝阳上升，眩晕头痛	配伍菊花、白芍、牡蛎、龟甲等
镇惊安神	肝阳扰心，惊惕失眠	配伍紫石英、龙骨、牡蛎、茯神、酸枣仁、决明子等
清肝明目	肝火上炎，目赤肿痛	配伍黄连、决明子等

【用法用量】煎服，10 ～ 15g，打碎先煎。或研末入丸、散剂。外用适量，水飞极细粉点眼。

【使用注意】脾胃虚弱者慎用。

【西医药理】

1. 生殖系统作用

本品对生殖系统无明显作用。

2. 其他作用

紫贝齿的系统药理研究未见报道。其化学成分与石决明、珍珠母相似，主要含有碳酸钙，故推测其具有解热、镇静、解痉、制酸等作用。

罗布麻

【来源】为夹竹桃科多年生草本植物罗布麻的全草。

【性味归经】甘、苦，凉。归肝、心经。

【中医功效】平抑肝阳，清热利尿，安神。

功效	主治	应用
平抑肝阳，安神	头晕目眩，夜难入眠	单用或配伍牡蛎、石决明、代赭石
清热利尿	水肿，小便不利	单用或配伍车前子、木通、猪苓、泽泻

【用法用量】煎服或开水泡服，3 ～ 15g。肝阳眩晕宜用叶片，治疗水肿多用根。也有用叶适量卷烟吸燃或制成注射剂应用于临床。

【使用注意】药性寒凉，脾虚慢惊者慎用；不宜过量或长期服用，以免中毒。

【西医药理】

1. 生殖系统作用

本品对生殖系统无明显作用。

2. 其他作用

（1）心血管系统作用：罗布麻叶有降压作用，但不降低正常血压，对血压偏低者有升压的调节作用；罗布麻根有强心作用，可以增强心肌收缩力，减慢心率，增加冠状动脉血流量。

（2）中枢神经系统作用：罗布麻叶有镇静安神、抗惊厥作用。

（3）血液系统作用：罗布麻叶水浸膏能降低血清总胆固醇值和血清三酸甘油值，但并不影响动物对脂质的吸收。罗布麻叶还能降低血小板聚集率，降低血小板数量，有助于防治心脑血栓性疾病。

（4）免疫系统作用：罗布麻有调节机体免疫作用，能够增强机体免疫功能。

（5）抑制病毒作用：罗布麻对鼻病毒及流感病毒感染有一定的抑制作用。罗布麻注射液和罗布麻黄酮铝盐对鼻病毒没有直接抑制作用，但有明显的早期治疗作用和轻微预防作用；对甲型流感病毒有直接抑制作用。

（6）其他：罗布麻对肝脏的药物代谢酶有选择性的抑制作用，能够提高肝脏的解毒功能；有抗辐射、抗衰老、抗遗传损伤、利尿作用。

第二节　息风止痉药

以平肝息风为主要作用，主治肝风内动、惊痫抽搐病证的药物，称为息风止痉药。外风宜疏散，内风宜平息。息风止痉药主入肝经，以息肝风、止痉抽为主要功效。

羚羊角

【来源】为牛科动物赛加羚羊雄兽的角。

【性味归经】咸，寒。归肝、心经。

【中医功效】平肝息风，清肝明目，清热解毒。

功效	主治	应用
平肝息风	热甚风动，神昏痉厥、惊痫抽搐	羚角钩藤汤、羚羊角散
清肝明目	肝火上升，目赤翳障、头痛眩晕	羚羊角散
清热解毒	温热病惊厥抽搐、高热神昏、斑疹	王孟英方

【用法用量】煎服，1～3g，单煎2小时以上，取汁服。磨汁或研粉服，0.3～0.6g，或入丸、散剂。

【使用注意】性寒，脾虚慢惊者禁用；过敏体质者慎用。

【西医药理】

1. 生殖系统作用

兴奋子宫平滑肌：对于离体大鼠子宫，羚羊角水煎液和水解液均有兴奋作用。

2. 其他作用

（1）中枢神经系统作用：本品具有解热和抗惊厥作用。羚羊角水解液、醇提取液、注射液均有镇静作用，以水解液的镇静作用较强，延长睡眠时间。

（2）镇痛作用：羚羊角外皮浸出液有镇痛作用，而注射液和醇提取液的镇痛作用更强。

（3）消化系统作用：对于离体家兔十二指肠、豚鼠回肠，羚羊角水煎液均有兴奋作用，而羚羊角水解液则表现出抑制作用，羚羊角注射液对于乙酰胆碱、组织胺等所致的肠痉挛有解痉作用。

（4）心血管系统作用：羚羊角煎剂对于麻醉猫有降压作用，羚羊角煎剂和醇提取液小剂量使离体蛙心心肌收缩力加强，中等剂量可致心内传导阻滞，大剂量则引起心率减慢、振幅减小或停跳。羚羊角外皮浸出液能增强动物抗缺氧能力。

牛黄

【来源】为牛科动物牛的胆囊、胆管或肝管中的结石，习称“天然牛黄”。人工培养的牛黄，为“人工牛黄”；胆囊结石呈卵形、类球形，称“胆黄”“蛋黄”，胆管、肝管结石多呈管状或破碎小片状，称“管黄”。

【性味归经】苦，凉。归肝、心经。

【中医功效】息风止痉，化痰开窍，清热解毒。

功效	主治	应用
息风止痉	热盛惊风、抽搐	牛黄抱龙丸
化痰开窍	热病神昏谵语、烦躁，癫痫、发狂，中风神昏、痰热壅盛	安宫牛黄丸，牛黄清心丸
清热解毒	痈肿疮毒、口舌生疮、咽喉肿烂	犀黄丸，牛黄解毒丸，八宝吹喉散

【用法用量】多入丸、散剂，0.2 ～ 0.5g，外用适量，研末敷患处。

【使用注意】非实热者不宜，**孕妇**慎用。使用过量人工牛黄可致腹泻，甚则血压下降或心律不齐等，部分患者服用含有人工牛黄制剂后出现过敏反应。

【西医药理】

1. 生殖系统作用

对子宫平滑肌的作用：牛磺酸有促进子宫平滑肌收缩作用，可使家兔的离体子宫收缩的幅度明显加大、频率增加，显示了明显的增强离体子宫收缩作用。妊娠期不宜使用。

2. 其他作用

（1）中枢神经系统作用：有镇静、抗惊厥、解热、镇痛作用。

（2）心血管系统作用：牛胆汁磷酸钙对离体蛙心有兴奋作用，也能增加离体蛙心和豚鼠心搏动。牛黄能扩张微血管，并有拮抗肾上腺素升高血压的作用，此两种作用综合表现为牛黄的降压作用，其降压的化学成分是胆酸、去氧胆酸等胆酸盐和胆红素。

（3）消化系统作用：能够收缩消化系统平滑肌，牛黄对乙酰胆碱和氯化钡引起的大鼠肠平滑肌的兴奋有一定的抑制作用，但对离体肠的自主收缩则无影响。牛黄的解痉作用，是去氧胆酸和胆酸等各种成分的综合作用。牛胆汁、牛黄水溶性成分具有胆囊收缩作用。

（4）血液系统作用：牛黄能够使红细胞和血红蛋白

量增加，具有缩短小鼠出血时间和镇静的作用，从而有利于促进止血.

（5）抗炎、抗过敏作用：牛黄能显著抑制小鼠血管通透性的作用，对小鼠棉球肉芽肿增生有显著的抑制效果。牛黄及胆酸钙对豚鼠组织胺休克及小鼠肾上腺素休克有保护作用。

（6）抗感染作用：结合胆汁酸对结核杆菌有抑制作用；鹅去氧胆酸及去氧胆酸对四联球菌、金黄色葡萄球菌、奈瑟氏双球菌、链球菌有相似的抑制作用；而天然牛黄及胆红素仅在1.6%碳酸氢钠浑浊液时，对枯草杆菌有微弱的抑制作用。天然牛黄对乙脑病毒有不同程度的灭活作用。

（7）其他：牛黄有兴奋呼吸、镇咳、祛痰作用；牛磺酸可明显增加催乳素分泌，还可减低血胆固醇，增加高密度脂蛋白，防止动脉粥样硬化，降血糖。

珍珠

【来源】为珍珠贝科动物马氏珍珠贝、蚌科动物三角帆蚌或皱纹冠蚌或背角无齿蚌等双壳类动物贝壳外套膜受刺激而形成的病理产物。

【性味归经】甘、咸，寒。归心、肝经。

【中医功效】安神定惊，明目去翳，解毒生肌。

功效	主治	应用
安神定惊	惊悸怔忡，惊风癫痫	金箔镇心丸
明目去翳	目赤翳障	七宝膏
清热解毒，生肌敛疮	喉痹，口疮，溃疡不敛	珠黄散，珍珠散

【用法用量】内服，入丸、散剂，每次 0.3 ～ 1g，每日 2 ～ 3 次。外用研末，取适量干敷，点眼或吹喉。

【使用注意】须研成极细粉末应用，“否则伤人脏腑，外掺肌肉作痛”。重坠之品，**孕妇不宜**。

【西医药理】

1. 生殖系统作用

本品对生殖系统无明显作用。

2. 其他作用

（1）抑制脂褐素和清除自由基作用：珍珠粉混悬液有抑制脂褐素和清除自由基作用。

（2）抗肿瘤作用：珍珠粉提取物对实验小鼠肉瘤细胞、肺癌细胞有显著的抑制作用，可延长淋巴性白血病小鼠的生存时间。

（3）创伤修复作用：珍珠膏可使家兔耳背实验性创

伤灶在12天内完全愈合，可见纤维素渗出，白细胞活跃。珍珠粉对兔眼角膜烫伤有治疗作用。

（4）其他：珍珠提取液对离体兔肠有抑制作用。珍珠粉有抗衰老、抗心律失常作用，其含有的碳酸钙有中和胃酸作用，能缓解溃疡之泛酸、胃痛。

天麻（赤箭）

【来源】为兰科多年寄生草本植物天麻的干燥块茎。

【性味归经】甘，平。归肝经。

【中医功效】息风止痉，平抑肝阳，祛风通络。

功效	主治	应用
息风止痉	惊痫抽搐，破伤风	天麻丸
平抑肝阳	肝阳上亢，眩晕头痛	天麻钩藤饮，半夏白术天麻汤
祛风通络	风湿痹痛，肢体酸痛，麻木	秦艽天麻汤

【用法用量】煎服，3～9g。研末冲服，每次1～1.5g。

【使用注意】天麻性偏燥，凡阴血虚损而虚风内动者不宜单独使用，应与补阴养血药配伍应用。

【西医药理】

1. 生殖系统作用

本品对生殖系统无明显作用。

2. 其他作用

（1）中枢神经系统作用：有镇静、催眠、抗惊厥、镇痛作用。

（2）心血管系统作用：天麻能够改善心肌循环，增加心肌供养，对心肌缺血有保护作用；菌丝体能够明显降低冠状血管和脑血管阻力，增加血流量。天麻苷和天麻苷元有轻度降压作用。

（3）耐缺氧作用：天麻注射液使小鼠对常压及低压缺氧有耐受能力，明显延长死亡时间，在组织耗氧量增加或缺氧耐受力降低的情况下，能够提高机体对缺氧的耐受力。

（4）免疫系统作用：天麻具有增强机体非特异性免疫和细胞免疫的作用；天麻注射液能显著增强小鼠吞噬细胞的吞噬功能和血清溶菌酶活力，提高小鼠迟发性变态反应；天麻多糖能使小鼠胸腺明显增重，增强小鼠移植物抗宿主反应的作用。

（5）抗衰老作用：天麻能改善小鼠学习记忆功能，改善其短期记忆；促进小鼠生长发育；促进核糖蛋白代谢；抗脂质过氧化；延长小鼠、成虫寿命；防治心脑血管疾病；促进皮肤角质层降解，延缓皮肤细胞老化，促进皮肤代谢。

钩藤（双钩藤）

【来源】为茜草科常绿木质藤本植物钩藤、大叶钩藤、毛钩藤、华钩藤或无柄果钩藤的带钩茎枝。

【性味归经】甘，微寒。归肝、心包经。

【中医功效】清热平肝，息风止痉。

功效	主治	应用
清热平肝，息风止痉	热盛动风，惊痫抽搐	羚角钩藤汤，钩藤饮子
平肝阳，清头目	肝火上升，头目眩晕	配伍天麻、夏枯草、黄芩、菊花、白芍、石决明等
清透作用	斑疹透发不畅	紫草散

【用法用量】煎服，10～15g，入煎剂宜后下，其有效成分钩藤碱加热后易破坏，故不宜久煎，一般不超过20分钟。

【使用注意】高血压患者服用钩藤总碱治疗量时，不良反应轻微。个别出现心动过缓、头晕、皮疹、月经量减少等，但停药后可自行消除。

【西医药理】

1. 生殖系统作用

本品对生殖系统无明显作用。

2. 其他作用

（1）心血管系统作用：有降压、抗实验性心律失常作用，对血液动力学有影响。

（2）血液系统作用：能够抑制血小板聚集和抗血栓形成。钩藤碱明显抑制花生四乙酸、胶原及腺苷二磷钠诱导的血小板聚集，并能明显改善红细胞变形能力。

（3）镇静和抗惊厥作用：钩藤对小鼠有明显的镇静作用而无催眠作用，钩藤乙醇浸液能制止豚鼠实验性癫痫的发作。

（4）其他：钩藤总碱能抑制组织胺引起的豚鼠哮喘，钩藤煎剂能短时间降低离体回肠肠肌的张力。台湾产钩藤对膀胱结石有溶解作用。钩藤还有抑制在体及离体蛙心、兔心功能，抑制蛙和小鼠呼吸和缩小瞳孔的作用。

地龙

【来源】为钜蚓科环节动物参环毛蚓、通俗环毛蚓、威廉环毛蚓或栉盲环毛蚓的干燥全体，前一种习称“广地龙”，主要生产于广东、广西、福建等地；后三种习称“沪地龙”，主产于上海一带。

【性味归经】咸，寒。归肝、脾、膀胱经。

【中医功效】清热息风，通络，平喘，利尿，降压。

功效	主治	应用
清热定惊	高热狂躁，惊风抽搐	地龙解痉汤
清热平喘	肺热喘咳	单用研末服，或配伍麻黄、杏仁、白果等
通络行经	风湿痹痛，中风半身不遂，骨折肿痛	小活络丹、补阳还五汤
利尿	热结膀胱，小便不利	单用或配伍滑石、木通、车前子等

【用法用量】煎服，5～15g，鲜品10～20g。入丸、散或研末吞服，1～2g。外用适量，捣烂，浸液或研末调敷。

【使用注意】脾胃虚弱或无实热者禁用。地龙口服用量过大可致中毒，主要表现为头痛、头晕、血压先升高后降低、腹痛、胃肠道有时有出血现象、心悸、呼吸困难。复方地龙注射液肌肉注射可引起过敏性休克。

【西医药理】

1. 生殖系统作用

（1）收缩子宫作用：本品有收缩子宫作用，妊娠期女性不适宜使用。

（2）杀精作用：地龙提取物对小鼠和人的精子有快速杀灭作用；

2. 其他作用

（1）中枢神经系统作用：有解热、镇静、抗惊厥作用。

（2）心血管系统作用：有降压、抗心律失常、增强血管弹性作用。

（3）血液系统作用：地龙提取物有抗凝和促进纤溶作用，从而抑制血栓的形成，促进血栓溶解。蚯蚓酶制剂可以显著降低血小板聚集性、全血黏度、血浆黏度，增强红细胞的稳定性和红细胞变形性而改善血液循环，具有良好的活血化瘀作用。

（4）抗癌和辐射增敏作用：地龙提取物可以解除癌症患者的血液高凝状态，有直接的抗癌作用，并有放疗、化疗和热疗增敏作用。

（5）抑菌作用：100%广地龙煎剂对甲型链球菌有微弱的抑制作用，84%地龙乙醇及石油醚提取物对人型结核杆菌有一定的抑制作用。

（6）平滑肌作用：有平喘作用，广地龙可以舒张支气管、增加气管肺灌流量。

（7）其他：地龙所含的胶原酶有降解胶原纤维的作用。广地龙有美容作用，促进皮肤新陈代谢，使皮肤细嫩、光泽有弹性。

僵蚕（白僵蚕、天虫）

【来源】为蚕蛾科昆虫家蚕蛾 4 ～ 5 龄的幼虫在未吐丝前，感染或人工接种白僵菌而致死的僵化虫体。

【性味归经】咸、辛，平。归肝、肺经。

【中医功效】息风止痉，祛风止痛，化痰散结。

功效	主治	应用
祛风	风热头痛	白僵蚕散
	皮肤疮疹作痒	单用或配伍蝉蜕、白蒺藜、豨莶草、地肤子等
息风止痉	中风口㖞，小儿惊痫抽搐	牵正散、千金散
祛风化痰，消肿散结	咽喉肿痛，瘰疬痰核	六味汤

【用法用量】煎服，3 ～ 10g。研末吞服，1 ～ 1.5g，或入丸、散剂。外用研末敷或调敷。散风热多生用，余多炒用。

【使用注意】属于血虚而有风寒客邪者禁用，血小板减少、凝血机制障碍、有出血倾向者以及肝昏迷患者慎用；僵蚕内服可导致过敏反应，表现为痤疮样皮疹及过敏性皮疹，停药后可消失，少数患者有口干咽燥、恶心、食欲减少、困倦等反应，过敏体质者慎用。

【西医药理】

1. 生殖系统作用

本品对生殖系统无明显作用。

2. 其他作用

（1）抗肿瘤作用：僵蚕醇提取物对小鼠艾氏腹水癌实体性肉瘤有抑制作用，体外可抑制肝癌细胞呼吸。

（2）抗菌作用：体外实验表明，僵蚕与蚕蛹对金黄色葡萄球菌、大肠杆菌、绿脓杆菌有较弱的抑制作用。

（3）内分泌系统作用：僵蚕粉及其醇溶部分、蚕蛹、蜕皮激素对家兔四氧嘧啶实验型糖尿病有治疗作用，单味僵蚕粉可治疗人型非胰岛素依赖性糖尿病。

（4）血液系统作用：僵蚕提取液体内、外均有较强的抗凝作用，在体外对凝血酶时间，凝血酶原时间和白陶土部分凝血活酶时间有延长作用，其抗凝性质更接近低分子量肝素。

（5）中枢神经系统作用：僵蚕的醇水浸出液给动物灌服或注射均有催眠作用。

（6）免疫系统作用：蚕蛹多肽对T淋巴细胞的增殖在体外呈促进作用，与白细胞介素-2有协同促进作用；在体内则呈抑制作用。

（7）不良反应：可引起免疫反应，造成中枢神经系统代谢紊乱和功能障碍。短时间内发生强烈的多脏器累及症候群，表现为荨麻疹、呼吸道梗阻、心血管系统症状以及腹痛等I型变态反应。

全蝎（全虫）

【来源】为钳蝎科动物东亚钳蝎的干燥体。清明至谷雨前后捕捉者，称为“春蝎”；夏季产量较多，称为“伏蝎”。

【性味归经】辛，平，有毒。归肝经。

【中医功效】息风止痉，攻毒散结，通络止痛。

【用法用量】煎服，3～6g，蝎尾量酌减。入丸、散剂，每次1.5～3g。研末吞服，每次0.6～1g。外用适量。

功效	主治	应用
息风止痉	中风口㖞	牵正散
	惊痫抽搐，破伤风	撮风散
攻毒散结	瘰疬，疮毒	单用
通络止痛	偏正头痛，风湿痹痛，癌痛	单用

【使用注意】有毒，用量不宜过大（中毒量 30 ～ 60g），用量过大可致头痛、头晕、血压升高、心悸、烦躁不安，严重者血压突然下降、呼吸困难、紫绀、昏迷，最后多因呼吸衰竭而死亡；过敏者可出现全身性红色皮疹和风团，伴有发热。此外，尚可出现蛋白尿、神经中毒，表现为面部咬肌强制性痉挛，全身剥脱性皮炎等。**孕妇**及血虚生风者禁用，入煎剂不宜久煎，以免有效成分变性，丧失活性。

【西医药理】

1. 生殖系统作用

蝎毒能促进乙酰胆碱的释放，使血浆中肾上腺素和去甲肾上腺素水平升高，影响神经膜的通透性，能**产生宫缩，导致早期流产**。孕妇不宜使用。

2. 其他作用

（1）中枢神经系统作用：有镇痛、抗惊厥、抗癫痫作用。

（2）心血管系统作用：马氏钳蝎蝎毒有增强心肌收缩力，显著改善左心室收缩功能的作用。蝎毒能使血压显著升高。复方全蝎口服液对健康家兔有抗血栓形成、降低血小板黏附率、延缓血凝作用。

（3）免疫系统作用：蝎毒的主要成分为蛋白质，故有一定的抗原性。

（4）其他：抗菌和抗肿瘤等作用。

（5）不良反应：可致急性毒性反应，主要损伤神经和呼吸系统。

蜈蚣（天龙）

【来源】为蜈蚣科动物少棘巨蜈蚣的干燥全虫。

【性味归经】辛，温，有毒。归肝经。

【中医功效】息风止痉，攻毒散结，通络止痛。

此外，以本品油浸外涂，可治烫伤。

【用法用量】煎服，2～5g。研末冲服，每次0.6～1g。外用适量，研末或酒浸敷患处。

【使用注意】有毒，用量不宜过大，用量过大可引起恶心、呕吐、腹痛、腹泻、不省人事、心跳缓慢、呼吸困难、体温下降、血压下降等。出现溶血反应时，尿呈酱油色，排黑便，并出现溶血性贫血症状。出现过敏者，全身起过敏性皮疹，严重者出现过敏性休克。**孕妇禁用**，血虚发痉者禁用。

功效	主治	应用
息风止痉	惊痫抽搐，破伤风	止痉散，蜈蚣星风散
	中风口㖞	单用本品研末
	风湿痹痛	蜈蚣甘草丸
攻毒散结	瘰疬，疮毒，毒蛇咬伤	单用本品研末
通络止痛	顽固头痛，风湿痹痛，癌痛	单用

【西医药理】

1. 生殖系统作用

本品具有生殖毒性，导致胚胎畸形的发生。孕妇禁服。

2. 其他作用

（1）心血管系统作用：蜈蚣水溶性去蛋白提取液，在一定剂量范围内有加强心肌收缩力的作用，大剂量则使心肌收缩力减弱，并且有降压、扩张血管作用。

（2）抗惊厥作用：蜈蚣、全蝎对小鼠惊厥有对抗作用，蜈蚣较全蝎作用强。

（3）免疫系统作用：蜈蚣冲剂能促进免疫功能。高、低剂量组均有提高小鼠腹腔巨噬细胞的吞噬能力的作用，口服适量蜈蚣对小鼠体液免疫功能有抑制作用。

（4）抗炎作用：蜈蚣对急慢性炎症有较强的抑制作用。

（5）抗真菌作用：蜈蚣水煎剂在试管内对结核杆菌、皮肤真菌有抑制作用。

（6）其他：蜈蚣有抗肿瘤、抗血栓、镇痛、抑制哮喘气道炎症等作用。

（7）不良反应：服用蜈蚣粉致过敏、肝脏毒性、肾脏毒性和神经毒性。

第十六章　开窍药

凡气味芳香，而以通关开窍、苏醒神识为其主要作用的药物，称为芳香开窍药。

心主神志，如邪气内扰，则神志昏迷。开窍药多有浓郁的芳香之气，药性多辛温。味辛能走窜行散，芳香能辟除秽浊之气。辟邪以启闭，均能入心以开窍；辟邪以开闭，可使神志昏迷恢复常态。开窍药主要用治温热病热入心包、热入营血，故凡热病神昏、中风、昏厥、惊风癫痫等证，均可使用芳香开窍药以急救。待神识苏醒之后，再随证用药。开窍药只适宜于闭证神昏，而禁用于脱证之神昏，故临床应用时需首先辨清神昏之虚实。

妇产科医生使用本类药物时，需注意以下方面：

（1）开窍药辛香走窜，容易伤耗正气，不可久用，当中病即止。

（2）大多数药物能兴奋子宫，孕妇慎用或禁用。

（3）开窍药气味芳香易于挥发，受热后有效成分易被破坏；或有效成分不易溶于水，故内服不宜入煎剂，而多入丸散剂，或其他新制剂，以便急救之用。

麝香（当门子、元寸香）

【来源】为鹿科动物林麝、马麝或原麝的雄性动物脐下香囊（腺囊）中的干燥分泌物。

【性味归经】辛，温。归心、肝、脾经。

【中医功效】开窍醒神，活血散结，消肿止痛，催产。

功效	主治	应用
开窍醒神	温热病热入心包，惊风，癫痫等闭证	安宫牛黄丸，至宝丹，紫雪，牛黄抱龙丸
活血散结	疮疡	六神丸，小金丹
	经闭，癥瘕	化癥回生丹
消肿止痛	心腹暴痛，跌打损伤，痹痛	六神丸，七厘散
催产	胞衣不下，死胎	下死胎方

【用法用量】入丸、散剂，0.03～0.1g，外用适量，不入煎剂。

【使用注意】本品辛温香窜，易于耗气伤阳、夺血伤阴，故虚证、脱证慎用。**孕妇禁用**。本品活血力强，故经期慎用。

【西医药理】

1. 生殖系统作用

（1）兴奋子宫作用：麝香对于家兔大鼠以及豚鼠的离体子宫，均呈现明显的兴奋作用。妊娠期较非妊娠期更敏感，非妊娠期的兴奋作用发生较慢且持久。在整体情况下，晚期妊娠的子宫对麝香的敏感更为突出，因此孕妇忌用。

（2）抗生育作用：麝香酮明显增加子宫收缩频率和强度，并有抗着床和抗早孕作用，且随孕期延长，抗孕作用更趋明显。孕酮与麝香同用，可阻止麝香酮的抗早孕作用。在药物构效关系观察中证实，3-甲基环十五烯酮有明显的抗早孕作用，而3-甲基环十五烷酮则无效。

2. 其他作用

（1）中枢神经系统作用：双向调节中枢神经系统，小剂量兴奋，大剂量则抑制，能增强中枢神经系统的耐缺氧能力，并有镇痛、抗惊厥、抗震颤和止吐等作用。

（2）心血管系统作用：有明显的强心作用，能兴奋心脏，增强心肌功能，可预防和治疗血栓引起的缺血性心脏障碍，小剂量升压，大剂量减压，抑制血小板减少，可使纤维蛋白原液的凝固时间延长，有抗凝血酶、抑制血小板凝聚作用。

（3）抗炎作用：麝香对炎症的病理发展过程有着明显影响，其抗炎作用与氢化可的松相似。

（4）抑菌作用：麝香在试管内对猪霍乱弧菌、大肠杆菌及金黄色葡萄球菌有抑制作用。

（5）抗肿瘤作用：麝香对人体肿瘤细胞有抑制作用，浓度大则强，对小鼠艾氏腹水癌细胞和肉瘤 S_{180} 细胞有杀灭作用。

冰片（龙脑香、梅花冰片）

【来源】为龙脑香料常绿乔木龙脑香树脂加工而成的结晶品，或龙脑香树的树干、树枝切碎，经蒸馏冷却而得的结晶，称龙脑冰片，亦称梅片。由菊科植物艾纳香（大艾）叶的升华物经加工劈削而成，称艾片。现多用松节油、樟脑等，经化学方法合成，称机制冰片。

【性味归经】辛、苦，微寒。归心、脾、肺经。

【中医功效】开窍醒神，清热止痛。

【用法用量】入丸、散剂，0.15 ～ 0.3g。外用适量，研粉点敷患处，不宜入煎剂。

功效	主治	应用
开窍醒神	高热神昏	安宫牛黄丸，至宝丹
清热止痛，生肌	痈疽疮疡，溃后不敛	生肌散
	咽喉肿痛，口舌生疮	八宝眼药，冰硼散

【使用注意】本品芳香走窜，故孕妇及气血虚者慎用。

【西医药理】

1. 生殖系统作用

（1）**生殖毒性作用：**临床剂量天然冰片和合成冰片对试验动物均无生殖毒性。但两种冰片高剂量组对小鼠均有较显著围生期毒性，故妊娠期应谨慎使用。

（2）流产作用：冰片对中晚期妊娠有引产作用。

2. 其他作用

（1）中枢神经系统作用：冰片能延长耐缺氧时间，有镇静作用，可改善血脑屏障的通透性，局部应用对感觉神经有轻微刺激，有一定的止痛作用。

（2）抑菌抗炎作用：冰片较高浓度对葡萄球菌、链球菌、肺炎链球菌、大肠杆菌以及部分致病性皮肤真菌等有抑制作用。

（3）其他：防腐等作用。

石菖蒲（菖蒲九节菖蒲）

【来源】为天南星科多年生草本植物石菖蒲的根茎。

【性味归经】辛，温。归心、胃经。

【中医功效】开窍豁痰，化湿和胃，醒神益智。

功效	主治	应用
开窍豁痰，醒神益智	痰浊壅闭，高热神昏	菖蒲郁金汤
	癫狂	安神定志丸
	健忘	开心散
	耳鸣、耳聋	耳聋左慈丸
化湿和胃	湿阻脾胃	配伍苍术、厚朴、陈皮等
	噤口痢	开噤散
祛湿止痒（外用）	治皮肤湿疮	单用研末敷患处或煎汤洗

【用法用量】煎服，3～9g，鲜品加倍。

【使用注意】本品辛香温燥，故阴血亏虚，汗多及滑精者慎服。

【西医药理】

1. 生殖系统作用

本品对生殖系统无明显作用。

2. 其他作用

（1）中枢神经系统作用：石菖蒲最主要的药理作用表现为中枢镇静、抗惊厥作用，有很强的催眠和降温作用，有与氯丙嗪和利血平相似的安定作用。

（2）心血管系统作用：有扩张冠脉、抗心律失常、降血脂等作用。

（3）消化系统作用：能松弛胃肠平滑肌，抑制胃肠平滑肌活动，抑制肠管兴奋。

（4）其他：对气管和回肠有很强的解痉作用，能明显改善记忆获得和巩固障碍，有显著的抗癌作用。

苏合香

【来源】为金缕梅科落叶乔木苏合香树分泌的干燥树脂。

【性味归经】辛，温。归心、脾经。

【中医功效】开窍辟秽，止痛，祛湿止痒。

功效	主治	应用
开窍辟秽	痰浊、惊痫	苏合香丸
止痛	胸腹冷痛	苏合香丸
祛湿止痒	冻疮、烧烫伤	外用

【用法用量】内服，0.3～1g。宜入丸散，不入煎剂。外用适量。

【使用注意】本品辛香温燥，故脱证禁用；阴虚有热、气虚者慎用。

【西医药理】

1. 生殖系统作用

（1）苏合香能降低孕酮水平，还能抑制子宫平滑肌收缩。

（2）导致非孕雌性大鼠动情周期紊乱，大鼠动情间期显著延长。

2. 其他作用

（1）血液系统作用：苏合香能缩短血栓形成长度，减轻血栓形成重量，延长体外血浆复钙时间、凝血酶原时间和部分凝血活酶时间，显著提高纤溶酶活性，抑制血小板聚集。

（2）其他：苏合香为刺激性祛痰药，并有较弱的抗菌作用，用于局部可缓解炎症，并能促进溃疡和创伤的愈合。

第十七章　补虚药

凡能补充人体气血阴阳之不足，改善脏腑功能，增强体质，提高抵抗疾病的能力，消除虚证的药物，称为补虚药，亦称补养药或补益药。

所谓虚证，概括起来为气虚证、阳虚证、血虚证、阴虚证四种。补虚药也可根据其作用和应用范围分为补气药、补阳药、补血药、补阴药。临床使用应当根据虚证的不同类型而予以不同的补虚药。如气虚证用补气药，阳虚证用补阳药，血虚证用补血药，阴虚证用补阴药。但人体在生命活动过程中，气、血、阴、阳是互相依存的，所以在虚损不足的情况下，也常互相影响。气虚和阳虚表示机体活动能力的衰退。阳虚证多兼气虚，而气虚者也常易导致阳虚。阴虚和血虚表示机体精血津液的损耗。阴虚者多兼血虚，而血虚者也常易导致阴虚。因此，补气药和补阳药，补血药和补阴药，往往相须为用。更有气血两亏、阴阳俱虚的病证，当根据病情，灵活掌握，采用气血两补或阴阳兼顾。

补虚药不适用于有实邪的病证，因能“闭门留寇”而加重病情。但在实邪未除、正气已虚的情况下，在祛邪药中，可适当选用补虚药，以“扶正祛邪”，达到战胜疾病的目的。

妇产科医生在使用本类药物时，需注意以下方面：

（1）女子“阴常不足”，故补阴药往往多用。但补阴药物容易助湿，故处方中注意配伍化湿药。

（2）补虚药如使用不当，往往有害而无益。如阴虚有热而用补阳药，阳虚有寒而用补阴药，均能产生不良的后果。

（3）在服用补虚药时还应照顾脾胃，适当配伍健脾胃药，以免妨碍消化吸收，影响疗效。

第一节 补气药

补气药主要用于气虚证。气虚是指机体活动能力的不足，补气药能增强机体活动的能力，特别是脾、肺二脏的功能。所以补气药最适用于脾气虚和肺气虚的病证。

补气药还可用于血虚或津亏的病证。因气能生血，又能生津，所以在补血或生津的应用中，常配伍补气药同用，可以加强疗效。

补气药性多壅滞，易致中满气滞，出现胸闷腹胀、食欲不振等，故应用时宜适当辅以理气药。

人参（野山参、吉林参、红参、白参、人参须）

【来源】为五加科多年生草本植物人参的根，以吉林省抚松县产量最大、质量最好，称吉林参。野生者名野山参，人工栽培者称园参。鲜参经洗晒、晾干者称生晒参，经蒸熟后晾干或烘干者称红参，经焯煮浸糖后干燥者称糖参或白参。

【性味归经】甘、微苦，微温。归肺、脾经。

【中医功效】大补元气，补脾益肺，生津止渴，安神益智。

此外，人参还可用于血虚、阳痿之证。治疗血虚，多配伍熟地黄、当归、白芍等补血药同用，可以益气生血，增强疗效；治疗阳痿，多与鹿茸等补阳药同用，可以起到益气壮阳的效果。其他对体虚外感或里实正虚之证，可与解表药、攻里药同用，以扶正祛邪。

【用法用量】煎服，5～10g，宜文火另煎，将参汁兑入其他药汤内饮服；研末吞服，每次1～2g，每日

2～3次。如挽救虚脱，当用大量15～30g煎汁分数次灌服。如昏迷者，可鼻饲给药。平素体弱，服人参调补，也可每5～7日1次。

功效	主治	应用
大补元气	一切疾病因元气虚衰而出现的体虚欲脱、脉微欲绝	独参汤，参附汤
补脾气	脾胃气虚，神倦，食少，便溏	四君子汤
益肺气	肺气不足，气短喘促，自汗	人参蛤蚧散
生津止渴	气津两伤，神倦口渴，消渴	白虎加人参汤，生脉散
安神益智	气血亏虚之心神不安、失眠多梦、惊悸健忘	归脾汤

【使用注意】实证、热证而正气不虚者禁用。人参反藜芦，畏五灵脂，恶皂荚，均忌同用，服人参不宜喝茶或吃萝卜，以免影响药力。如服人参腹胀者，用莱菔子煎汤可解。如长期大量服用人参可引起抑郁、烦躁、血压升高等不良反应，称“滥用人参综合征”，停药后即可消失，故不宜长期大量服用本品。

【西医药理】

1. 生殖系统作用

兴奋下丘脑－垂体－性腺轴：人参皂苷可使垂体前

叶的促性腺激素释放增加，对雄性幼年动物，可使睾丸及附睾的重量增加，输精管直径扩大，使去势大鼠出现交尾现象，家兔睾丸中精子数增加，且活力增强；可明显增加老龄雌鼠血中雌二醇含量。对正常雌性动物能加速及延长动情期，增加子宫和卵巢重量。

2. 其他作用

（1）神经系统作用：人参能调节中枢神经系统兴奋过程和抑制过程的平衡，表现为小剂量兴奋中枢神经系统，大剂量则抑制中枢神经系统。

（2）改善脑组织代谢：人参不但能改善大脑的兴奋过程，而且也能改善其抑制过程，使两个过程恢复平衡。人参皂苷对神经组织具有保护作用，对神经组织的生长和神经网络的建立具有促进作用。

（3）记忆获得障碍的作用：人参对学习记忆的影响有双向性和成分依赖性。

（4）垂体－肾上腺皮质系统作用：人参有促进垂体－肾上腺皮质系统功能的作用。

（5）内分泌系统作用：人参短时大量应用，可提高兔的甲状腺功能，T_3 水平显著升高。人参总皂苷可刺激离体大鼠胰岛释放胰岛素，有降血糖作用，对低血糖有升高血糖作用。

（6）心血管系统作用：人参对多种动物心脏均有先兴奋后抑制，以及小量兴奋、大量抑制的作用。人参小剂量升压，大剂量降压。人参皂苷具有抗心律失常、保护心肌、降血脂、抗动脉硬化、扩张血管等作用。

（7）免疫系统作用：人参皂苷可促进网状内皮系统吞噬功能，增加小鼠血清非特异性抗体的浓度。

（8）血液系统作用：人参或其提取物对骨髓的造血功能有刺激和保护作用，具有增强造血功能的作用。人参皂苷具有抑制血小板聚集的作用。

（9）促进蛋白质及核酸合成：人参能促进动物生长，增加体重，增强机体抗病能力，促进恢复健康。

（10）调节脂质代谢：人参皂苷能降血脂，可降低血中低密度脂蛋白和胆固醇的含量，改善脂肪肝，并促进胆固醇排泄，防止高胆固醇血症和动脉粥样硬化的形成。

（11）延缓衰老：延缓衰老过程和预防早衰。人参皂苷可明显延长动物寿命和细胞寿命，对神经递质有调节作用。

（12）消化系统作用：对肝细胞损伤有抑制作用，对实验性胃溃疡有抑制作用。

（13）抗应激作用：人参具有抗应激作用，能提高机体对不良刺激的非特异性抵抗力。人参具有明显的抗缺氧、抗高温、抗低温及抗辐射作用。

（14）抗疲劳作用：人参能明显提高人的工作耐力，加速体力恢复，具有抗疲劳作用。

（15）抗菌作用：人参提取浓缩液对福氏痢疾杆菌、乙型溶血性链球菌均有抑制作用，较高浓度对金黄色葡萄球菌、大肠杆菌、炭疽杆菌、肺炎球菌、黑色曲霉菌有抑制作用。

（16）其他：抗肿瘤、抗突变、止血等作用。

党参（潞党参、台党参、狮头参）

【来源】为桔梗科多年生草本植物党参的干燥根。

【性味归经】甘，平。归脾、肺经。

【中医功效】补脾益肺，生津养血。

功效	主治	应用
补脾益气	中气不足，脾胃虚弱，食少便溏、四肢倦怠	四君子汤
补益肺气	肺气亏虚，气短喘咳，言语无力，声音低弱	补肺汤
生津	气津两伤，气短口渴	生脉散
养血	气血两虚或血虚萎黄，头晕，心慌	八珍汤

此外，也可与解表、泻下药同用，治体虚外感或里实正虚之证，可以扶正祛邪。

【用法用量】煎服，10 ～ 30g。如代人参使用可至人参量的 4 倍。

【使用注意】对虚寒证最为适用，如属热证，则不宜单独应用，党参反藜芦。用量大可引起胸前区不适。

【西医药理】

1. 生殖系统作用

党参对离体大鼠子宫有明显兴奋作用。

2. 其他作用

（1）中枢神经系统作用：党参多糖对中枢神经系统具有抑制作用，党参皂苷部分可明显延长环己巴比妥的睡眠时间。

（2）消化系统作用：有明显抗胃溃疡和胃黏膜损伤的作用。可调整胃肠运动，改善消化功能。

（3）心血管系统作用：党参注射液具有保护心肌的作用，可增强心肌收缩力，增加心输出量，达到强心作用，可抗心肌缺血，扩张外周血管，调整血压，对失血性休克有明显升压作用。

（4）抑菌作用：脑膜炎球菌对本品煎剂中度敏感，白喉杆菌、奈瑟卡他球菌、副大肠杆菌、大肠杆菌及人型结核菌轻度敏感，党参煎剂对嗜盐菌、肠沙门氏菌、志贺氏痢疾杆菌有显著促生长作用。

（5）血液系统作用：党参具有抑制血栓形成的作用，党参水醇浸膏与煎剂均可使红细胞增加，白细胞减少，其中可见中性粒细胞增多，淋巴细胞减少。党参能使红细胞和血红蛋白增加，也可增加放疗、化疗后下降的白细胞数。

（6）免疫系统作用：党参及其多糖可使巨噬细胞的数量增加，细胞体积增大，吞噬功能增加，具有增强免疫功能的作用。

（7）增强机体抗寒能力：党参可直接促进和机体糖异生有关的生化过程，并间接促进机体抗寒能力。

（8）强壮作用：党参能抗疲劳及提高耐高温能力，对兴奋和抑制两种神经过程都有影响。

（9）抗应激作用：党参可提高机体抗应激能力，增强机体对不良刺激的抵抗力。

（10）增强记忆力：党参提取物能增进和改善小鼠学习记忆过程。

（11）其他：党参尚有一定的血糖双向调节作用，增强机体 SOD 活性、抗缺氧、抗辐射、抗癌、抗炎与镇痛作用。

西洋参（洋参、花旗参、广东人参）

【来源】为五加科多年生草本植物西洋参的干燥根。

【性味归经】微甘、苦，寒。归心、肺、肾经。

【中医功效】补气养阴，清热生津。

功效	主治	应用
补气养阴，清热生津	肺肾阴虚	配伍麦冬、阿胶等
	气阴两伤	配伍麦冬、五味子、生地黄等
	津液亏虚	配伍天冬、麦冬、知母等

【用法用量】煎服，3～6g。另煎兑服。

【使用注意】中阳衰微、寒湿中阻及气郁化火均忌服，忌铁器火炒。西洋参反藜芦。

【西医药理】

1. 生殖系统作用

本品对生殖系统无明显作用。

2. 其他作用

（1）中枢神经系统作用：西洋参对大脑有镇静作用，对生命中枢则有中度的兴奋作用，西洋参所含人参皂苷 Rb_1 具有抗惊厥的作用。

（2）免疫系统作用：西洋参根粗多糖具有增强免疫

功能的作用。

（3）心血管系统作用：西洋参皂苷具有抗心律失常、抗心肌缺血的作用。

（4）抗病毒作用：西洋参茎叶皂苷对单纯疱疹病毒1型（HSY–1）感染细胞有保护作用，但对脊髓灰质炎病毒1型（Polio–1）感染细胞无保护作用。

（5）血液系统作用：有抗溶血作用及止血作用。

（6）钙通道阻滞作用：西洋参茎叶皂苷具有钙通道阻滞作用，其作用性质与钙通道阻滞剂维拉帕米相似。

（7）强壮作用：西洋参能明显增加DNA合成，具有强壮作用。因其所含有效成分均低于人参，故其强壮作用较人参为缓和。

（8）促生长作用：西洋参口服液能明显增加小鼠体重，促进未成年小鼠的生长发育。

（9）增强改善记忆功能：西洋参对小鼠的记忆获得不良有明显的拮抗作用，对记忆缺损有明显改善作用。

（10）促进糖代谢：能降低豚鼠肝糖原含量。

（11）其他：西洋参尚有一定的降血脂、抗疲劳、抗休克、抗应激、抗衰老、抗利尿、抗突变、抗缺氧的作用。

太子参（孩儿参、童参）

【来源】为石竹科多年生草本植物异叶假繁缕的干燥块根。

【性味归经】甘、微苦，平。归脾、肺经。

【中医功效】补气生津，健脾益肺。

功效	主治	应用
补气健脾益肺	脾胃阴虚	配伍麦冬、五味子等
	肺气阴两虚	配伍沙参、百合等
生津	热病后期，气虚津伤	配伍知母、生地黄等

此外，与玉米须同煎可治急慢性肝炎。

【用法用量】煎服，10 ～ 30g。

【使用注意】邪实之证慎用。

【西医药理】

1. 生殖系统作用

本品对生殖系统无明显作用。

2. 其他作用

（1）强壮作用：太子参胶囊口服能明显延长小鼠负重游泳时间，显著延长小鼠在常压缺氧情况下的存活时间。

（2）生津作用：太子参水提取物及醇提取物均能明显增强小鼠耐饥渴能力，延长其存活时间。

（3）消化系统作用：太子参水提物及醇提取物能够明显增加正常大鼠的 D- 木糖排出率，对大黄所致的脾虚模型有明显改善作用。

（4）免疫系统作用：太子参水煎醇沉剂对淋巴细胞增殖有明显的刺激作用。

（5）血液系统作用：太子参水煎液给由环磷酰胺所致的白细胞下降大鼠灌胃，可使其白细胞总数明显升高。

（6）延长寿命：太子参能使果蝇的平均寿命延长。

（7）其他：有较强的镇咳、抗病毒作用，特别对疱疹病毒活性较强。

黄芪（元芪、北芪、黄耆、绵黄芪）

【来源】为豆科多年生草本植物蒙古黄芪和膜荚黄芪的干燥根。

【性味归经】甘，微温。归脾、肺经。

【中医功效】补气升阳，生血行滞，益卫固表，托疮生肌。利尿消肿，生津止渴。

【用法用量】煎服，10 ～ 20g，大剂量 30 ～ 120g，

固表止汗、托疮生肌、利尿退肿宜生用，补肺益气升阳宜蜜炙用。

功效	主治	应用
补气升阳	脾肺气虚	参芪膏，芪术膏，芪附汤，当归补血汤
	中气下陷	补中益气汤
补气摄血	气不摄血，便血，崩漏	归脾汤
补气生血行滞	气虚血滞，肢体麻木、半身不遂	黄芪桂枝五物汤，蠲痹汤，补阳还五汤
益卫固表止汗	体弱表虚，自汗，盗汗	牡蛎散，当归六黄汤，玉屏风散
托疮生肌	痈疽疮疡，气血不足，内陷不起，脓成不溃或溃久不敛	透脓散、十全大补汤
利尿消肿	气虚小便不利，肢体面目浮肿	防己黄芪汤
生津止渴	消渴症	消渴汤

【使用注意】凡表实邪盛，疮疡初起，或溃后热毒尚盛者，均不宜用。

【西医药理】

1. 生殖系统作用

（1）**雌激素样作用：**黄芪有雌激素样作用。水提液可抑制去势大鼠的骨吸收，具有抗骨质疏松作用。

（2）抑制子宫作用：对离体子宫有抑制作用。

2. 其他作用

（1）免疫系统作用：黄芪及其多糖等成分可明显提高非特异性免疫功能，对体液免疫、细胞免疫等均有促进或增强作用；对干扰素系统有明显的刺激作用，具有自身诱生和活性挥发等功效，还具有双向性调节机体免疫功能。

（2）细胞代谢：黄芪能明显延缓人胚二倍体细胞自然衰老过程，能延长细胞寿命 1/3 左右，在高浓度时对体外培养健康人淋巴细胞有丝分裂有抑制作用，而低浓度时则有促进作用。

（3）心血管系统作用：黄芪皂苷 50 ～ 200mg/mL 对心脏有正性肌力作用，30mg/mL 呈负性肌力作用；黄芪具有降压作用，有明显扩张外周血管、冠脉及脑、肾、肠血管作用，还可改善微循环，增加毛细血管抵抗力，防止毛细血管脆性和通透性增加。

（4）抗菌作用：黄芪对志贺氏痢疾杆菌、炭疽杆菌、甲型溶血性链球菌、乙型溶血性链球菌、白喉杆菌、假白喉杆菌、肺炎链球菌、金黄色葡萄球菌、柠檬色葡萄球菌、白色葡萄球菌和枯草杆菌有抗菌作用。

（5）抗病毒作用：黄芪注射液对流行性出血热病毒的感染过程有一定的阻断作用。黄芪在相当浓度下有抑制病毒的作用，包括艾滋病病毒；黄芪水煎剂具有直接灭活病毒作用，且可抑制感染病毒后的细胞病变，可直接抑制水痘 – 带状疱疹病毒，对正在复制的病毒具有生长抑制作用。

（6）血液系统作用：黄芪可以抗血小板聚集，对血小板聚集有明显的解聚作用。

（7）泌尿系统作用：黄芪注射液具有保肾作用，黄芪有中等利尿作用。

（8）糖代谢作用：黄芪多糖具有双向调节血糖的作用。

（9）增智作用：黄芪水煎液有加强小鼠学习记忆的作用，有利于小鼠大脑对信息的储存。

（10）促进蛋白质合成：黄芪能促进 DNA、RNA 和蛋白质合成，使兔血清总蛋白和白蛋白增加。

（11）消化系统作用：黄芪皂苷甲能使豚鼠离体回肠的张力下降，在体兔肠管紧张度明显增加，蠕动减慢，振幅增大；对兔离体肠管有抑制作用。

（12）其他：黄芪尚有抗衰老、抗突变、促进骨生长、保肝、护胃、抗疲劳、抗缺氧、抗寒、抗辐射、抑瘤、抗肺动脉高压、镇静、镇痛、抗炎等。

白术（于术）

【来源】为菊科多年生草本植物白术的根茎。

【性味归经】苦、甘，温。归脾、胃经。

【中医功效】补气健脾，燥湿利水，止汗安胎。

功效	主治	应用
补气健脾	脾虚气弱，神倦，食少便溏或泄泻	四君子汤，理中汤，枳术丸
燥湿利水	脾虚不能运化（痰饮、水肿、水湿停滞）	苓桂术甘汤，真武汤，参苓白术散，完带汤
固表止汗	气虚自汗	玉屏风散
安胎	胎动不安	安胎丸

【用法用量】煎服，5～15g，通便用60～120g。燥湿利水宜生用，补气健脾宜炒用，健脾止泻宜炒焦用。

【使用注意】苦温性燥，又有伤阴之弊，故阴虚内热或津液亏耗燥渴者不宜服用。补气药易致壅滞，气滞胀闷者忌服。

【西医药理】

1. 生殖系统作用

大剂量白术水煎剂对**子宫平滑肌有明显的抑制作用**。

2. 其他作用

（1）免疫系统作用：白术能提高淋巴细胞转化率和自然玫瑰花环形成率，促进细胞免疫功能，明显增加IgG的含量，且能增强网状内皮系统的吞噬功能。

（2）消化系统作用：白术的主要成分苍术酮具有保肝作用，白术乙酸乙酯提取物可明显增加胆汁分泌量。白术丙酮提取物300mg/kg可明显减少胃液量，提高胃液酸碱度，降低胃蛋白酶活性，保护胃黏膜，对应激性胃溃疡有显著抑制作用。

（3）心血管系统作用：白术有血管扩张作用，对心脏则有抑制作用，剂量过大可致停搏。

（4）抗病原微生物作用：白术制剂对多种细菌及多种致病真菌均具有抑制作用。

（5）血液系统作用：白术煎剂能显著延长凝血酶原时间，而根的作用强于茎。有抗凝血作用。

（6）消化系统作用：生白术煎剂对肠管活动的影响与肠管所处的功能状态有关，其兴奋时则呈现抑制作用，抑制时则呈现兴奋作用，表现出双向调节作用。大剂量白术水煎剂能促进胃肠活动。

（7）其他：白术尚有一定的抗肿瘤、抗衰老、抗氧化、利尿、降血糖、降血脂等作用。

山药（淮山药、怀山药）

【来源】为薯蓣科多年蔓生草本植物薯蓣的根茎。

【性味归经】甘，平。归脾、肺、肾经。

【中医功效】益气养阴，补脾肺肾、涩精止带。

功效	主治	应用
益气，补脾止泻	脾虚便溏或泄泻	参苓白术散
益气，补肺止咳	肺虚久咳或虚喘	资生汤
补肾养阴，涩精止带	遗精，尿频，白带过多	知柏地黄丸，缩泉丸

此外，用于消渴病，可以补气养阴而止渴，单用大量，水煎代茶饮，也可与生地黄、天花粉、麦冬、黄芪等养阴补气药同用。

【用法用量】煎服，10～30g，大剂量60～250g。研末吞服，每次6～10g。补阴宜生用，健脾止泻宜炒黄用。

【使用注意】本品养阴而兼涩性，能助湿，故湿盛中满或有积滞者不宜单独服。

【西医药理】

1. 生殖系统作用

（1）改善卵巢功能：山药的提取物脱氢表雄甾酮（DHEA）临床证实有改善卵巢功能的作用。

（2）提高性活力：动物实验显示，山药能提高雄性小鼠的交配能力，提高性活力。

2. 其他作用

（1）消化系统作用：山药具有刺激小肠运动，促进肠管内容物排空作用，使肾上腺素所致的肠管紧张性降低。山药能使小肠恢复节律。

（2）免疫系统作用：山药具有增强细胞免疫和体液免疫的作用。

（3）抗衰老作用：20%山药水煎液浸泡桑叶后阴干，喂蚕，可显著延长蚕龄期，且蚕的身长、体重、增加缓慢，食量减少，故具有抗衰老的作用。

（4）降血糖作用：山药可显著降低血糖，对糖尿病有预防和治疗作用，并可明显对抗肾上腺素及葡萄糖引起的血糖升高。

（5）其他：山药尚有一定的促进创伤愈合、耐缺氧、抗氧化等作用。

白扁豆（扁豆）

【来源】为豆科一年生缠绕草本植物扁豆的种子。

【性味归经】甘，微温。归脾、胃经。

【中医功效】补脾止泻，消暑化湿，和中解毒。

功效	主治	应用
健脾止泻	体倦乏力、食少便溏或泄泻，妇女白带过多	参苓白术散
消暑化湿	夏伤暑湿，脾胃失和，吐泻腹胀	香薷散
和中解毒	酒毒，河豚鱼毒，药毒	单用研末服或水煎服，也可生研水绞汁服

【用法用量】煎服，10～30g，健脾止泻宜炒用，消暑解毒宜生用。

【使用注意】生扁豆有毒，研末服宜慎用。

【西医药理】

1. 生殖系统作用

本品对生殖系统无明显作用。

2. 其他作用

（1）抑菌解毒作用：100%煎剂对痢疾杆菌有抑制作用，对食物中毒引起的呕吐、急性胃肠炎等有解毒作用。

（2）抗病毒作用：对小鼠 Columbia SK 病毒有抑制作用，其活性成分在水溶物的高分子和低分子部分中均有。

（3）免疫系统作用：对机体防御功能降低有促其恢复作用。

（4）血液系统作用：白扁豆中含有对人红细胞的非特异性凝集素，起到凝血作用，其具有某些球蛋白特性，但对牛、羊红细胞并无凝集作用。

甘草（国老）

【来源】为豆科多年生草本植物甘草、胀果甘草或光果甘草的根及根茎。

【性味归经】甘，平。归脾、胃、肺、心经。

【中医功效】益气补中，润肺止咳，清热解毒，缓急止痛，调和药性。

【用法用量】煎服，3 ～ 10g，大量可用至 30g。清热解毒宜生用，补中缓急宜炙用，阴茎中痛宜用甘草梢。

【使用注意】甘草味甘，能助湿壅气，令人中满，故湿盛而胸腹胀满及呕吐者忌服。长期大量服用本品可出现浮肿、血压升高、血钾降低等不良反应。各种水肿、肾病、高血压、低血钾、充血性心衰均不宜服。

功效	主治	应用
益气补脾	脾胃虚弱，中气不足，气短乏力、食少便溏	四君子汤
益气养心安神	脉结代、心动悸	炙甘草汤
	妇女脏躁，心神不安	甘麦大枣汤
润肺止咳	咳嗽气喘	三拗汤，麻杏石甘汤
清热解毒	痈疽疮毒，食物、药物中毒	甘桔汤，银花甘草汤
缓急止痛	腹痛挛急、四肢挛急作痛或脚挛急不伸	小建中汤，芍药甘草汤
调和药性	/	甘草干姜汤

【西医药理】

1. 生殖系统作用

对性激素的双向作用： 甘草甜素、甘草次酸能抑制雌激素等对未成年动物子宫的增长作用，切除肾上腺或卵巢仍有同样作用。甘草甜素剂量增大可使雌激素样作用增强。甘草提取物有性激素样作用，效力较雌二醇大。甘草次酸具有抑制生殖腺产生睾酮的作用。

2. 其他作用

（1）肾上腺皮质激素样作用：甘草浸膏、甘草粉、甘草甜素或草次酸均可使水钠潴留，血压升高，钠、氯排出减少，钾排出增加，尿中 Na/K 比值下降等反应，与去氧皮质酮相似。甘草与糖皮质激素有协同作用。

（2）呼吸系统作用：甘草浸膏和甘草合剂具有祛痰镇咳作用。

（3）降脂作用：肌肉注射甘草甜素对高脂血症具有明显的降脂作用，甘草次酸盐具有降低血胆固醇、脂蛋白和 β-脂蛋白甘油三酯作用，从甘草分离出的 3-芳基香豆素衍生物具有抗血小板聚集的作用。

（4）抗病原微生物作用：醇提取物及甘草次酸钠在体外对金黄色葡萄球菌、结核杆菌、大肠杆菌、阿米巴原虫及滴虫均有抑制作用，但在有血浆存在的情况下，其抑制和杀阿米巴原虫的作用有所减弱。甘草多糖对腺病毒Ⅲ型、单纯疱疹病毒Ⅰ型和牛痘病毒均有明显抑制作用。

（5）消化系统作用：甘草制剂有抗消化性溃疡作用，甘草煎剂能明显对抗肠痉挛，甘草流浸膏对肝损害有明显保肝作用，并可促进胰液分泌。

（6）中枢神经系统作用：甘草水煎剂具有镇痛作用，甘草次酸和甘草甜素具有解热、镇静、解痉作用。

（7）解毒作用：甘草对药物中毒、食物中毒、体内代谢产物中毒及细菌毒素中毒均有一定解毒作用。

（8）免疫系统作用：甘草甜素能使一些免疫器官的重量增加，有增强非特异性免疫作用。甘草酸可促进γ－干扰素和白细胞介素 -2 的产生，增强自然杀伤细胞活性。甘草的粗提物则有免疫抑制作用，可抑制巨噬细胞的免疫反应。

（9）其他：甘草尚有一定的抗氧化、抗利尿、抗肿瘤、提高听觉功能、抗变态反应、抗炎等作用。

大枣（红枣）

【来源】为鼠李科落叶灌木或小乔木枣的成熟果实。

【性味归经】甘，温。归脾、胃经。

【中医功效】补中益气，养血安神，缓和药性。

功效	主治	应用
补中益气	脾胃虚弱，体倦乏力，食少便溏	补中益气汤
养血安神	血虚失养，面黄肌瘦，头晕眼花	归脾汤
	血虚脏躁，精神恍惚，睡眠不安	甘麦大枣汤
缓和药性	减少峻烈药的不良反应	葶苈大枣泻肺汤，十枣汤

【用法用量】劈开煎汤服，3 ～ 12 枚，或 10 ～ 30g，或去皮核捣烂为丸服。

【**使用注意**】本品甘壅助湿滞气，令人中满，故湿盛脘腹胀满、气滞者不宜单用。本品能助湿生热，故一切实热、湿热、痰热所致诸疾，均不宜服。食积、虫积、龋齿作痛均需慎用。

【**西医药理**】

1. 生殖系统作用

本品对生殖系统无明显作用。

2. 其他作用

（1）免疫系统作用：大枣煎剂能够提高体内单核－巨噬细胞系统的吞噬功能，具有提高机体免疫功能的作用。

（2）呼吸系统作用：大枣树皮乙醇提取物有祛痰、镇咳作用。

（3）中枢神经系统作用：大枣具有催眠及增强睡眠的作用，对中枢有抑制作用。

（4）心血管系统作用：大枣具有显著降压作用。

（5）抗突变作用：大枣水煎液具有抗突变作用。

（6）增强肌力作用：小鼠服用大枣煎剂 3 周，体重增加，空腹游泳时间显著延长。

（7）其他：大枣尚有一定的抗肿瘤、抗 I 型变态反应、抗疲劳、保肝等作用。

蜂蜜（白蜜、蜜）

【来源】为蜜蜂科昆虫中华蜜蜂在蜂巢中酿成的糖类物质。

【性味归经】甘，平。归肺、脾、大肠经。

【中医功效】补中缓急，润肺止咳，润肠通便。

功效	主治	应用
补中缓解	脾气虚弱，脘腹挛急疼痛	单用或配伍白芍、甘草等
润肺止咳	肺虚久咳，肺燥咳嗽	琼玉膏
润肠通便	肠燥便秘	蜜煎导

此外，本品外用，对疮疡肿毒有解毒消疮之效；对溃疡、烧烫伤有解毒防腐、生肌敛疮之效。

【用法用量】煎服或冲服，15～30g，大剂量30～60g，或入丸、膏剂，外用适量敷患处。内服炼熟用，外用宜生用。本品作栓剂肛内给药，通便效果较口服更佳。

【使用注意】本品味甘质滋腻，能助湿滞气，令人中满，故湿热痰滞、胸闷不宽及便溏或泄泻者慎用。部分人出现过敏反应。

【西医药理】

1. 生殖系统作用

雌激素样作用：蜂蜜的雌激素样作用不同于雌酮和雌激素，近似于丙烯苯酚。

2. 其他作用

（1）免疫系统作用：5%椴树蜜和杂花蜜可显著增加抗体分泌细胞数，增强体液免疫功能。

（2）抗肿瘤作用：蜂蜜有中度抗肿瘤和显著抗肿瘤转移作用，蜂蜜还能加强环磷酰胺和5-氟尿嘧啶的抗肿瘤疗效，且可减少其毒性作用。

（3）糖代谢的影响：口服或静脉注射均可迅速促进体内糖原的形成，不易引起高血糖，可降低正常人和糖尿病患者的血糖水平。

（4）抗病原微生物作用：对葡萄球菌、大肠杆菌、绿脓杆菌、变形杆菌、痢疾杆菌等多种细菌具有抑制和杀灭作用，其抑菌、杀菌作用与蜂蜜浓度有关，低浓度具有抑菌作用，高浓度具有杀菌作用。在温度过高或中性条件下加热则使其抗菌力减弱。

（5）消化系统作用：蜂蜜能明显促进肠蠕动，加速粪便排出，起到通便作用。能反射性抑制胃的分泌和运动功能，使胃酸分泌正常化。对肝脏有保护作用，还有降脂作用。

（6）心血管系统作用：蜂蜜可引起血压下降，冠状动脉扩张。还可营养心肌，改善心肌代谢过程，调节心脏功能。

（7）其他：蜂蜜尚有一定的解毒（乌头中毒）作用，可促进创伤愈合，促进生长发育，提高机体抵抗力，调节神经系统功能，改善睡眠，提高脑力和体力。

饴糖（胶饴）

【来源】为米、大麦、粟或玉蜀黍等粮食经发酵糖化制成的糖类食品。有两种，软者为黄褐色浓稠液体，黏性很大，称胶饴；硬者系软糖经搅拌，混入空气后凝固而成，为多孔之黄白色糖饼，称白饴糖。药用以白饴糖为佳。

【性味归经】甘，温。归脾、胃、肺经。

【中医功效】补虚温中，缓急止痛，润肺止咳。

此外，单服饴糖可治草乌、川乌、附子中毒；也可粘裹异物，如误吞稻芒、鱼骨等。

【用法用量】溶化服，30～60g，入汤剂分2～3次服，也可熬膏成为丸服。

【使用注意】本品甘温质润，能助湿生热，令人中满，故湿热内郁、中满吐逆、痰热咳嗽、小儿疳积等病证均不宜用。

功效	主治	应用
补脾益气	中气不足，气短乏力，纳食减少	配伍黄芪、党参、炙甘草、大枣
温中，缓急止痛	虚寒腹痛	小建中汤，黄芪建中汤，当归建中汤，大建中汤
润肺止咳	肺虚燥咳	单用或配伍杏仁、百部等止咳平喘药

【西医药理】

1. 生殖系统作用

本品对生殖系统无明显作用。

2. 其他作用

具有麦芽糖的一般作用，临床观察有滋养、止咳、止腹绞痛作用。

刺五加

【来源】为五加科植物刺五加的根、根茎或茎叶。

【性味归经】甘、微苦、辛，温。归脾、肺、心、肾经。

【中医功效】补气安神，益肾强腰，活血通络。

功效	主治	应用
补气健脾	肺脾气虚证，脾虚水肿	单用有效，或配伍太子参、五味子、白果
安神	心脾两虚，心肾亏虚，心神失养	配伍炒枣仁、当归等
益肾强腰	肾虚腰膝酸软	配伍龟甲、牛膝等
活血通络	瘀血痹阻心脉	配伍红花、桂枝等
	风寒湿痹	单用
	跌打损伤	配伍川芎、红花等

【用法用量】煎服，9～15g，目前多作片剂、颗粒剂、口服液及注射剂使用。

【使用注意】本品甘苦辛温，能伤阴助火，故阴虚内热者慎用。

【西医药理】

1. 生殖系统作用

（1）**促进性成熟**：本品可增加雄性幼鼠精囊与前列腺的重量，能明显增加老龄鼠的生殖能力。

（2）保胎作用：本品可减少雌兔的自然流产和死胎。

2. 其他作用

（1）中枢神经系统作用：刺五加对中枢神经的兴奋

和抑制均有影响，刺五加乙醇提取物具有抗惊厥作用。

（2）呼吸系统作用：刺五加提取物有明显的镇咳作用，刺五加醇提取物有明显的祛痰作用。

（3）心血管系统作用：刺五加提取物能扩张血管、改善大脑供血。其根、茎、叶的提取物对血小板聚集有很强的抑制作用，并有抗心律失常作用，能减轻心肌缺血组织损伤，促进表面细胞的再生和心肌梗死区域的恢复。可扩张血管，降低血压。

（4）抗病原微生物作用：刺五加对白色葡萄球菌、奈瑟氏菌、大肠杆菌有一定的抑制作用。多糖成分可增强抗人型结核菌的能力，刺五加对脑炎病毒感染也有抑制作用。

（5）内分泌系统作用：刺五加既能阻止肾上腺皮质激素引起的肾上腺增生，又能减轻由可的松引起的肾上腺皮质萎缩；既可防止甲状腺素引起的甲状腺肥大，又可防止甲基硫脲嘧啶引起的甲状腺萎缩。

（6）血液系统作用：刺五加能使化学因素和生物因素引起的红细胞、白细胞的增多或减少恢复为正常。可提高免疫力，升高白细胞。

（7）核酸和蛋白质：刺五加可使脑蛋白质合成增加，刺激肝组织再生。

（8）健脑：刺五加可提高脑力劳动效率，对中枢神经的兴奋与抑制均有影响。

（9）其他：刺五加尚有一定的抗惊厥、抗疲劳、耐缺氧、抗应激、抗肿瘤、降血糖、降血脂、抗辐射、抗衰老、抗炎、提高免疫、解毒等作用。

绞股蓝（七叶胆）

【来源】为葫芦科植物绞股蓝的根茎或全草。

【性味归经】甘、苦，寒。归脾、肺、肾经。

【中医功效】益气健脾，化痰止咳。

功效	主治	应用
益气健脾	脾虚证	配伍太子参、山药、南沙参等
化痰止咳	肺虚咳嗽证	配伍川贝母、百合、半夏、陈皮等

此外，本品还略有清热解毒作用，可用于肿瘤而有热毒之证。

【用法用量】煎服，10～30g，研末吞服，3～6g，亦可泡服。

【使用注意】虚寒证禁用。少数患者服药后出现恶心呕吐、腹胀腹泻等不良反应。

【西医药理】

1. 生殖系统作用

本品对生殖系统无明显作用。

2. 其他作用

（1）中枢神经系统作用：绞股蓝浸膏、绞股蓝总皂苷具有一定的镇静、催眠和镇痛作用。

（2）免疫系统作用：绞股蓝总苷可调节免疫功能，能提高 T 淋巴细胞的数目，增强天然杀伤细胞（NK 细胞）的活性，提高肺巨噬细胞的吞噬功能。

（3）心血管系统作用：绞股蓝总皂苷具有抗心肌缺血的作用，能明显降低血清中胆固醇的含量，减少胆固醇在动脉壁的沉积及脂质过氧化物的生成，降低斑块发生率，明显抑制动脉粥样硬化的生长及发展。

（4）抗肿瘤作用：绞股蓝总皂苷对肝癌、子宫癌、肺癌、黑色素瘤等癌细胞增殖有明显的抑制作用。

（5）抗衰老作用：绞股蓝具有促进生长发育、延长正常细胞寿命、延缓衰老的作用。绞股蓝总皂苷或其粗提取物能延长果蝇寿命，提高小鼠的生存率。

（6）血液系统作用：绞股蓝体内外均能抑制血小板聚集，具有明显的抑制血栓形成的作用，并呈剂量依赖关系。

（7）其他：绞股蓝尚有一定的抗氧化、抗应激、抗突变、抗溃疡、抑制肥胖、抗脑缺血等作用。

红景天

【来源】为景天科植物红景天或大花红景天的根及根茎。

【性味归经】甘、苦，微寒。归脾、肺、心经。

【中医功效】健脾益气，清肺止咳。

功效	主治	应用
健脾益气	脾气虚证	单用或配伍山药、芡实、白术
清肺止咳	肺阴虚、肺热咳嗽	单用或配伍南沙参、百合等

此外，本品还兼有活血化瘀之力，可配伍其他活血药。

【用法用量】煎服，6 ～ 12g。

【西医药理】

1. 生殖系统作用

本品对生殖系统无明显作用。

2. 其他作用

（1）中枢神经系统作用：红景天煎剂能明显增强硫喷妥钠催眠作用，拮抗苯甲酸钠咖啡因的惊厥作用，红景天苷可缩短戊巴比妥钠引起的睡眠时间。

（2）内分泌系统作用：通过刺激中枢神经系统而发挥对内分泌系统的作用。

（3）抗氧化、抗衰老作用：红景天苷具有抗脂质过氧化作用。红景天素能促进 DNA 合成，提高巨噬细胞吞噬功能。

（4）抗病毒作用：高山红景天多糖能有效地阻止病毒在宿主细胞的吸附作用，同时对病毒在宿主细胞内的复制过程有抑制作用。加入高山红景天酪醇（RABT）培养的人羊膜细胞对柯萨奇 B 病毒的攻击有一定的抵抗力。

（5）心血管系统作用：红景天苷和酮均能降低心脏的前后负荷，改善心脏功能。红景天水煎剂可明显减低去甲肾上腺素升血压作用，但对组胺所致的低血压有升高作用。

（6）物质代谢：红景天制剂能阻止能量代谢的紊乱，延长肌肉负荷时间，激活骨骼肌中氨酰 tRNA 的合成，提高 DNA 的含量，促进 ATP 的再合成，使血液中血红蛋白和红细胞数增加。

（7）抗变态反应：从红景天中分离出的新型氰葡糖苷具有明显的抗变态反应作用。

（8）其他：红景天尚有一定的抗缺氧、抗肿瘤、抗辐射、抗炎、抗毒素、抗疲劳、抗高温等作用。

沙棘

【来源】为胡颓子科植物沙棘的干燥果实。

【性味归经】平、酸，苦。归脾、胃、肺、肝经。

【中医功效】益气生津，健脾消食，止咳祛痰，活血化瘀。

功效	主治	应用
益气生津，健脾消食	脾虚食少	配伍芫荽子、藏木香、余甘子、石榴子等
止咳祛痰	咳嗽痰多	沙棘膏，五味沙棘散
活血化瘀	瘀血证	单用有效，提取物（心达康胶囊）

【用法用量】煎服，3～9g。或鲜品绞汁服。

【西医药理】

1. 生殖系统作用

本品对生殖系统无明显作用。

2. 其他作用

（1）造血细胞作用：沙棘原汁对造血细胞具有促进其生长的作用。

（2）消化系统作用：沙棘籽油能减轻肝损伤，沙棘油对胃溃疡有保护作用。

（3）心血管系统作用：沙棘总黄酮具有抗心律失常作用。沙棘油、沙棘总黄酮能使血清中总胆固醇、甘油三酯的水平下降和肝组织中的总胆固醇含量下降，使血清中 HDL-C 含量升高。沙棘原汁及总黄酮能增强心脏的收缩功能及泵功能，并能明显改善心肌舒张性能，降低外周阻力，增加血管弹性。沙棘总黄酮能提高高切率下的血浆黏度，而使全血黏度显著降低。

（4）血液系统作用：沙棘油具有预防血栓形成和一定的抗凝作用。

（5）抗肿瘤作用：沙棘原汁对肉瘤细胞增殖、骨髓瘤细胞、人急性粒细胞白血病细胞有一定的抑制作用。

（6）免疫系统作用：沙棘油和沙棘汁可增加免疫功能，沙棘总黄酮的作用类似于沙棘汁和沙棘油，并可使血清抗体水平升高。

（7）其他：沙棘尚有一定的抗氧化、抗过敏、促进生长发育、耐缺氧、耐寒冷、耐疲劳、抗突变、对抗平滑肌的收缩等作用。

第二节　补阳药

凡能温补人体阳气，治疗或改善阳虚病证的药物，称为补阳药，又称壮阳药、助阳药。阳虚证包括心阳虚、脾阳虚、肾阳虚等证。肾为先天之本，肾阳即元阳，乃诸阳之本，它对人体脏腑、经络起着温煦生化作用，是人体生命活动的原动力，所以阳虚诸证与肾阳不足有密切关系。故本节药物大多以温补肾阳为主，而其他以助心阳、温脾阳为主的药物，则可与温里药等章节互参。

补阳药物性味多甘温，或咸温，或辛热，主入肝、肾经，具有补肾壮阳、填精益髓、强筋健骨等作用，主治肾阳不足诸证。

补阳药性多温燥，易助火伤阴，故阴虚火旺者不宜使用。

鹿茸

【来源】为脊椎动物鹿科梅花鹿或马鹿等雄鹿头上尚未骨化而带茸毛的幼角。

【性味归经】甘、咸，温。归肝、肾经。

【中医功效】补肾助阳，生精益血，强筋健骨，调理冲任，温补内托。

功效	主治	应用
补肾助阳，生精益血	肾阳不足，精血亏虚	参茸固本丸
强筋健骨	精血不足，筋骨无力，小儿发育不良	加味地黄丸
调冲任，固带脉	冲任虚寒，带脉不固，崩漏带下	鹿茸散
温补内托	阴疽久溃不敛，脓出清稀	配伍黄芪、当归等

【用法用量】研细末，1～3g，每日3次分服。或入丸、散剂，随方配制。

【使用注意】宜从小量开始，缓缓增加，不宜骤然大量，以免阳升风动，头晕目赤，伤阴动血。凡阴虚阳亢，血分有热，胃火炽盛，肺有痰热，外感热病者忌服。

【西医药理】

1. 生殖系统作用

（1）**促进生殖功能：**本品具有促性激素样作用，明显促进雌性幼鼠子宫发育，显著增加未成年雄性动物（大、小鼠）的睾丸、前列腺、贮精囊等性腺重量，使兔子宫增大、充血，并促进排卵。男女性功能低下症用鹿茸组方治疗确有提高和改善性功能效果。

（2）**对子宫的作用：提高离体子宫张力并加强其节**

律性收缩。

2. 其他作用

（1）神经系统作用：鹿茸有镇静和强壮神经系统的作用。

（2）造血系统作用：鹿茸酒精提取液腹腔注射，具有促进造血功能的作用，且和给药量有正比关系。鹿茸注射液有促进骨髓造血功能，提高外周血细胞数量和血红蛋白含量的作用。

（3）心血管系统作用：鹿茸精具有强心作用，对室性纤颤具有保护作用，对心律失常具有治疗作用。鹿茸精可使急性失血性低血压的血压恢复加快，但大剂量则使血压下降，心率减慢。

（4）抗炎作用：鹿茸多肽对炎症有抑制作用，并能显著抑制组织胺，5-羟色胺和前列腺素 E_2 等炎症介质的致炎反应。

（5）免疫系统作用：鹿茸具有提高机体免疫功能的作用。

（6）代谢系统作用：鹿茸能促进核酸和蛋白质合成，促进糖酵解。

（7）抗衰老作用：鹿茸总脂具有抗衰老作用。

（8）其他：鹿茸尚有增智、强壮、抗氧化、抗溃疡、抗创伤、抗肿瘤、抗应激、增强肾脏的利尿功能、增强胃肠道的运动和分泌功能等作用。

鹿角

【来源】为鹿科动物马鹿或梅花鹿已骨化的角或锯茸后翌年春季脱落的角基。

【性味归经】咸，温。归肝、肾经。

【中医功效】补肾壮阳，强筋健骨，活血消肿。

功效	主治	应用
补肾壮阳，强筋健骨	阳痿遗精（鹿茸的代用品，但药力薄弱）	/
活血消肿散瘀	疮疡肿毒、乳痈、瘀血作痛	/

【用法用量】煎服，5 ～ 10g。内服外用均可。煎服或研末服，外用适量磨汁涂或研末敷。

【使用注意】阴虚火旺者不宜用。

【西医药理】可增加心搏出量，改善肾性贫血。

鹿角胶（白胶）

【来源】为鹿角煎熬而成的胶块。

【性味归经】甘、咸，温。归肝、肾经。

【中医功效】补肝肾，益精血，又善止血。

【主治】适用于肾阳不足，精血亏虚，虚劳羸瘦，吐衄崩漏、尿血之偏于虚寒者，以及阴疽等。

【用法用量】开水或黄酒加温烊化服，或入丸、散、膏剂，用量 5 ～ 10 克。

【使用注意】阴虚火旺者不宜用。

【西医药理】具有补血、抗疲劳及性激素样作用。

鹿角霜

【来源】为鹿角熬制鹿角胶后剩余的骨渣。

【性味归经】咸，温。归肝、肾经。

【中医功效】益肾助阳活血。补力虽弱，但不滋腻，且兼收敛作用。

【主治】适用于肾阳不足，又兼脾胃虚寒，呕吐食少便溏，以及妇女宫寒经冷、崩漏带下等。外用治疗创伤出血，疮疡多黄水或久不愈合，又有止血敛疮之效。

【用法用量】煎服或入丸、散剂，用量 10 ～ 15 克。外用适量。

【使用注意】阴虚火旺者不宜用。

仙茅

【来源】为石蒜科多年生草本植物仙茅的根茎。

【性味归经】辛，热，有毒。归肾经。

【中医功效】补肾壮阳，强筋健骨，祛寒除湿。

功效	主治	应用
壮肾壮阳，强筋健骨	阳痿精冷，小便失禁	单用泡酒
祛寒除湿，暖腰膝	腰膝冷痹	单用泡酒

本品又常用于妇女月经不调，及更年期高血压，症见阴阳两虚者，但必须配伍助阳滋阴药同用，如二仙汤。

【用法用量】煎服，3 ～ 10g，或酒浸服，亦入丸、散剂。

【使用注意】有毒，不宜久服。阴虚火旺者忌服。

【西医药理】

1. 生殖系统作用

仙茅水煎剂可显著增加垂体前叶、卵巢和子宫重量，使卵巢绒毛膜促性腺激素 / 促黄体生成素受体特异结合力明显提高。

2. 其他作用

（1）中枢神经系统作用：仙茅醇浸剂具有镇静、抗惊厥作用。

（2）免疫系统作用：仙茅醇浸剂可明显提高腹腔巨噬细胞吞噬百分数和吞噬指数，并可明显提高免疫功能，使T淋巴细胞百分率显著升高。

（3）其他：仙茅尚有一定的抗衰老、耐缺氧、抗高温、抗炎、抗血栓、抗菌、抗肿瘤、扩张冠状动脉、强心、加快心率等作用。

淫羊藿（仙灵脾）

【来源】为小檗科多年生草本植物淫羊藿、箭叶淫羊藿、柔毛淫羊藿、巫山淫羊藿或朝鲜淫羊藿的地上部分。

【性味归经】辛、甘，温。归肝、肾经。

【中医功效】补肾壮阳，强筋健骨，祛风除湿。

功效	主治	应用
补肾壮阳，强筋健骨	阳痿，腰膝无力	单用
祛风除湿	风寒湿痹，疼痛麻木	仙灵脾丸

【用法用量】煎服，10 ～ 15g。

【使用注意】阴虚火旺者不宜用。

【西医药理】

1. 生殖系统作用

（1）对女性生殖器官的作用：淫羊藿能提高垂体对黄体生成素释放激素的反应性及卵巢黄体生成素的反应性。明显增加垂体前叶、卵巢和子宫的重量，提高卵巢绒毛膜促性腺激素 / 促黄体生成素受体特异结合力。

（2）对男性睾丸的作用：淫羊藿水煎剂能显著增加血浆睾丸酮的含量及睾丸提肛肌的重量，并明显促进睾丸组织增生与分泌。

2. 其他作用

（1）免疫系统作用：淫羊藿总黄酮具有增强免疫功能，增强腹腔巨噬细胞的吞噬功能，淫羊藿能改善外源性皮质酮对下丘脑 – 垂体 – 肾上腺 – 胸腺轴形态与功能的抑制，显著提高脾脏抗体生成及血清抗体水平，并可显著促进淋巴细胞转化。

（2）呼吸系统作用：淫羊藿鲜品粗提物和干品的乙酸乙酯提取物均有一定的祛痰作用，淫羊藿甲醇和乙酸乙酯提取物均有镇咳作用，甲醇提取物对组胺性哮喘也具有平抑作用。

（3）心血管系统作用：淫羊藿煎剂可使心脏收缩力、心肌张力明显增加；淫羊藿浸出液、水溶液具有抗心肌缺血的作用；淫羊藿总黄酮可提高耐缺氧能力，减慢心率，且可对抗异丙肾上腺素加快心率的作用，并有一定的中枢抑制效应和较弱的抗心律失常作用；淫羊藿煎剂具有降压作用；淫羊藿煎剂可降低 β－脂蛋白及胆固醇，而甘油三酯则呈先降后升的趋势。

（4）抗病原微生物作用：淫羊藿对脊髓灰白质炎病毒，以及柯萨奇病毒 A、B 型均有抑制作用。淫羊藿对白色葡萄球菌、金黄色葡萄球菌有较显著的抑制作用，对奈瑟卡他球菌、肺炎链球菌、流感嗜血杆菌有轻度抑制作用，1%浓度的淫羊藿可抑制结核杆菌的生长。

（5）血液系统作用：淫羊藿总黄酮可降低全血黏度和抑制红细胞的聚集及体外血栓的形成，淫羊藿水煎剂能明显降低血小板聚集率，减低健康人全血黏度，加快血液循环，亦有报道认为淫羊藿有促进血小板生成，增加血小板聚集的作用。

（6）中枢神经系统作用：淫羊藿苷能显著增加脑血流量，降低脑血管阻力；淫羊藿黄酮或淫羊藿苷对脑细胞有保护作用；淫羊藿煎剂有明显的镇静作用；淫羊藿总黄酮能增强戊巴比妥钠的镇静催眠作用。

（7）抗氧化作用：淫羊藿黄酮能显著提高肝脏总超氧化物歧化酶的活性，减少肝组织过氧化脂质的形成。

（8）其他：淫羊藿尚有降血糖、耐缺氧、抗衰老、抗骨质疏松等作用。

巴戟天

【来源】为茜草科多年生藤本植物巴戟天的根。

【性味归经】辛、甘，微温。归肾经。

【中医功效】补肾壮阳，强筋健骨，祛风除湿。

功效	主治	应用
补肾助阳	肾阳虚损，下焦虚寒	毓麟丸、巴戟丸
强筋健骨，祛风除湿	腰膝痹痛或软弱无力	金刚丸

【用法用量】煎服，10 ～ 15g。

【使用注意】阴虚火旺者不宜用。

【西医药理】

1. 生殖系统作用

调节下丘脑 – 垂体 – 性腺轴：巴戟天水煎液对黄体生成素水平没有明显影响，但确使垂体前叶、卵巢和子宫的重量明显增加，能提高卵巢绒毛膜促性腺激素 / 黄体生成素受体功能。

2. 其他作用

（1）免疫系统作用：巴戟天水煎液可使胸腺重量和

白细胞数增加，能够促进免疫功能。

（2）甲状腺功能低下的影响：巴戟天水煎液可使大脑中升高的M受体最大结合容量恢复正常，巴戟天滋补膏对血中环磷酸鸟苷的异常升高有纠正作用。

（3）促肾上腺皮质激素作用：巴戟天提取物具有增加血中皮质酮含量的作用。

（4）血液系统作用：巴戟天可促进粒系祖细胞的生长，其中部分蒽醌类化合物对白血病的生长有抑制活性，巴戟天水煎液口服能提高血中白细胞数；对由于γ射线辐射而引起的血中白细胞下降有升高白细胞作用。

（5）其他：巴戟天尚有一定的抗炎、抗抑郁、抗应激等作用。

杜仲

【来源】为杜仲科落叶乔木植物杜仲的树皮。

【性味归经】甘，温。归肝、肾经。

【中医功效】补益肝肾，强筋健骨，固经安胎。

功效	主治	应用
补益肝肾，强筋健骨	肾虚腰痛，足膝痿弱	青娥丸
固经安胎	胎动不安，胎漏下血	杜仲丸

此外，可治肝肾虚寒，阴下湿痒、小便余沥。

【用法用量】煎服，10 ～ 15g。

【使用注意】炒用破坏其胶质，更利于有效成分煎出，故比生用效果好。其为温补之品，阴虚火旺者慎用。

【西医药理】

1. 生殖系统作用

杜仲煎剂、杜仲醇提液、盐制杜仲可抑制子宫收缩。

2. 其他作用

（1）心血管系统作用：杜仲乙醇提取物可使心率加快，振幅加大。杜仲煎剂对心脏具有抑制作用，但浓度在 1% 以下时则对心脏无明显影响。杜仲煎剂具有扩张血管的作用，浓度越高作用越明显。杜仲的水煎液和醇提物具有明显的降低血压的作用。

（2）免疫系统作用：杜仲煎剂对非特异性免疫、细胞免疫和体液免疫功能均有增强作用。

（3）对代谢的影响：杜仲水煎液具有升高血糖的作用，杜仲醇提取液可显著降低血清总脂、胆固醇浓度，具有降血脂的作用。

（4）抗病原微生物作用：杜仲煎剂对金黄色葡萄球

菌、福氏痢疾杆菌、大肠杆菌、绿脓杆菌、炭疽杆菌、肺炎杆菌、白喉杆菌、肺炎球菌、乙型溶血性链球菌等均有不同的抑制作用，对志贺氏、宋内氏等痢疾杆菌无抑制作用。

（5）中枢神经系统作用：杜仲煎剂具有镇静的作用，杜仲煎剂和水煎醇沉剂具有镇痛的作用。

（6）其他：杜仲尚具有抗炎、抗菌、利尿、抗应激、抗肿瘤、抗衰老等作用。

续断

【来源】为川续断科多年生草本植物川续断的根。

【性味归经】苦、甘、辛，微温。归肝、肾经。

【中医功效】补肝肾，强筋骨，止血安胎，疗伤续折。

功效	主治	应用
补肝肾，强筋骨	腰痛脚软、遗精、崩漏	续断丸
止血安胎	胎动欲坠、胎漏下血	寿胎丸
疗伤续折	跌仆损伤、金疮、痈疽溃疡	接骨散

【用法用量】煎服，9～20g。或入丸、散剂。外用适量研末服，崩漏下血宜炒用。

【使用注意】风湿热痹者忌服。

【西医药理】

1. 生殖系统作用

川续断具有抑制子宫肌收缩的作用。

2. 其他作用

（1）抗病原微生物作用：对肺炎链球菌等有抑制作用，并能杀灭阴道毛滴虫。

（2）止血、镇痛作用：对痈疡有排脓、止血、镇痛、促进组织再生的作用。

（3）促进骨损伤愈合的作用：水煎剂对骨损伤愈合有促进作用，且随剂量增加作用增强。总皂苷是其促进骨损伤愈合作用的活性成分。

（4）其他：续断还有抗维生素 E 缺乏症的作用。

补骨脂（破故纸）

【来源】为豆科一年生草本植物补骨脂的成熟果实。

【性味归经】辛、苦，温。归肾、脾经。

【中医功效】补肾壮阳，固精缩尿，温脾止泻，纳气平喘。

【用法用量】煎服，6～10g。

【使用注意】阴虚火旺、大便燥结者忌服。孕妇忌服。

功效	主治	应用
补肾壮阳	阳痿，腰膝冷痛	补骨脂丸，青娥丸
固精缩尿	滑精，遗尿，尿频	补骨脂丸
温脾止泻	脾肾阳虚泄泻	四神丸
纳气平喘	虚寒喘咳	配伍胡桃肉、蜂蜜

【西医药理】

1. 生殖系统作用

（1）抗早孕作用：所含补骨脂酚和异补骨脂素均有较明显的抗早孕的作用，补骨脂酚的毒性反应较强。

（2）雌激素样作用：补骨脂干粉给予成年正常和切除卵巢的雌鼠，能增加阴道角化。补骨脂粉对去势卵巢雌鼠可引起动情期变化，使子宫重量明显增加，有较强的雌性激素样作用。

（3）生殖毒性作用：补骨脂的性腺毒性可能与破坏大鼠下丘脑－垂体－性腺轴有关。

2. 其他作用

（1）心血管系统作用：所含补骨脂乙素具有强心和扩张冠状动脉、增加冠脉血流量的作用。

（2）免疫系统作用：复方补骨脂冲剂可显著提高白

细胞百分率、降低中性粒细胞百分率，从而增强细胞免疫功能。口服补骨脂，可以降低人体淋巴细胞转化率，可抑制超抗原的 T 细胞增殖。

（3）皮肤作用：补骨脂素和异补骨脂素能促进皮肤色素增生，并使之沉积于皮下。

（4）呼吸系统作用：补骨脂对组胺引起的气管收缩有明显的舒张作用。

（5）抗病原微生物作用：对多种细菌有抑制和杀灭作用。水煎液对阴道毛滴虫有良好的致死作用，对囊尾蚴也有杀灭作用，杀虫作用随药物浓度增高而增强。且有抗病毒作用。

（6）血液系统作用：所含补骨脂素，对于内脏避孕药引起的月经过多及功能性子宫出血，有较好的疗效。对牙龈出血、鼻出血有止血作用。醇提液可升高白细胞数，同时对粒系祖细胞的生长亦有促进作用。

（7）其他：补骨脂尚有细胞毒样、抗排斥、抗突变、抗肿瘤、抗衰老的作用，对人白血病细胞株有抑制作用。

（8）不良反应：补骨脂的毒性作用与剂量及具有一定相关性，试验中补骨脂剂量越大，肝损伤程度越明显。补骨脂不论生品或炮制品，均有不同程度的肾毒性作用。

益智仁（益智子）

【来源】为姜科多年生草本植物益智的成熟果实。

【性味归经】辛，温。归脾、肾经。

【中医功效】益肾壮阳，固精缩尿，温脾止泻，摄涎止唾。

功效	主治	应用
益肾壮阳，固精缩尿	遗精、遗尿、尿有余沥、夜尿增多	缩泉丸
温脾止泻	脾胃受寒，腹痛吐泻	可配伍理中汤同用
开胃摄唾	中气虚寒，食少，多唾	可配伍六君子汤同用

【用法用量】煎服，3～10g。或入丸、散剂，也可炒熟嚼服。

【使用注意】本品燥热，能伤阴助火，故阴虚火旺，或因热而患遗精、尿频、崩漏等均忌服。

【西医药理】

1. 生殖系统作用

益智仁的甲醇提取物可抑制前列腺素合成酶活性。

2. 其他作用

（1）心血管系统作用：益智仁的甲醇提取物有增强

左心房收缩力活性的作用，从而具有强心的作用；还具有钙拮抗大血管收缩的作用，但对去甲肾上腺素引起的收缩无影响。

（2）消化系统作用：益智仁的水提取物和乙醇提取物具有抑制回肠收缩的作用。

（3）提高能量代谢的作用：益智仁的复方制剂“益智糖浆”可提高能量代谢。

（4）其他：益智仁还具有抗癌、抗衰老、改善记忆功能的作用。

菟丝子

【来源】为旋花科一年生寄生性蔓草菟丝子的成熟种子。

【性味归经】辛、甘，平。归肝、肾、脾经。

【中医功效】补阳益阴，固精缩尿，养肝明目，止泻安胎。

此外，可治消渴。

【用法用量】煎服，10 ～ 20g。

【使用注意】阴虚火旺，大便燥结、小便短赤者不宜服用。

功效	主治	应用
补阳益阴，固精缩尿	肾阳虚遗精滑脱	五子衍宗丸，菟丝子丸，茯菟丸，驻景丸
养肝明目	精血枯竭，目暗不明	配伍山茱萸、菊花等
补脾止泻	脾虚便溏或泄泻	配伍补骨脂、黄芪等
安胎	肾虚胎元不固	寿胎丸

【西医药理】

1. 生殖系统作用

（1）兴奋子宫作用：菟丝子浸剂对豚鼠离体子宫已孕、未孕，家兔未孕子宫均有兴奋作用，可引起节律性收缩，但张力并不增加。

（2）雌激素样作用：小鼠灌胃菟丝子水提取物，可促进阴道上皮细胞角化、子宫重量增加。

（3）抗不育作用：其水煎剂具有提高精子活动能力和性腺功能的作用。

2. 其他作用

（1）消化系统作用：水煎剂有明显保护肝损伤的活性。

（2）内分泌系统作用：菟丝子水提物具有增加下丘脑 - 垂体 - 卵巢促黄体功能，提高垂体对黄体生成素释放激素及卵巢对 LH 的反应性的作用。

（3）心血管系统作用：菟丝子浸剂、酊剂均能增强心脏收缩力，浸剂加快心率，酊剂减慢心率；浸剂给麻醉犬静脉注射，可使其血压下降。

（4）免疫系统作用：菟丝子的醇提物是一种以增强体液免疫和吞噬功能为主的免疫增强剂。

（5）血清集落刺激因子：菟丝子提取液可使血清集落刺激因子（CSF）水平明显提高，且有明显量效关系。

（6）抗病原微生物作用：对金黄色葡萄球菌、福氏痢疾杆菌、伤寒杆菌有抑制作用。

（7）其他：菟丝子还具有抗氧化、抗衰老、抗癌、明目等作用。

沙苑子（沙苑蒺藜）

【来源】为豆科一年生草本植物扁茎黄芪的成熟种子。

【性味归经】甘，温。归肝、肾经。

【中医功效】补肾固精，养肝明目。

【用法用量】煎服，10 ～ 20g。

【使用注意】阴虚火旺者不宜单用。

功效	主治	应用
补益肝肾	肾虚腰痛	内补丸
固精缩尿	遗精、滑精、遗尿、白带过多	金锁固精丸
明目	目暗不明、头昏眼花	《吉林中草药》方（沙苑子、茺蔚子、青葙子共研末）

【西医药理】

1. 生殖系统作用

本品对生殖系统无明显作用。

2. 其他作用

（1）心脑血管系统作用：沙苑子总黄酮有明显降压作用，尤其对舒张压作用明显，沙苑子的水提醇沉液可使血压明显下降，且与剂量成正比，并可减慢心率，增加脑血流量。

（2）血液系统作用：沙苑子总黄酮具有改善血液流变、降血脂的作用。

（3）中枢神经系统作用：沙苑子水煎剂具有镇痛作用，并有解热作用。

（4）其他作用：沙苑子尚具有抗炎、增强迟发型皮肤超敏反应、保肝、延长小鼠游泳时间、提高小鼠耐寒能力、明显增加小鼠体重的作用。

肉苁蓉（淡大芸）

【来源】为列当科一年生寄生草本植物肉苁蓉的带鳞叶的肉质茎。

【性味归经】甘、咸，温。归肾、大肠经。

【中医功效】补肾益精，润肠通便。

【用法用量】煎服，10～20g。

功效	主治	应用
补肾益精	肾阳不足、精血亏虚阳痿、不孕	肉苁蓉丸
	肾阳不足、精血亏虚腰膝冷痛或软弱无力	金刚丸
润肠通便	肠燥便秘	润肠丸

【使用注意】本品温而不燥，药力和缓，用量小则无效，故用量应大。阴虚火旺及便溏泄泻者忌服，热结便秘忌服。

【西医药理】

1. 生殖系统作用

本品增强下丘脑－垂体－卵巢的促黄体功能，提高垂体对黄体生成素释放激素的反应性及卵巢对 LH 的反应性，而不影响自然生殖周期的内分泌平衡。

2. 其他作用

（1）中枢神经系统作用：可提高下丘脑 NE、纹状体 DE 和脑干 5–HT 含量，并降低 5–HTAA 的含量。

（2）内分泌系统作用：肉苁蓉对肝脾核酸含量的升降有调整作用，能激活肾上腺释放皮质激素，

（3）免疫系统作用：肉苁蓉水提液能显著增加脾脏和胸腺的重量，明显增强腹腔巨噬细胞的吞噬能力，提高淋巴细胞转化率和迟发性超敏指数，还可使环磷酸腺苷 / 环磷酸鸟苷比值升高。

（4）促进生长发育：稀酒精浸出物有促进生长发育的作用。

（5）抗衰老作用：肉苁蓉提取物对肝脏脂质过氧化物生成有显著的抑制作用。

（6）其他：肉苁蓉还有促进唾液分泌，抗动脉粥样硬化，促进核糖核酸代谢，通便的作用。

锁阳

【来源】为锁阳科肉质寄生植物锁阳的肉质茎。

【性味归经】甘，温。归肝、肾、大肠经。

【中医功效】补肾阳，益精血，润肠通便。

【用法用量】煎服，10 ～ 15g。

功效	主治	应用
补肾阳，益精血	肾阳不足、精血亏虚之阳痿、不孕	代肉苁蓉用
	肾阳不足、精血亏虚之腰膝软弱、筋骨无力	虎潜丸
润肠通便	肠燥便秘	单用本品

【使用注意】阴虚火旺，脾虚泄泻、实热便秘者忌服。

【西医药理】

1. 生殖系统作用

锁阳提取物有促进动物性成熟的作用。

2. 其他作用

（1）糖皮质激素作用：水提物可使下丘脑－垂体－肾上腺皮质轴受抑制，雄性血清皮质醇明显升高，而对正常血清皮质醇浓度无影响。

（2）消化系统作用：锁阳溶液在一定浓度下兴奋肠管，增加肠蠕动，具有润肠通便作用；但高浓度下或直接食用锁阳时，可引起肠管运动功能紊乱，导致排便次数减少，甚至出现便秘。皮下注射或口服有显著的抗胃溃疡作用。

（3）抗肿瘤作用：锁阳对逆转录酶及人 DNA 聚合

酶 a 均有抑制作用，其所含的油酸有抗肿瘤的作用。

（4）血液系统作用：锁阳总糖、总苷类、总甾体类具有抗血小板聚集的作用。

（5）其他：锁阳水浸液有降压、促进唾液分泌的作用，对肝、脾核酸合成有下降作用；还具有清除自由基、提高免疫功能、耐缺氧、抗应激、抗炎等作用。

核桃仁（胡桃仁、胡桃肉）

【来源】为胡桃科落叶乔木胡桃的成熟种仁。

【性味归经】甘，温。归肺、肾、大肠经。

【中医功效】补肾助阳，温肺定喘，润肠通便。

【用法用量】煎服，10～30g，或入丸、散剂。定喘止嗽带皮用，润肠通便去皮用。

功效	主治	应用
补肾助阳	腰痛，脚弱	青娥丸
温肺定喘	虚寒喘咳	人参胡桃汤
润肠通便	肠燥便秘	配伍火麻仁、肉苁蓉、当归等

【使用注意】阴虚火旺、痰热咳嗽者不宜使用，便溏者不宜使用。

【西医药理】

1. 生殖系统作用

对生殖系统无明显作用。

2. 其他作用

（1）抗衰老作用：胡桃可增强脑肾 Na-K-ATP 活性和红细胞超氧化物歧化酶（RBC-SOD）活性，降低血清脂质过氧化产物（LPO）及胆固醇水平，从而延缓机体衰老。

（2）降血脂作用：能显著降低实验高脂血症与脂肪肝小鼠的血脂。

（3）其他：胡桃仁还具有脂质过氧化、减轻脂肪肝、抗诱变作用，可使犬体重增长加快，血清白蛋白增加。

韭菜子（韭子）

【来源】为百合科多年生草本植物韭菜的种子。

【性味归经】辛、甘，温。归肾、肝经。

【中医功效】温补肝肾，壮阳固精。

功效	主治	应用
温补肝肾，壮阳固精	肾阳不足阳痿、腰膝冷痛	单用或配伍补肾补阳药
	肾气不固遗精、遗尿、小便频数、白带过多	配伍茴香、补骨脂、益智仁、鹿角霜、鹿角胶、煅龙骨等

【用法用量】煎服，3 ～ 15g。或入丸、散剂。

【使用注意】阴虚火旺者忌服。

【西医药理】

1. 生殖系统作用

兴奋子宫：本品对离体子宫有兴奋作用。

2. 其他作用

（1）抗突变作用：韭菜水溶液提取物抑制突变作用，并且呈剂量－效应关系，甚至可完全抑制致突物的致突作用。

（2）抗寄生虫作用：具有抑制恙虫热立克次体的作用。

（3）呼吸系统作用：韭菜子所含皂苷能刺激胃黏膜反射引起呼吸道黏膜纤毛运动，显示有祛痰作用。

（4）抗菌作用：所含大蒜氨酸在受到大蒜脂的作用转化成大蒜素后有强大的抗菌作用。

（5）其他：韭菜子还有轻度降压、对心脏先抑制后兴奋等作用。

紫石英

【来源】为卤化物类矿石萤石族矿物萤石，主含氟化钙。

【**性味归经**】甘，温。归心、肝、肺、肾经。

【**中医功效**】温肾暖宫，镇心安神，温肺平喘。

功效	主治	应用
温肾暖宫	肾脏虚冷，宫冷不孕	配伍肉苁蓉、山茱萸等
镇心定惊	心神不安、惊痫抽搐	风引汤
温肺平喘	肺寒咳嗽	配伍干姜、核桃等

【**用法用量**】煎服，10 ～ 15g，打碎先煎，或入丸、散剂。

【**使用注意**】含氟化钙，不可久服；性温质重，故阴虚火旺、血分有热、肺热者禁用。

【**西医药理**】

1. 生殖系统作用

研究发现，本品具有促进**卵巢分泌的功能**。

2. 其他作用

兴奋中枢神经的作用。

胡芦巴

【**来源**】为豆科植物胡芦巴的成熟种子。

【**性味归经**】苦，温。归肝、肾经。

【**中医功效**】温肾助阳，散寒止痛。

功效	主治	应用
温肾助阳	肾脏虚冷，寒疝，腹泻胀满	胡芦巴丸
散寒止痛	寒湿脚气，腰膝冷痛无力	配伍补骨脂、木瓜

【用法用量】煎服，3 ～ 10g，或入丸、散剂。

【使用注意】阴虚火旺或有湿热者禁用。

【西医药理】

1. 生殖系统作用

（1）**抑制性腺**：胡芦巴种子提取物可使睾丸、副睾、前列腺和精囊的重量明显下降；使副睾、精囊和前列腺的总蛋白质和唾液酸的浓度以及睾丸的总蛋白质都明显下降，其提取物呈现抗生育和抗雄性激素两种活性。

（2）对子宫的作用：番木瓜碱对妊娠子宫及正常子宫，少量使之兴奋、大量使之麻痹。

2. 其他作用

（1）泌尿系统作用：胡芦巴全草的地上部分的水或醇提取物具有降低血清中尿素氮和肌酐水平、改善肾功能，并有保护肾单位的作用，其正丁醇提取物还可减少尿中微量蛋白的含量。

（2）心血管系统作用：番木瓜碱可引起血压下降。

（3）平滑肌的作用：番木瓜碱能抑制肠管和气管的

平滑肌；此外，尚有麻痹骨骼肌的作用。

（4）抗肿瘤的作用：番木瓜碱对淋巴样白血病 L 有明显抗癌活性，对白血病 P 亦有一定的活性。

（5）其他：胡芦巴所含的半乳甘露聚糖类的黏液和甾体皂苷类有降血糖、利尿、抗炎等活性，并刺激毛发生长。

冬虫夏草（虫草）

【来源】为麦角菌科虫草属植物冬虫夏草菌的子座，及其寄主蝙蝠蛾科昆虫虫草蝙蝠蛾等的幼虫尸体的复合体。

【性味归经】甘，温。归肺、肾经。

【中医功效】益肾补肺，止血化痰，止嗽定喘。

功效	主治	应用
益肾	肾阳不足之阳痿遗精	配伍杜仲、淫羊藿、巴戟天、肉苁蓉等
补肺定喘，止血化痰	劳嗽痰血	配伍沙参、麦冬、阿胶等

用于病后体虚不复，或自汗畏寒，可用本品与鸡、鸭、猪肉等炖服，有补虚功效。

【用法用量】煎服，5 ～ 10g，或用 15 ～ 30g 与鸡、鸭、鱼、肉等炖服，也可入丸、散剂。

【使用注意】阴虚火旺者不宜单独使用，有表邪者慎用。冬虫夏草为平补之品，久服方效。

【西医药理】

1. 生殖系统作用

虫草具有一定的雄激素样作用和抗雌激素样作用。对性功能紊乱有调节恢复作用。

2. 其他作用

（1）免疫系统作用：虫草具有调节免疫功能的作用，虫草、虫草菌制剂对单核 - 巨噬细胞系统功能有增强作用。虫草菌或虫草多糖对体液免疫具有增强的作用，虫草醇提液具有增强自然杀伤细胞（NK）活性的作用。

（2）神经系统作用：虫草具有镇静、催眠、抗惊厥、降温的作用。

（3）心血管系统作用：人工虫草菌丝体醇提液具有降血压、减慢心率的作用。人工虫草发酵液浸膏具有抗心肌缺血的作用，人工虫草菌丝体醇提物具有抗心律失常的作用。

（4）血液系统作用：虫草具有促进造血功能的作用，虫草菌发酵液具有降血脂的作用，虫草具有升高血小板、对抗血小板聚集作用。

（5）消化系统作用：虫草多糖具有保护肝脏的作用，虫草还有抗肝纤维化的作用。

（6）泌尿系统作用：虫草具有改善肾功能，减轻肾水肿，保护庆大霉素对肾小管上皮的损伤等作用。

（7）抗病原微生物作用：虫草素对葡萄球菌、链球菌、炭疽杆菌等均有抑制作用，对多种真菌也有抑制作用。

（8）呼吸系统作用：虫草及虫草菌水提液有明显扩张支气管的作用；低浓度的水提液有收缩气管的作用，亦有祛痰平喘的作用。

（9）其他：虫草还具有抗氧化、抑制平滑肌、抗炎、影响核酸及蛋白质代谢、抗诱变、抗肿瘤、调节性功能、抗疲劳、耐高温、耐缺氧、促进和增强肾上腺皮质激素的合成和分泌的作用。

蛤蚧

【来源】为脊椎动物壁虎科动物蛤蚧除去内脏的干燥体。

【性味归经】咸，平。归肺、肾经。

【中医功效】补肺益肾，纳气定喘，助阳益精。

功效	主治	应用
补肺益肾，纳气定喘	肺虚咳嗽，肾虚作喘	人参蛤蚧散
助阳益精	肾阳不足，精血亏虚阳痿、消渴	单用浸酒服或配伍人参、鹿茸、淫羊藿、巴戟天、肉苁蓉等

【用法用量】 煎服，5～10g，研末每次1～2g，每日3次。浸酒服用，1～2对。

【使用注意】 风寒或实热喘咳忌服。

【西医药理】

1. 生殖系统作用

蛤蚧提取物具有双向性激素样作用。

2. 其他作用

（1）免疫系统作用：蛤蚧提取物具有增强网状内皮系统功能和非特异性免疫功能的作用。

（2）呼吸系统作用：蛤蚧醇提取物对氯化乙酰胆碱所致哮喘有明显的平喘作用。

（3）抗氧化作用：蛤蚧尾部和体部提取液能显著地提高超氧化物歧化酶、酮锌超氧化物歧化酶等抗氧化剂的含量和活性，并且尾部提取液的作用较体部强。

（4）抗衰老作用：蛤蚧的乙醇提取物对人体抗衰老功能可能有增强作用。

（5）抗炎作用：蛤蚧乙醇提取物的水溶性和脂溶性成分具有抑制炎症前期血管通透性增加、渗出和水肿等作用。

（6）其他：蛤蚧尚有抗应激、降血糖、对肾上腺皮质功能的影响等作用。

蛤蟆油（蛤士蟆油、田鸡油、哈蚂油）

【来源】为脊索动物门两栖纲蛙科动物中国林蛙或黑龙江林蛙雌蛙的干燥输卵管。

【性味归经】甘、咸，平。归肺、肾经。

【中医功效】补肾益精，养阴润肺。

功效	主治	应用
补肾益精	病后体虚，盗汗	单用有效
养阴润肺	痨嗽咯血	配伍蛤蚧、熟地黄、人参、胡桃肉等

【用法用量】煎服，3～10g，或入丸、散剂。

【使用注意】外感初起及内有痰湿、便溏者禁用。

【西医药理】

1. 生殖系统作用

促进性成熟：蛤蟆油的脂溶性成分能促进实验动物性成熟。

2. 其他作用

（1）延缓衰老的作用：蛤蟆油能提高小鼠的耐高温能力，蛤士蟆油胶囊能延长小鼠常压缺氧的存活时间，以及有延缓衰老作用。

（2）抗疲劳作用：哈士蟆油胶囊能增强小鼠肌力，显著延长小鼠的游泳时间，具有抗疲劳的作用。

（3）呼吸系统作用：蛤蟆油具有明显的镇咳祛痰作用，其镇咳作用甲醇提取物略强于石油醚提取物。

（4）血液系统作用：蛤蟆油具有降血脂作用，蛤蟆油可使血清甘油三酯明显降低，高密度脂蛋白胆固醇显著升高。本品具有较强的抑制血小板聚集的功能。

（5）免疫系统作用：蛤士蟆油胶囊能显著提高小鼠腹腔巨噬细胞的吞噬能力，提高机体免疫功能。蛤蟆油能增强机体对寒冷的抵抗力。

（6）其他：蛤蟆油尚有一定的抗氧化作用。

羊红膻

【来源】为伞形科植物缺刻叶茴芹的根或带根全草。

【性味归经】辛、甘，温。归心、肾、肺、脾经。

【中医功效】温肾助阳，活血化瘀，养心安神，温肺散寒。

功效	主治	应用
温肾助阳	阳痿不举，精少精冷	配伍巴戟天、补骨脂、淫羊藿、鹿茸等
活血化瘀	气滞血瘀，胸痹心痛	配伍丹参、檀香、川芎、桃仁、红花、桂枝等
养心安神	心悸失眠，胸闷气短	配伍炙甘草、薤白、桂枝、酸枣仁等
温肺散寒	外感风寒，寒饮咳嗽	配伍荆芥、苏叶、防风

【用法用量】煎服，10 ～ 15g，外洗适量。

【使用注意】阴虚内热、肺热咳嗽者禁用。

【西医药理】

1. 生殖系统作用

本品对生殖系统无明显作用。

2. 其他作用

（1）代谢的影响：羊红膻带根全草浸膏能降低体温，有利于蛋白更新，使代谢旺盛，肌肉发达丰满，减轻肝脂肪变，影响机体脂代谢。

（2）免疫系统作用：羊红膻植物血凝素能使正常反应率明显增加，并能调节和改善冠心病患者的免疫功能，其中对细胞免疫功能作用更明显，还具有免疫抑制作用。

（3）心血管系统作用：水煎醇沉剂具有强心以及增加脑、肾、冠脉流量的作用。羊红膻黄酮A、C及水煎醇沉剂均能显著降低心肌耗氧量，羊红膻根或全草水煎醇沉制剂具有降压的作用。

（4）激素样作用：本品浸膏有促进动物生长发育的作用，另外还具有较弱的兴奋垂体–肾上腺系统的作用，且无皮质激素样的免疫抑制作用。

（5）血液系统作用：水提液具有明显抑制血栓形成的作用，并随药物剂量增加，抑制作用加强加快。

第三节　补血药

凡能补血，主要用治血虚证的药物，称为补血药。补血药性味多甘温或甘平，主入心、肝经，质地滋润，能养心补肝，以滋生血液为主。有的兼能滋养肝肾，主治肝肾精血亏虚。

临床应用补血药时，须注意血虚与阴虚、气虚之间的关系。脾为后天之本，脾胃运化无力，补血药就不能充分发挥作用，故服用补血药还应适当配伍健运脾胃药。

补血药多滋腻黏滞，妨碍运化，故凡湿滞脾胃、脘腹胀满、食少便溏者应慎用。必要时尚可配伍健脾消食药以助运化吸收。

熟地黄（熟地、大熟地）

【来源】为玄参科多年生草本植物地黄的根，经炮制加工品制成。

【性味归经】甘，微温。归肝、肾经。

【中医功效】补血滋阴，益精填髓。

【用法用量】煎服，10～30g。炒炭止血。

【使用注意】滋腻，易腻膈碍胃，重用久服宜与陈皮、砂仁等同用。能助湿滞气，妨碍消化，故气滞痰多、脘腹胀满、食少便溏者忌服。

功效	主治	应用
补血	肝血亏虚，萎黄目眩、心悸、月经不调	四物汤
滋阴	肝肾阴虚，腰脚酸软、遗精、潮热盗汗、消渴	六味地黄丸
益精	精血两虚，头晕目花、耳鸣耳聋、须发早白	左归丸

【西医药理】

1. 生殖系统作用

本品对生殖系统无明显作用。

2. 其他作用

（1）骨髓造血系统作用：熟地黄水煎剂可促进贫血动物红细胞、血红蛋白的恢复，加快多能造血干细胞、骨髓红系造血祖细胞的增殖、分化。醇提液对小鼠粒系祖细胞的生长有促进作用。

（2）血液系统作用：熟地黄还具有止血的作用，对血小板聚集有抑制作用，对抗凝血酶有激活作用，对纤溶系统有活化作用，因而可抑制血管内血栓形成。

（3）心血管系统作用：熟地黄可使氧自由基的清除酶超氧化物歧化酶和谷胱甘肽过氧化物酶的活性提高，过氧化脂质含量降低，从而减轻自由基造成的再灌注心肌损伤，起到保护心肌的作用。酒地黄和蒸地黄煎剂具有降血压的作用。

（4）降血脂作用：服用蒸地黄可使血中胆固醇、甘油三酯含量下降。熟地黄的降脂作用以降胆固醇为主。其作用强度与氯贝丁酯相似。而酒地黄则无此作用。

（5）免疫系统作用：地黄可明显促进脾淋巴细胞脱氧核糖核酸和蛋白质的生物合成，地黄多糖可明显促进T淋巴细胞的增殖反应。

（6）内分泌系统作用：熟地黄可兴奋垂体－肾上腺

皮质功能，促进肾上腺皮质激素的合成，对抗地塞米松对垂体－肾上腺系统的抑制作用，同时可减少激素引起的阴虚阳亢作用。熟地黄提高机体适应性作用，与其兴奋垂体－肾上腺皮质功能有关。地黄与地塞米松合用对单独使用激素时出现的垂体－肾上腺皮质轴失衡有预防作用。

（7）调节甲状腺功能：抗甲状腺功能亢进。熟地黄水煎剂不仅能改善甲亢阴虚症状，而且对异常的甲状腺素状态有调节作用。

（8）调节血糖作用：静脉注射熟地热水提取物的乙醇沉淀组分，对正常及链尿菌素诱导的小鼠均显示出降血糖作用。其机制是该组分能刺激胰岛素的分泌，并降低正常大鼠肝脏的糖原含量。

（9）抗氧化、延缓衰老的作用：地黄能增强血中谷胱甘肽过氧化物酶的活性，抑制脂质过氧化作用，增强细胞免疫功能和恢复老龄动物 IL–2 的表达能力，故具抗衰老作用。

（10）激活网状内皮系统作用：地黄多糖呈现显著的网状内皮系统促进活性，可使其吞噬细胞明显增加。

（11）消化系统作用：熟地黄液能明显抑制大鼠幽门结扎型胃溃疡的发生率和溃疡指数，抑制胃酸。

（12）其他：地黄还具有利尿、抗肿瘤、促进肝糖原合成等作用。

当归

【来源】为伞形科多年生草本植物当归的根。

【性味归经】甘、辛，温。归肝、心、脾经。

【中医功效】补血活血，调经止痛，润肠通便。

【用法用量】煎服，5 ～ 15g。

【使用注意】味甘滑肠，故湿盛中满、大便泄泻者忌服。孕妇慎用。

功效	主治	应用
补血	心肝血虚	四物汤，当归补血汤，归脾汤
调经，活血止痛	月经不调，痛经，胎前产后	少腹逐瘀汤，桃红四物汤，生化汤
	瘀血作痛，跌仆损伤	活络效灵丹，复元活血汤
	痹痛麻木	蠲痹汤
	痈疽，疮疡	透脓散，仙方活命饮，十全大补汤
	虚寒腹痛	当归建中汤，当归生姜羊肉汤
润肠通便	肠燥便秘	济川煎

【西医药理】

1. 生殖系统作用

（1）对子宫的作用：当归含有抑制及兴奋子宫平滑肌的两种成分，具有双重作用。有报道其抑制成分主要为挥发油成分，兴奋成分则为水溶性较高的非挥发性成分。另有报道兴奋成分主要为非挥发性、水溶性和结晶物质，其双向调节作用还受到用法、炮制、配伍、药用部位不同因素的影响。动物实验表明，当归具有抑制未孕、孕早期大鼠子宫平滑肌收缩的作用，并能对抗垂体后叶素引起的子宫平滑肌的收缩作用。当归水煎剂主要表现为抑制作用。家兔子宫漏管实验证明，当归对子宫的作用与子宫功能态有关，当子宫内未加压时，当归轻度抑制子宫收缩，子宫肌肉弛缓，血流畅通，局部营养改善；子宫内加压时，则使子宫收缩由无节律变为有节律，且节律变慢，此时子宫肌肉有充分休息时间，收缩力增加。

（2）致流产作用：其成分阿魏酸可抑制垂体分泌黄体生成素和催乳素，也可拮抗促性腺激素释放激素，从而能在雌性引起黄体损伤和血浆孕酮水平降低，导致流产。

2. 其他作用

（1）心血管系统作用：当归流浸膏具有抗心肌缺血

的作用，当归中性油对心肌缺血亦有保护作用，还具有抗心律失常的作用。当归浸膏具有扩张冠脉，增加冠脉血流量的作用。

（2）血液系统作用：当归粉具有降血脂，对动脉硬化的主动脉病变有一定的保护作用。当归提取物中藁本内酯有抑制血小板聚集的作用。当归及其阿魏酸有明显的抗血栓作用，当归多糖具有促进造血功能的作用。

（3）免疫系统作用：当归总酸既有提高细胞免疫功能的作用，又有促进体液免疫的作用，当归多糖也具有免疫增强作用。

（4）中枢神经系统作用：当归中有效成分藁本内酯具有抑制中枢神经系统的作用。当归具有镇痛作用。

（5）抗病原微生物作用：当归对体外痢疾杆菌、伤寒杆菌、副伤寒杆菌、大肠杆菌、白喉杆菌、霍乱弧菌及甲型、乙型溶血性链球菌等均有抗菌作用。

（6）呼吸系统作用：当归成分藁本内酯具有平喘的作用。

（7）其他：当归还有保肝、抗肿瘤、抗辐射、抗炎、保护肾脏、抗氧化、纠正蛋白质代谢紊乱等作用。

白芍

【来源】为毛茛科多年生草本植物芍药的根。

【性味归经】苦、酸，微寒。归肝、脾经。

【中医功效】平抑肝阳，柔肝止痛，养血敛阴。

【用法用量】煎服，5 ～ 30g。

【使用注意】阳衰虚寒之证不宜用，麻疹初期兼有表证或透发不畅者不宜服。反藜芦。

功效	主治	应用
平抑肝阳	阴虚动风	二甲复脉汤，大定风珠
	肝阳上亢	镇肝熄风汤
柔肝止痛	血虚肝郁，胁肋疼痛	逍遥散
	血虚引起的四肢拘挛作痛	芍药甘草汤
	肝脾失和，腹中挛急作痛	芍药甘草汤
	泄痢腹痛	痛泻要方，芍药汤
养血敛阴	妇女月经不调	四物汤
	自汗，盗汗	桂枝加龙骨牡蛎汤
	肝血亏虚	四物汤

【西医药理】

1. 生殖系统作用

抑制子宫平滑肌：芍药苷对子宫平滑肌具有抑制作用，并拮抗催产素引起的收缩。

2. 其他作用

（1）中枢神经系统作用：芍药苷有较强镇静、抗惊厥、解热作用，白芍总苷具有呈剂量依赖的镇痛作用。

（2）消化系统作用：白芍对胃肠道的影响表现在抑制副交感神经的兴奋性而具有解痉作用；对消化道溃疡亦有明显抑制作用，还具有保肝作用。芍药苷对胃肠道平滑肌具有抑制作用。

（3）抗病原微生物作用：白芍煎剂对志贺氏痢疾杆菌有抑菌作用，还能抑制葡萄球菌、绿脓杆菌、化脓性球菌、消化道致病菌和条件致病菌。浸剂对某些致病性真菌也有抑制作用，白芍总苷具有抗病毒的作用。

（4）免疫系统作用：白芍总苷对细胞免疫和体液免疫反应均具有功能性依赖性双向调节作用。

（5）心血管系统作用：芍药苷、白芍提取物具有减慢心率和降低血压的作用，而白芍总苷则可使血压升高，以舒张压为主，说明其具有双向调节血压的作用。芍药苷和芍药水提物具有抗心肌缺血的作用。

（6）血液系统作用：白芍和白芍总苷、苯甲酸芍药苷具有抑制血小板聚集的作用。

（7）抗炎作用：白芍总苷对多发性关节炎有明显的防治作用。

（8）其他：白芍还具有降血糖、增强学习记忆功能、镇咳、清除自由基、抗氧化、抗缺氧作用。

阿胶

【来源】为马科动物驴的皮，经漂泡去毛后熬制而成的胶块。

【性味归经】甘，平。归肺、肝、肾经。

【中医功效】补血，止血，滋阴润肺。

功效	主治	应用
补血	血虚心肝失养	阿胶四物汤
止血	各种出血	黄土汤，胶艾汤
滋阴	肝肾阴虚	黄连阿胶汤，大定风珠
	肺阴虚	月华丸
	小便不利，便秘	猪苓汤，胶蜜汤
润肺	虚劳喘咳，阴虚燥咳	补肺阿胶汤，清燥救肺汤

【用法用量】入汤剂，宜烊化冲服，5～10g。

【使用注意】性黏腻，有碍消化，故脾胃虚弱、痰湿呕吐及泄泻者不宜服。

【西医药理】

1. 生殖系统作用

（1）对生育的作用：含锌量较高，有利于**改善生育**。

（2）对胎儿的作用：含多种氨基酸，能营养胎儿，增加智力，加速生长，延缓衰老。

2. 其他作用

（1）血液系统作用：提高红细胞数和血红蛋白，促进造血功能的作用。能显著地促进凝血过程，凝血时间缩短。

（2）免疫系统作用：阿胶具有增强免疫功能的作用。

（3）心血管系统作用：阿胶具有扩张静脉和扩容的作用，可改善器官血液供给，增强抗炎力，减轻病变，从而增加血管通透性，阿胶具有抗人工血管血栓的作用。阿胶溶液可使极低的血压恢复到正常高度，且作用持久。

（4）其他：阿胶还具有抗辐射、改善进行性营养性肌变性症、促进钙吸收、耐缺氧、耐寒冷、抗疲劳的作用。

龙眼肉（桂圆肉、益智）

【来源】为无患子科常绿乔木龙眼的假种皮。

【性味归经】甘，温。归心、脾经。

【中医功效】补心安神，养血益脾。

功效	主治	应用
补心安神	劳伤心脾，惊悸、怔忡、失眠、健忘	归脾汤
养血益脾	气血亏虚，神倦乏力，面色不华	玉灵膏

【用法用量】煎服，10 ～ 15g。大量可至 30 ～ 60g。

【使用注意】湿盛中满或有停饮、痰、火者忌服。

【西医药理】

1. 生殖系统作用

龙眼肉的乙醇提取物无论剂量大小均可明显降低雌性大鼠血清中催乳素的含量，而对雌二醇和睾酮只在大剂量时才显著减少，但是可明显增加孕酮和促卵胞刺激素的含量，而对促黄体生成素无影响。

2. 其他作用

（1）抗应激作用：龙眼肉提取液具有抗应激作用。

（2）免疫系统作用：龙眼肉提取液能增加免疫器官重量。

（3）抗病原微生物作用：水浸液对奥杜盎氏小芽孢癣菌有抑制作用，煎剂对痢疾杆菌有抑制作用。

（4）其他：龙眼肉还具有抗癌、增加体重、抗衰老等作用。

何首乌（首乌）

【来源】为蓼科多年生草本植物何首乌的块根。

【性味归经】苦、甘、涩，微温。归肝、肾经。

【中医功效】制用：补益精血，固肾乌须；生用：解毒，截疟，润肠通便。

功效	主治	应用
补益精血，固肾乌须	精血亏虚，头晕眼花，须发早白，腰膝酸软，遗精，妇女崩漏，带下	七宝美髯丹
截疟	久疟	何人饮
解毒	痈疽，瘰疬	何首乌散
润肠通便	肠燥便秘	单用本品，或配伍当归、肉苁蓉、火麻仁、黑芝麻等

【用法用量】煎服，10 ～ 30g。

【使用注意】本品润肠通便，大便溏泄者不宜服；

制首乌兼收敛之性，湿痰重者不宜服；不宜与铁离子同服，禁用铁器。长期大量服用会引起肝损害，出现乏力、恶心、食欲不振或伴有尿黄、眼睛巩膜黄染，转氨酶升高等症状，制用会减轻肝损伤。

【西医药理】

1. 生殖系统作用

本品对生殖系统无明显影响。

2. 其他作用

（1）心血管系统作用：20%何首乌注射液具有减慢心率的作用，剂量加大时更明显，并具有增加冠脉流量的作用，还具有抗动脉粥样硬化的作用。

（2）免疫系统作用：能延缓胸腺退化与萎缩，具有对抗免疫抑制剂作用，增加免疫器官重量；提高 T、B 淋巴细胞免疫功能。

（3）血液系统作用：具有促进造血细胞生长的作用。

（4）内分泌系统作用：能促进肾上腺皮质功能，增加肾上腺重量。使血中甲状腺激素含量增加。

（5）抗病原微生物作用：各种炮制品对金黄色葡萄球菌、白色葡萄球菌、福氏痢疾杆菌、伤寒杆菌、白喉杆菌、乙型溶血性链球菌等有不同程度的抑制作用。

（6）中枢神经系统作用：何首乌能提高中枢神经系

统纹状体多巴胺受体的水平，具有改善中枢神经系统的功效。

（7）其他：还具有降血脂、抗衰老、保肝、抗寒、抗菌的作用。

（8）毒性作用：长期大量服用会引起肝损害，出现乏力、恶心、食欲不振或伴有尿黄、眼睛巩膜黄染，转氨酶升高等症状，制用会减轻肝损伤。

楮实子

【来源】为桑科植物构树的干燥成熟果实。

【性味归经】甘，寒。归肝、肾经。

【中医功效】滋肾，清肝，明目，利尿。

功效	主治	应用
滋肾	腰膝酸软，虚劳骨蒸，头晕目昏	配伍枸杞子、黑豆
清肝明目	目翳昏花	楮实散
利尿	水肿胀满	楮实子丸

【用法用量】煎服，6～9g，或入丸、散剂，外用捣敷。

【使用注意】虚寒证患者慎用。

【西医药理】

1. 生殖系统作用

本品对生殖系统无明显影响。

2. 其他作用

（1）神经系统作用：楮实子对小鼠学习和记忆有促进作用。

（2）免疫系统作用：楮实子能提高实验性“肾阳虚”大鼠红细胞免疫功能。

第四节　补阴药

凡养阴生津，以治疗阴虚证为主要作用的药物，称为补阴药，亦称养阴药或滋阴药。

补阴药药性多甘寒质润，有滋养阴液、生津润燥之功，主入肺、胃、肝、肾经，又分别具有生肺阴、养胃阴、滋肝阴、补肾阴的作用。

在补阴药中，凡能补胃阴者，常可补肺阴；补肾阴者，每能补肝阴。二者在临床上又常相互为用，并无截然区别。

补阴药大多甘寒滋腻，凡脾胃虚弱、痰湿内阻、腹满便溏者不宜使用。

北沙参

【来源】为伞形科多年生草本植物珊瑚菜的根。

【性味归经】甘、淡，微寒，归肺、胃经。

【中医功效】养阴润肺，益胃生津。

【用法用量】煎服，10 ~ 15g，亦可熬膏或入丸剂。

【使用注意】感受风寒而致咳嗽及肺胃虚寒者忌服，北沙参反藜芦，恶防己。

功效	主治	应用
养阴润肺	肺热阴虚之燥咳痰黏、劳嗽咯血	沙参麦冬汤
益胃生津	胃热伤津，舌干口渴，食欲不振	益胃汤
	热病伤津，咽干口渴	配伍鲜地黄、鲜石斛

【西医药理】

1. 生殖系统作用

本品对生殖系统无明显影响。

2. 其他作用

（1）中枢神经系统作用：其挥发油能降低正常体温，其乙醇浸膏有解热作用，同时也有一定的镇痛作用，但挥发油及叶的乙醇浸膏则无镇痛作用。

（2）免疫系统作用：北沙参多糖迟发型超过敏反应有抑制作用，对正常人血淋巴细胞增生有抑制作用，北沙参多糖仅对免疫应答有抑制，对免疫器官影响不大。

（3）心血管系统作用：北沙参水浸液低浓度加强收缩，高浓度抑制收缩，心室停跳，但可恢复，其水浸液可使血压稍有上升，呼吸加强。

（4）抑制突变活性：北沙参浸液有较强的抑制突变作用。

（5）其他：北沙参尚具有抗环磷酰胺不良反应的作用。

南沙参

【来源】为桔梗科多年生草本植物植物轮叶沙参、杏叶沙参的根。

【性味归经】甘，微寒。归肺、胃经。

功效	主治	应用
养阴清肺，化痰	肺热阴虚，燥咳痰黏，阴虚劳嗽，咯血	沙参麦冬汤
养阴生津，益气	胃热伤津，舌干口渴，食欲不振	益胃汤
	热病伤津，咽干口渴	配伍鲜生地黄、鲜石斛

【中医功效】养阴清肺，化痰，益气。

南、北沙参，功效相似，南沙参药力较差，然兼有祛痰作用。

【用法用量】煎服，10～15g。

【使用注意】反藜芦。

【西医药理】

1. 生殖系统作用

本品对生殖系统无明显影响。

2. 其他作用

（1）免疫系统作用：杏叶沙参煎剂可提高细胞免疫和非特异性免疫，且可抑制体液免疫，具有调节免疫平衡的功效。

（2）呼吸系统作用：轮叶沙参煎剂具有祛痰的作用。

（3）心血管系统作用：1%沙参浸液有明显的强心作用。

（4）抗真菌作用：沙参水浸剂（1：2）对皮肤真菌有不同程度的抑制作用。

（5）血液系统作用：水煎液能明显改善血液“黏”性和易“凝”的倾向，可使红细胞解聚，有明显的活血倾向。

（6）其他：南沙参尚有一定的抗辐射的作用。

玉竹

【来源】为百合科多年生草本植物玉竹的根茎。

【性味归经】甘，微寒。归肺、胃经。

【中医功效】养阴润燥，生津止渴。

【用法用量】煎服，10 ～ 15g，大剂量可用至 30g。

【使用注意】脾胃虚弱，痰湿内蕴，中寒便溏者不宜服用。

功效	主治	应用
养阴润燥，生津止渴	燥热咳嗽	加减葳蕤汤
	阴虚劳嗽	加减葳蕤汤
	热病伤阴烦渴	玉竹麦冬汤
	胃阴不足，舌干口渴	益胃汤

【西医药理】

1. 生殖系统作用

本品对**子宫有缓和的刺激作用**。

2. 其他作用

（1）心血管系统作用：20%玉竹煎剂，小剂量使心搏收缩增强，振幅增大；大剂量使心搏减弱并迅速停止。玉竹煎剂可使血管收缩。20%玉竹煎剂使血压缓慢上升，小剂量玉竹煎剂对血压无影响，较大剂量可使血压暂时下降。

（2）免疫系统作用：玉竹的乙醇提取物是一种以增强体液免疫及吞噬免疫功能为主的免疫增强剂。

（3）调节血糖作用：玉竹的甲醇提取物具有降低血糖的作用。

（4）抗衰老作用：玉竹水煎剂能显著增高全血超氧化物歧化酶（SOD）和谷胱甘肽过氧化物的含量，显著抑制过氧化脂质（LPO）的形成，清除机体代谢产生的自由基，延缓衰老。

（5）消化系统作用：20%玉竹煎剂可使肠管先兴奋后抑制。

（6）其他：玉竹尚有一定的降血脂、提高酪氨酸酶活性、延长耐缺氧时间等作用。

黄精

【来源】为百合科多年生草本植物黄精、滇黄精或多花黄精的根茎。

【性味归经】甘，平。归脾、肺、肾经。

【中医功效】润肺滋阴，补脾益气，补肾益精。

此外，治消渴，多与黄芪、山药、花粉、生地黄、玄参等益气补阴药同用。

功效	主治	应用
润肺滋阴	肺虚燥咳	单用本品熬膏或配伍沙参、麦冬、知母、贝母等
补脾气，益脾阴	脾胃虚弱	配伍党参、白术、茯苓、甘草、陈皮等
	脾阴亏虚，口干，食少	配伍沙参、麦冬、玉竹、谷芽等
补肾益精	肾虚精亏，腰酸，头晕	二精丸

【用法用量】煎服，10 ～ 30g，鲜者 30 ～ 60g。熬膏或入丸、散剂。

【使用注意】质滋腻，易助湿滞气，故脾虚有湿、痰湿壅滞、中寒便溏、气滞腹胀者不宜服用。

【西医药理】

1. 生殖系统作用

本品对生殖系统无明显影响。

2. 其他作用

（1）血液系统作用：黄精水煎液和乙醇提取物能显著降低血清胆固醇及甘油三酯含量，能使主动脉壁内膜上的斑块减少和冠状动脉样硬化程度减轻。黄精根茎所含混合多糖能明显对抗外周血细胞减少的作用。

（2）心血管系统作用：黄精的水浸出液、乙醇 – 水浸出液和30%乙醇浸出液有降低血压的作用。0.15%黄精醇制剂使心肌收缩力增强，但对心率无明显影响，而0.4%黄精醇液或水液则使心率加快。

（3）抗病原微生物作用：黄精水提出液对伤寒杆菌、金黄色葡萄球菌、抗酸杆菌以及腺病毒和疱疹病毒有抑制作用，对多种真菌也有抑制作用。

（4）抗衰老作用：黄精煎剂20%浓度具有抗氧化，提高机体抗自由基能力。

（5）免疫系统作用：黄精能提高机体免疫功能，促进DNA、RNA和蛋白质的合成，具有增强免疫功能的作用。

（6）内分泌系统作用：黄精有抑制肾上腺皮质功能的作用，对肾上腺皮质亢进所引起的脂肪、糖代谢紊乱有一定的改善作用。黄精甲醇提取物具有降血糖的作用。

（7）其他：黄精尚有一定的抗氧化、抗疲劳、止血、凝聚癌细胞等作用。

石斛

【来源】为兰科植物金钗石斛、铁皮石斛或马鞭石斛及其近似种的鲜茎或干茎。

【性味归经】甘，微寒。归胃、肾经。

【中医功效】益胃生津，滋阴清热，明目，强腰膝。

【用法用量】煎服，10～15g，鲜品15～30g，干品入汤剂宜先煎、久煎。石斛味甘淡，属清淡之品，甘瘦无汁，如不先煎或久煎，其气或味均不易煎出。

【使用注意】能敛邪，故温热病不宜早用；又能助湿，若湿温病尚未化燥伤阴者，以及脾胃虚寒、大便溏薄、舌苔厚腻者均禁用。

功效	主治	应用
益胃生津	热病伤津	祛烦养胃汤
滋阴除热	阴虚津亏，虚热不退	配伍沙参、麦冬、玉竹、白薇、生地等
明目	肝肾阴亏，视力减退	石斛夜光丸
强腰膝	肾阴亏虚，腰脚软弱	配伍熟地黄、山药、山茱肉、枸杞子、牛膝

【西医药理】

1. 生殖系统作用

本品对生殖系统无明显影响。

2. 其他作用

（1）消化系统作用：石斛浸膏剂能刺激小肠平滑肌收缩，提高其紧张性，大剂量可抑制；促进胃液分泌，帮助消化。

（2）免疫系统作用：石斛煎剂可提高巨噬细胞吞噬功能，石斛多糖能显著地提高癌症病人外周淋巴细胞形成率，其提升值与胸腺素相近。

（3）中枢神经系统作用：石斛碱有一定的止痛退热作用。

（4）其他：石斛有中等抑制血糖升高的作用，大剂量可导致血压降低，心率减慢，呼吸抑制，扩张肠系膜血管等。

麦门冬（麦冬、寸麦冬）

【来源】为百合科多年生草本植物麦门冬的块根。

【性味归经】甘、微苦，微寒。归肺、胃、心经。

【中医功效】养阴润肺，益胃生津，清心除烦，润肠通便。

功效	主治	应用
养阴润肺	燥咳痰黏，劳热喘咳，吐血	清燥救肺汤，二冬膏
益胃生津	胃阴不足	益胃汤
清心除烦	心烦失眠	清营汤，天王补心丹
润肠通便	肠燥便秘	增液汤

【用法用量】煎服，10 ～ 25g，或入丸、散、饮剂。

【使用注意】凡脾虚便溏、肺胃有痰饮湿浊及初感风寒咳嗽者忌服。

【西医药理】

1. 生殖系统作用

本品对生殖系统无明显作用。

2. 其他作用

（1）抗休克作用：静脉注射麦门冬注射液有改善左心衰的功效与抗休克作用。

（2）抗缺氧作用：麦门冬水煎剂 25g/kg 腹腔注射或麦门冬多糖 20mg/kg 腹腔注射有抗缺氧的作用。

（3）心血管系统作用：麦门冬注射液能显著提高心肌收缩力和心脏泵功能，麦门冬总皂苷和总氨基酸小剂量可使心肌收缩力增加，冠脉血流量增加，大剂量则抑制心脏，减少冠脉流量，但二者对心率无影响。麦门冬注射液对心肌具有保护和抗实验性心律失常的作用。

（4）抗菌作用：麦门冬粉对白色葡萄球菌、枯草杆菌、大肠杆菌及伤寒杆菌等有抑制作用。50%麦门冬煎剂对金黄色葡萄球菌、福氏痢疾杆菌和伤寒杆菌有抑制作用。

（5）免疫系统作用：麦门冬具有增强免疫功能的作用。

（6）调节血糖作用：50%麦门冬煎剂能升高血糖，但麦门冬的水、醇提取物 0.2g/kg 则有降血糖的作用。

（7）消化系统作用：麦门冬口服液对胃肠道具有推进作用。麦门冬水提物和醇提物对肝微粒体脂质过氧化有对抗作用。

（8）其他：麦门冬尚有一定的镇静、抗惊厥等作用。

天冬（天门冬、明天冬）

【来源】为百合科多年生攀援状草本植物天冬的块根。

【性味归经】甘、苦，大寒。归肺、肾经。

【中医功效】滋阴润燥，清肺降火。

功效	主治	应用
清肺降火，滋阴	阴虚有热，劳热咳嗽，吐血咯血	二冬膏
	热病伤阴，舌干口渴	三才汤
	津亏消渴	三才汤
润燥滑肠	肠燥津亏，大便秘结	六成汤

【用法用量】煎服，10 ～ 15g。

【使用注意】脾虚便溏，虚寒泄泻者禁用。

【西医药理】

1. 生殖系统作用

本品对生殖系统无明显作用。

2. 其他作用

（1）抗菌作用：天冬煎剂对炭疽杆菌、甲型及乙型溶血性链球菌、白喉杆菌、类白喉杆菌、肺炎链球菌、金黄色葡萄球菌、柠檬色葡萄球菌、白色葡萄球菌、枯草杆菌等均有不同程度抗抑作用。

（2）抗肿瘤作用：对白血病患者白细胞的脱氢酶有一定的抑制作用，天冬水提醇沉物对小鼠肉瘤 S_{180} 有抑制作用。

（3）免疫系统作用：天冬具有升高外周白细胞、增强网状内皮系统吞噬功能、有利于抗体形成、增强体液免疫力等功能。

（4）呼吸系统作用：天门冬酰胺有一定的镇咳、祛痰作用。

百合

【来源】为百合科多年生植物百合或细叶百合的肉质鳞叶。

【性味归经】甘、淡，微寒。归肺、心经。

【中医功效】润肺止咳，清心安神。

功效	主治	应用
润肺止咳	肺虚劳嗽，咯血	百花膏，百合固金汤
清心安神	心肺阴虚，精神恍惚	百合知母汤，百合地黄汤

【用法用量】煎服，10 ～ 30g。蒸食、煮粥食或拌蜜蒸食，外用捣敷。

【使用注意】本品甘寒滑利，故风寒咳嗽、脾肾虚寒便溏者禁用。

【西医药理】

1. 生殖系统作用

本品对生殖系统无明显作用。

2. 其他作用

（1）呼吸系统作用：百合水提液具有止咳、祛痰、平喘作用。

（2）强壮作用：百合水提液明显延长动物负荷（5%）游泳时间，具有强壮作用。

（3）耐缺氧作用：百合水提取液 10g/kg，水煎醇沉液具有延长缺氧时间的作用。

（4）消化系统作用：具有保护胃黏膜作用。

（5）血液系统作用：具有升高外周白细胞的作用。

（6）中枢神经系统作用：具有镇静作用。

（7）其他：百合尚有一定的降血糖、抗氧化、抗癌、抗疲劳、抑制迟发性过敏反应等作用。

桑椹

【来源】为桑科落叶乔木桑的成熟果穗。

【性味归经】甘，寒。归心、肝、肾经。

【中医功效】滋阴补血，生津润肠。

功效	主治	应用
滋阴补血	阴虚血亏	首乌延寿丹
生津	津伤口渴，消渴	配伍生、熟地黄等
润肠	肠燥便秘	鲜品使用有效，亦可随证配伍

【用法用量】煎服，10～15g。熬膏、浸酒，入丸、散剂，或生啖。桑椹膏10～30g，温开水送服。

【使用注意】脾胃虚寒、腹泻便溏者勿服。

【西医药理】

1. 生殖系统作用

本品对生殖系统无明显作用。

2. 其他作用

（1）免疫系统作用：对细胞免疫和体液免疫功能均

有增强作用。100%桑椹煎剂有中度激发淋巴细胞转化的作用。

（2）骨髓造血系统作用：可促进造血细胞生长，并对粒系祖细胞的生长有促进作用。

（3）血液系统作用：桑椹可能有防止环磷酰胺所致的白细胞减少症的作用。

（4）其他：桑椹尚有一定的促进T淋巴细胞成熟，降低红细胞膜Na-K-ATP酶活性等作用。

黑芝麻（黑脂麻、巨胜）

【来源】为脂麻科一年生草本植物脂麻的黑色种子。

【性味归经】甘，平。归肝、肾经。

【中医功效】补益精血，润燥滑肠。

功效	主治	应用
补益精血	精血亏虚，须发早白，头晕眼花	桑麻丸
润燥滑肠	肠燥便秘	配伍当归、肉苁蓉、杏仁、柏子仁等

【用法用量】煎服，10～30g，或入丸、散；外用适量，捣敷或煎水洗浴，内服宜炒熟用。

【使用注意】脾虚溏泄者禁用。

【西医药理】

1. 生殖系统作用

兴奋子宫：黑芝麻全草水提取物对子宫有兴奋作用。

2. 其他作用

（1）抗衰老作用：黑芝麻可使衰老现象推迟发生，肝脏和睾丸中脂褐质水平降低，而血浆中维生素 E 含量增高。

（2）内分泌系统作用：黑芝麻油可增加肾上腺中维生素 C 及胆甾醇的含量，肾上腺皮质功能受到某种程度的抑制。黑芝麻种子提取物，可降低血糖，并增加肝糖原及肌糖原含量，但大剂量应用则降低糖原含量。

（3）抗炎作用：新鲜灭菌的麻油涂布皮肤黏膜，有减轻刺激、促进炎症恢复等作用。

（4）调节血脂作用：黑芝麻所含亚油酸可降低血中胆固醇含量。

（5）其他：黑芝麻油有增加血细胞容积倾向、滋养、通便、抑制不饱和脂肪酸酶等作用。芝麻素对不饱和脂酸酶有抑制作用。

枸杞子（枸杞果）

【来源】为茄科落叶灌木植物宁夏枸杞的成熟果实。

【性味归经】甘，平。归肝、肾、肺经。

【中医功效】补肾益精，养肝明目，润肺止咳。

【用法用量】煎服，5 ～ 15g，熬膏、浸酒或入丸、散剂。

【使用注意】滋腻性虽小，但味甘质润，故脾虚有湿、便溏者不宜用。

功效	主治	应用
补肾益精，养肝明目	肝肾阴虚，头晕目眩	杞菊地黄丸
	阴血亏虚	单用
	消渴	单用本品蒸熟嚼食
润肺止咳	阴虚劳嗽	配伍麦冬、五味子、知母、贝母等

【西医药理】

1. 生殖系统作用

本品对生殖系统无明显作用。

2. 其他作用

（1）免疫系统作用：提取物对淋巴细胞呈双向调节

作用，高浓度具有抑制效应，低浓度具有增强作用。对B淋巴细胞增殖有双向调节作用，高浓度抑制，低浓度促进。

（2）内分泌系统作用：枸杞子及其多糖具有对抗血糖升高、降血脂的作用。

（3）消化系统作用：甜菜碱对CCl_4中毒性肝炎有保护作用。

（4）抗肿瘤作用：枸杞多糖（LBP）结合放疗，对急性乏氧性肿瘤细胞有一定的放射增敏作用。LBP对巨噬细胞在非特异性抗肿瘤和特异性抗肿瘤过程中，均有一定的激活作用。

（5）造血系统作用：10%枸杞子煎剂，对造血功能有促进作用，可使白细胞数增多。

（6）细胞内遗传物质影响：LBP对某些异常毒物诱发的遗传损伤具有某些保护作用。

（7）其他：枸杞子尚有一定的生长刺激、拟胆碱样、抗疲劳、抗辐射、耐缺氧、降压、抗突变、抗氧化等作用。

女贞子

【来源】为木犀科常绿乔木植物女贞的成熟果实。

【性味归经】甘、苦，凉。归肝、肾经。

【中医功效】滋补肝肾，乌须明目。

功效	主治	应用
滋补肝肾，乌须	阴虚内热	配伍地骨皮、青蒿等
	肝肾阴虚，头晕目眩耳鸣、腰膝酸软，须发早白	二至丸
明目	目暗不明	配伍熟地黄、枸杞子、菟丝子、车前子等

【用法用量】煎服，10 ～ 20g，或入丸、散，外用熬膏点眼。

【使用注意】脾胃虚寒泄泻、阳虚者禁用。

【西医药理】

1. 生殖系统作用

抗宫颈癌作用：女贞子浸剂能抑制宫颈癌。女贞子具有相当明显的抗突变能力，对致突剂环磷酸胺和乌拉坦诱发的突变效应和细胞染色体损伤均有保护作用。

2. 其他作用

（1）降脂作用：女贞子可降低血清胆固醇及甘油三酯，有预防和消减动脉粥样硬化斑块和减轻斑块厚度的作用。

（2）抗炎作用：女贞子对二甲苯、乙酸角叉菜胶等致炎物引起的毛细血管通透性增加，炎症渗出增加和组织水肿以及甲醛所致慢性炎性损伤均有抑制作用。

（3）血液系统作用：女贞子乙醇提取物和其有效成分齐墩果酸能升高白细胞，女贞子液能抗血小板聚集、促进造血功能。

（4）降糖作用：女贞子提取物女贞素具有稳定的降血糖作用，女贞子水煎剂尚可对抗肾上腺素或外源性葡萄糖引起的血糖升高。

（5）其他：女贞子尚具有增强机体免疫力、抗 HPO 光氧化作用、降低眼压、抗衰老、保肝等作用。

墨旱莲（旱莲草）

【来源】为菊科一年生草本植物鳢肠的全草。

【性味归经】甘、酸，寒。归肝、肾经。

【中医功效】滋补肝肾，凉血止血。

功效	主治	应用
滋补肝肾	肝肾阴虚	旱莲膏，二至丸
凉血止血	阴虚血热的失血证	单用或配伍生地黄、阿胶等

【用法用量】煎服，10～30g，熬膏，捣汁或入丸、

散剂，外用适量，研末敷或捣汁滴鼻。

【使用注意】脾胃虚寒、泄泻者禁用。

【西医药理】

1. 生殖系统作用

本品对生殖系统无明显作用。

2. 其他作用

（1）免疫系统作用：墨旱莲可增强机体细胞免疫功能，但对体液免疫功能无促进作用。

（2）保肝作用：墨旱莲的石油醚、苯、丙酮、乙醇提取物能对抗 CCl_4 的毒性而具有保肝作用，其中50%乙醇提取物的作用最强。

（3）心血管系统作用：墨旱莲有增加冠状动脉流量的作用，并使心电图T波得到改善。

（4）免疫系统作用：墨旱莲水煎剂对机体遗传物质的损伤有一定的防护作用，具有抗诱变活性。

（5）中枢神经系统作用：墨旱莲的镇静及镇痛作用非常显著。

（6）抗菌作用：对金黄色葡萄球菌有较强的抑制作用，对福氏痢疾杆菌亦有一定的抑制作用。

（7）血液系统作用：醇提液可能有减轻环磷酰胺所致的白细胞减少症的作用。

（8）抗炎作用：水煎液对多种炎症引起的组织水肿、炎症渗出增加、急性毛细血管通透性增高及慢性炎症均有明显抑制作用。

（9）其他：墨旱莲尚有一定的止血、耐缺氧等作用。

鳖甲

【来源】为脊椎动物鳖科鳖的背甲。

【性味归经】咸，寒。归肝经。

【中医功效】滋阴潜阳，软坚散结，退热除蒸。

功效	主治	应用
滋阴潜阳，退热除蒸	阴虚发热，夜热早凉	青蒿鳖甲汤
	骨蒸劳热，潮热盗汗	清骨散
	热病伤阴，虚风内动	二甲复脉汤
软坚散结	久疟，疟母（肝脾肿大）	鳖甲煎丸
	经闭，癥瘕	鳖甲丸

【用法用量】煎服，10 ～ 30g，宜先煎。滋阴潜阳宜生用，软坚散结宜醋炙用。

【使用注意】孕妇及脾胃虚寒者慎用。

【西医药理】

1. 生殖系统作用

本品对生殖系统无明显作用。

2. 其他作用

（1）抗癌作用：鳖甲粉末对实质性癌有抑制作用，而对腹水癌则没有显著作用。

（2）强壮作用：鳖多糖能明显提高耐缺氧能力和抗冷冻作用，有抗疲劳作用。

（3）消化系统作用：能明显降低血清谷丙转氨酶的活性，有保肝作用；能抑制结缔组织增生，从而消除结块，起到软化肝脾的作用。

（4）抗疲劳作用：能增加肌肉收缩幅度，提高耐疲劳能力。

（5）其他：鳖甲尚有一定的抗辐射、抗突变、降低血浆 cAMP（环磷酸腺苷）含量、减低肝组织耗氧量、耐寒、抗贫血等作用。

龟甲

【来源】为龟科动物乌龟的腹甲及背甲。

【性味归经】咸、甘，寒。归肾、心经。

【中医功效】滋阴潜阳，益肾健骨，养血补心，固经止崩。

功效	主治	应用
滋阴潜阳	阴虚发热	大补阴丸
	阴虚阳亢	镇肝熄风汤
	虚风内动	三甲复脉汤
益肾健骨	肾虚骨软	虎潜丸
养血补心	心虚惊悸、失眠健忘	枕中丹
固经止崩	阴虚血热出血	固经丸

此外，用于阴虚久疟、久咳、久泻、久痢。

【用法用量】 煎服，15 ～ 30g，入汤剂宜打碎先煎，也可打碎冲服，外用适量，烧灰研末服。

【使用注意】 **孕妇慎用**；脾胃虚寒，或有寒湿者禁用。

【西医药理】

1. 生殖系统作用

龟甲酒煎剂对子宫具有兴奋作用，可显著加强子宫收缩力。妊娠期不适宜使用。

2. 其他作用

（1）内分泌系统作用：龟甲煎剂具有降低甲状腺功能的作用。

（2）免疫系统作用：龟甲具有提高细胞免疫及体液免疫功能，提高淋巴细胞转化率，使血清中 IgG 含量增多的作用。

（3）心血管系统作用：龟甲养阴片能抑制动脉粥样硬化的形成。

（4）中枢神经系统作用：龟鹿口服液能明显延长戊巴比妥钠所致的睡眠时间，具有镇静的作用。

（5）其他：龟甲尚有一定的降低肾上腺功能、抗突变、抗肿瘤、抗高脂血症、耐缺氧、补血、止血、增加冠脉血流量、抑菌、降低血清中的铜的含量等作用。

龟甲胶

【来源】为龟甲经煎煮、浓缩制成的固体。

【性味归经】咸、甘，寒。归肾、心经。

【中医功效】滋阴潜阳，益肾健骨，养血补心，固经止崩。

【用法用量】煎服，3 ～ 10g，烊化兑服。

【使用注意】孕妇慎用；脾胃虚寒，或有寒湿者禁用。

【西医药理】对贫血小鼠有补血作用，能显著增加红细胞，升高血小板和白细胞，缩短出血时间。

第十八章　收涩药

凡以收敛固涩，用来治疗各种滑脱病症为主要作用的药物称为收涩药，又称固涩药。

“散而收之”“涩能固脱”，本类药大多具有酸、涩性味，能收敛固涩，分别具有敛汗固表、涩肠止泻、敛肺止咳、固精缩尿、固崩止带、收敛止血等作用。适用于久病体虚、正气不固所致的自汗、盗汗、久泻久痢、滑精、早泄、遗尿、尿频、带下日久、失血崩漏、久咳虚喘、脱肛等滑脱不禁等症状。

收敛固涩属于治病之标，为一时“敛其耗散”，防其因滑脱导致元气日衰，或变生他证。但滑脱证候的根本原因是正气虚弱，故需与补益药配合应用，以期标本兼顾。如气虚自汗、阴虚盗汗，当分别与补气药或补阴药同用；脾胃虚弱所致久泻久痢及带下日久不愈，应与补脾益肾补阳药同用；肾虚遗泄不止，应配伍益肾药；

冲任不固，崩漏出血，当配伍补肝肾、固冲任的药物；肺肾虚损，久咳久喘不止，当配伍补肺益肾纳气的药物。总之，应根据具体的证候，寻根求本，有针对性地配伍应用。

本类药物酸涩收敛，有敛邪之弊，故热病汗出、痰多咳喘、火动精流、食滞泄痢、血热崩中、瘀血漏下、热淋尿频等证，均非收涩药所宜，用之有留邪之弊。凡有外感实邪未解，或泄痢、咳嗽初起时，不宜早用，以免留邪。

妇产科医生使用本类药物时需要注意以下几方面：

月经周期、经期及经量正常的女性，经期避免使用收涩药，以免影响经血的排出。

带下过多的女性，需辨证用药，不可“见带止带”。

第一节 固表止汗药

固表止汗药性味多为甘平，性收敛。肺主皮毛，司汗孔开合，汗为心之液，故本类药物多入肺、心二经，能行肌表、调节卫分、顾护腠理而有固表止汗之功。临床常用于气虚肌表不固、腠理疏松，津液外泄而自汗；阴虚不能制阳、阳热迫津外泄而盗汗。治自汗当配补气固表药同用，治盗汗宜配滋阴除蒸药同用，以达到治病求本的目的。凡实邪所致汗出之证，应以祛邪药物治疗为主，非本类药物所宜。

麻黄根

【来源】为麻黄科多年生草本状小灌木植物草麻黄或中麻黄的根。

【性味归经】甘，平。归肺经。

【中医功效】固表止汗。

功效	主治	应用
固表止汗	气虚自汗	麻黄根散
	阴虚盗汗	牡蛎散

【用法用量】煎服，3 ～ 9g。外用适量，研末作扑粉。

【使用注意】收敛固涩之性甚强，功专止汗，故有表邪者禁用。

【西医药理】

1. 生殖系统作用

本品对子宫平滑肌呈收缩作用。

2. 其他作用

（1）心血管系统作用：麻黄根碱有降压作用；从麻黄根中分得降压活性成分大环精胺生物碱 A、B、C、D，有减慢心率作用。

（2）消化系统作用：对肠管平滑肌呈收缩作用。

（3）其他：麻黄根尚有抑制低热和烟碱所致的发汗。

浮小麦

【来源】为禾本科一年生草本植物小麦未成熟的颖果。

【性味归经】甘，凉。归心经。

【中医功效】固表止汗，益气、除热。

功效	主治	应用
固表止汗，益气	气虚自汗	牡蛎散
除热	自汗、盗汗	独圣散
	骨蒸劳热	可配伍地骨皮、生地黄、女贞子等

【用法用量】煎服，15～30g。研末服，3～5g。

【使用注意】对于表邪未尽汗出者禁用。

【西医药理】

1. 生殖系统作用

本品对生殖系统无明显作用。

2. 其他作用

（1）心血管系统作用：本品具有降血脂作用，保护心血管，预防动脉粥样硬化。

（2）消化系统作用：本品具有保护肝脏的作用。

第二节　敛肺涩肠药

敛肺涩肠药酸涩收敛，主入肺、大肠经，具有收敛肺气、止咳平喘、涩肠止泻止痢作用。主要用于肺虚咳喘、久治不愈、动则气促之证；或是肺肾两虚、摄纳无权、呼多吸少的肺肾虚喘证；久泻久痢、肠滑不禁、腹痛喜温喜按、舌淡苔白的脾肾虚寒证。部分药物还能固崩止带、涩精止遗，可用于崩漏下血、带下、遗精、遗尿等；清肺泻火或滋阴润燥，还可用治痰火郁肺、气逆喘咳及阴虚劳嗽等。

咳嗽初起、湿热泄痢、食积泄泻者不宜使用。

五味子

【来源】为木兰科多年生落叶木质藤本植物五味子或华中五味子的成熟果实。前者习称“北五味子”，生产于东北；后者习称“南五味子”，生产于西南及长江流域以南各省。

【性味归经】酸，温。归肺、心、肾经。

【中医功效】收敛固涩，益气生津，补肾宁心。

功效	主治	应用
敛肺滋肾	肺虚或肺肾两虚的喘咳	五味子丸，都气丸
	肺寒咳嗽	小青龙汤
补肾涩精，止泻	肾虚精关不固、遗精、滑遗	五味子膏，桑螵蛸丸
	五更泄泻	四神丸
益气生津，宁心敛汗	气阴两伤	生脉散，天王补心丹，柏子仁丸，黄芪汤，玉液汤
敛瞳明目	肾虚瞳散	单用

【用法用量】煎服，3～6g，研末服，1～3g。

【使用注意】五味子酸能收敛，性温而润，凡表邪未解，内有实热，咳嗽初期，麻疹初期，均不宜用，内服量不宜过大，溃疡病人禁用。

【西医药理】

1. 生殖系统作用

动物实验研究证明，本品具有收缩子宫的作用。

2. 其他作用

（1）中枢神经系统作用：五味子对神经系统各级中枢均有兴奋作用，对大脑皮层的兴奋和抑制过程均有影响，使之趋于平衡，提高大脑皮层的调节作用，从而提高工作效率，产生抗疲劳作用。一方面五味子挥发油能对抗戊巴比妥的催眠作用；另一方面五味子素与五味子乙醇提取物有镇静与催眠作用。

（2）呼吸系统作用：五味子对呼吸系统有兴奋作用，有镇咳和祛痰作用。

（3）心血管系统作用：五味子能增加冠脉血流量，抗心肌梗死，双向调节血压。

（4）抗病原微生物作用：对金色葡萄球菌、肺炎杆菌、肠道沙门氏菌、绿脓杆菌等均有抑制作用，对病毒也有一定的抑制作用。

（5）消化系统作用：五味子素能促进肝糖原生成，能利胆、降低血清转氨酶，对肝细胞有保护作用，还有一定的抗溃疡作用。

（6）免疫系统作用：五味子有与人参相似的适应原样作用，能增强机体对非特异性刺激的防御能力，能增加细胞免疫功能，使脑、肝、脾 SOD 活性明显增强，故具有提高免疫、抗氧化、抗衰老、抗过敏等作用。

（7）其他作用：抗癌，抗过敏，提高酶活性等作用。

（8）毒性作用：若内服量过大或体质特异，可致中毒。中毒症状主要可见发热、头痛、乏力、荨麻疹等。中毒机理在于五味子能直接兴奋呼吸中枢，有增强胃酸、降压作用，个别人内服可产生过敏反应。

乌梅

【来源】为蔷薇科落叶乔木植物梅树的近成熟果实。

【性味归经】酸、涩，平。归肝、脾、肺、大肠经。

【中医功效】敛肺止咳，涩肠止泻，安蛔止痛，生津止渴，固崩止血，消疮蚀胬。

功效	主治	应用
敛肺止咳	肺虚久咳	一服散
涩肠止泻	久泻、久痢	固肠丸、乌梅丸
安蛔和胃	蛔厥腹痛呕吐	乌梅丸
生津开胃	虚热烦咳	单味煎水服或入复方用之
	胃呆不饥	玉泉丸
固崩止血	便血、尿血、崩漏	单用本品烧存性，研末用醋糊丸
消疮毒、蚀胬肉	外疡胬肉（外用）	乌梅炭敷之

【用法用量】煎服，3 ～ 10g。大剂量可用至 30g，外用适量，捣烂或炒炭研末外敷。止泻止血宜炒炭用。

【使用注意】性收敛，故外有表证，或内有实热积滞者不宜用。

【西医药理】

1. 生殖系统作用

本品具有**促进子宫收缩而抗着床、抗早孕**等作用。

2. 其他作用

（1）抗病原微生物作用：乌梅水煎剂在体外对多种致病性细菌及皮肤真菌有抑制作用。

（2）消化系统作用：乌梅煎剂能抑制离体兔肠管的运动，能收缩肠壁，促进肠蠕动，消除炎症；有轻度收缩胆囊作用，能促进胆汁分泌；改善肝脏氧化应激及肝病的病理状态而达到保护肝脏的作用；对蛔虫有兴奋、驱除作用。

（3）其他：乌梅还具有抗癌、抗过敏、抗衰老、抗辐射、抗疲劳、促凝等作用。

诃子

【来源】为使君子科落叶乔木植物诃子或绒毛诃子的成熟果实。

【性味归经】苦、涩，平。归肺、大肠经。

【中医功效】涩肠止泻，敛肺止咳，利咽开音。

功效	主治	应用
涩肠止泻	久泻，久痢	诃黎勒散，诃子散，诃子皮散
敛肺止咳，利咽开音	肺虚咳喘，久咳失音	诃子汤，诃子饮

此外，还可用于崩漏、带下、遗精、尿频，即取其固涩之性。

【用法用量】 煎服，3 ～ 10g。涩肠止泻宜煨用，敛肺止咳、利咽开音宜生用。藏青果为未成熟的诃子果实，清肺开音功效优于诃子。

【使用注意】 凡外有表邪、内有湿热积滞者禁用。

【西医药理】

1. 生殖系统作用

本品对生殖系统无明显作用。

2. 其他作用

（1）抗病原微生物作用：诃子水煎剂对痢疾杆菌、绿脓杆菌、白喉杆菌抑制作用较强，对金黄色葡萄球菌、大肠杆菌、肺炎球菌、溶血性链球菌、变形杆菌、鼠伤寒杆菌亦有抑制作用。诃子提取物对流感病毒有灭活作用，对乙型单纯疱疹病毒有明显的治疗作用，乙醇提取物尚有抗真菌的作用。

（2）消化系统作用：具有导泻与止泻作用。诃子乙醇提取物能显著改善肝损伤鼠体外铁螯合性能和体内铁过剩，减低肝损伤鼠的肝毒性，对急性肝损伤具有降酶保肝作用，且毒性较小。诃子提取物及其含药血清对 CCl_4 诱导的大鼠肝细胞损伤具有保肝作用。

（3）其他：诃子还有一定的解痉、收敛、抗氧化、抗肿瘤等作用。

五倍子

【来源】为漆树科落叶灌木或小乔木植物盐肤木、青麸杨或红麸杨叶子上寄生的虫瘿，主要由五倍子蚜寄生而形成。

【性味归经】酸、涩，寒。归肺、大肠、肾经。

【中医功效】敛肺降火，涩肠止泻，收敛止血，固精止遗，敛汗生津。

此外，外用能收湿敛疮。

【用法用量】煎服，3～9g，入丸、散剂，每次1～1.5g，外用适量、研末外敷或煎汤熏洗。

【使用注意】外感风寒或肺有实热之咳嗽，以及积滞未清之湿热泄痢忌服。不宜过量服用，以免损害肝脏，局部应用可能有刺激症状。

功效	主治	应用
敛肺降火	肺虚热久咳痰血	配伍五味子、罂粟壳等
涩肠止泻	久泻，久痢	单用五味子
	脱肛，子宫脱垂	外用熏洗
收敛止血	鼻血，崩漏，便血，尿血	单用
固精止遗	遗精，遗尿	秘传玉锁丹
敛汗生津	自汗，盗汗，消渴	单味五倍子

【西医药理】

1. 生殖系统作用

本品对生殖系统无明显作用。

2. 其他作用

（1）对皮肤、黏膜的影响：五倍子鞣质对蛋白质具有沉淀作用，皮肤溃疡面、黏膜与鞣质接触后，组织蛋白即被凝固引起分泌抑制使黏膜干燥，形成保护膜而起收敛作用。

（2）抗病原微生物作用：五倍子对金黄色葡萄球菌、链球菌、肺炎球菌以及伤寒、副伤寒、绿脓杆菌均有明显的抑制或杀灭作用，五倍子煎剂对流感病毒有抑制作用。

（3）其他：五倍子能使许多金属离子、生物碱及苷类形成不溶性复合物，故可作为化学解毒剂。五倍子还具有抗肿瘤、止泻、抑制成纤维细胞、杀精、抑制突变等多种作用。

肉豆蔻

【来源】为肉豆蔻科高大乔木植物肉豆蔻的成熟种仁。

【性味归经】辛，温。归脾、胃、大肠经。

【中医功效】温中行气，涩肠止泻。

功效	主治	应用
温中行气	脘腹胀痛，食少呕吐	配伍温中行气开胃药
涩肠止泻	久泻不止	养脏汤，四神丸

【用法用量】煎服，3～9g，入丸、散剂，每次0.5～1g，内服须煨熟去油用。

【使用注意】湿热泄痢及胃热疼痛者禁用。生品含大量油脂，性烈易滑肠，故入药一般煨制后用，可增强温中止泻功能。过量可中毒。一般不可用生品。

【西医药理】

1. 生殖系统作用

本品对生殖系统无明显作用。

2. 其他作用

（1）中枢神经系统作用：镇静催眠作用，肉豆蔻挥发油中所含的甲基异丁香酚有抑制中枢神经作用，可加强戊巴比妥的安眠作用。

（2）抗病原微生物作用：甲基异丁香酚对金黄色葡萄球菌和肺炎链球菌有抑制作用。

（3）消化系统作用：少量服用可增加胃液分泌，刺激胃肠蠕动，增进食欲，促进消化。

（4）其他：肉豆蔻具有一定的麻醉、抗氧化、抗炎等作用。

石榴皮

【来源】为石榴科落叶灌木或小乔木石榴的果皮。

【性味归经】酸、涩，温。归胃、大肠经。

【中医功效】涩肠止泻，收敛止血，杀虫。

功效	主治	应用
涩肠止泻	久泻，久痢，脱肛	黄连汤
收敛止血	崩漏，带下，外伤出血	内服单品、外用
杀虫	蛔虫，绦虫，蛲虫	与槟榔配伍

【用法用量】 煎服，3 ～ 10g，入汤剂生用，入丸、散剂多炒用，止血多炒炭用。

【使用注意】 酸涩收敛，故泄痢初起禁用，切忌过量。过量可中毒。

【西医药理】

1. 生殖系统作用

石榴皮能凝集精液达到抗生育作用。

2. 其他作用

（1）抗病原微生物作用：石榴皮煎剂对白喉杆菌、金黄色葡萄球菌、史氏及福氏痢疾杆菌、变形杆菌有抑制作用，水浸剂对 10 种皮肤真菌有抑制作用，石榴皮煎剂能抑制流感病毒、生殖器疱疹病毒、淋球菌和白色念珠菌。

（2）血液系统作用：对血浆蛋白有凝固作用，可升高凝血因子功能和小血管收缩功能。

（3）其他：石榴皮还有驱虫作用。

赤石脂（红高岭、赤石土）

【来源】 为硅酸盐类矿物多水高岭石，主含含水硅酸铝。

【性味归经】 甘、酸、涩，温。归大肠、胃经。

【中医功效】涩肠止泻，止血止遗，敛疮生肌。

功效	主治	应用
涩肠止泻	久泻，久痢	桃花汤，赤石脂禹余粮汤
止血止遗	崩漏，带下，遗精、滑精	赤石脂散
敛疮生肌	脓水浸淫，疮溃不敛	生肌散

【用法用量】内服 10 ～ 20g；外用适量，研细末敷患处或调敷。

【使用注意】赤石脂性收敛，湿热积滞泄痢者忌服。**孕妇应慎用**。石脂畏官桂。

【西医药理】

1. 生殖系统作用

本品对生殖系统无明显作用。

2. 其他作用

（1）消化系统作用：赤石脂所含硅酸铝吸附消化道内的毒物，如磷、汞、细菌毒素、异常发酵产物及炎性渗出物，并能覆盖肠黏膜，以减少对胃肠道的刺激，而成吸附性止泻作用。

（2）血液系统作用：赤石脂有使白细胞、红细胞、血红蛋白升高及胸腺、脾脏重量增加的作用，能使凝血时间和出血时间明显缩短。

（3）中枢神经系统作用：赤石脂有一定的镇痛作用。

（4）其他：赤石脂还有抗炎、抗溃疡等作用。

禹余粮（禹粮石、太一余粮、余粮石）

【来源】为斜方晶系褐铁矿的一种天然粉末状矿石，主含碱式氧化铁。

【性味归经】甘、涩，平。归胃，大肠经。

【中医功效】涩肠止泻，收敛止血，止带。

功效	主治	应用
涩肠止泻	久泻，久痢	赤石脂禹余粮汤，神效太一丹
收敛止血，止带	崩漏，带下	配伍伏龙肝、乌贼骨、牡蛎等

【用法用量】煎服，10～20g，外用适量，研末外敷。

【使用注意】质重性坠，古人认为其能催生，故**孕妇慎用**。禹余粮性收敛，暴病邪实者，不宜使用。

【西医药理】

1. 生殖系统作用

本品对生殖系统无明显作用。

2. 其他作用

（1）血液系统作用：禹余粮生品水煎液能明显缩短小鼠凝血、出血时间。

（2）抗衰老作用：给小鼠喂服禹余粮，可使小鼠血清丙二醛含量明显降低，超氧化物歧化酶活性显著提高，游泳持续时间延长，耐缺氧和耐寒冷存活率明显提高，血红蛋白含量增高，体重增加。

第三节　固精缩尿止带药

固精缩尿止带药酸涩收敛，主入肾、膀胱经，具有固精、缩尿、止带作用。某些药物甘温还兼有补肾之功。适用于肾虚失藏、下焦不固或肾气不摄、膀胱失约所致的遗精滑精、遗尿尿频以及冲任不固、带下清稀等。本类药物以收涩为其所长，治疗上述诸证常与补肾药配伍同用，标本兼治。

本类药酸涩收敛，对相火内炽、火扰精泄以及外邪内侵、膀胱湿热下注所致的遗精、尿频等不宜应用。

山茱萸（枣皮、山萸肉）

【来源】为山茱萸科落叶小乔木山茱萸除去果核的果肉。

【性味归经】甘、酸，微温。归肝、肾经。

【中医功效】补益肝肾，涩精缩尿，固精止血，敛汗固脱。

功效	主治	应用
补益肝肾，涩精止血	肝肾亏虚，腰膝酸软	六味地黄丸
	阳痿滑精，小便频数不禁	草还丹
	冲任损伤，崩漏、月经过多	固冲汤
敛汗固脱	大汗欲脱，久病虚脱	来复汤

【用法用量】煎服，5 ～ 10g。急救固脱用 20 ～ 30g。

【使用注意】温补收敛，故命门火炽，素有湿热而致小便淋涩者，不宜应用。

【西医药理】

1. 生殖系统作用

（1）对子宫的作用：山茱萸中的马鞭草苷环烯醚萜苷类有兴奋子宫、促进子宫发育的作用，但马鞭草苷元有很强的抑制子宫兴奋作用，两者相拮抗。

（2）提高生育力：山茱萸有效成分可提高人精子活力，用于治疗不育症。

2. 其他作用

（1）抗病原微生物作用：山茱萸煎剂在体外能抑制

金黄色葡萄球菌生长，从鲜果肉中得到的酸味液体对伤寒、痢疾杆菌有抑制作用，水浸剂在试管内对基色毛癣菌有不同程度的抑制作用。

（2）免疫系统作用：不同剂量山茱萸能显著升高小鼠血清 IgG 的含量，并对接触性皮炎表现出明显的抑制作用。

（3）物质代谢：山茱萸有明显的对抗肾上腺素性高血糖的作用，能升高肝糖原，从山茱萸乙醚提取剂可明显地降低血糖和尿酸。其醇提取物有降血脂作用，可降低血清甘油三酯、胆固醇的含量，抗动脉硬化。

（4）心血管系统作用：动物实验证明，山茱萸可使休克动物血压回升，心搏波振幅增大，有抗休克作用。

（5）血液系统作用：山茱萸能降低高血糖大鼠的全血比黏度，并能抑制血小板聚集。

（6）其他：山茱萸尚有一定的利尿、抗炎、抗癌、抗氧化、抗衰老、抗艾滋病、促进乳汁分泌等作用。

覆盆子

【来源】为蔷薇科落叶灌木植物华东覆盆子的未成熟果实。

【性味归经】甘、酸，微温。归肝、肾经。

【中医功效】固精缩尿，补益肝肾，明目。

功效	主治	应用
补益肝肾，固精缩尿	肾虚不固遗尿、尿频	配伍桑螵蛸、益智仁、山萸肉等
	遗精，早泄，阳痿	五子衍宗丸
明目	肝肾不足所致的目暗不明	配伍女贞子、覆盆子等

【用法用量】煎服，5 ～ 10g。

【使用注意】肾虚有火、小便短涩者慎用。

【西医药理】

1. 生殖系统作用

（1）雌激素样作用：以兔的阴道涂片及内膜切片做观察指标，覆盆子似有雌激素样作用。

（2）提高睾酮含量：覆盆子水提液直接作用于睾丸，能提高甾体合成酶活性，抑制其酶分解，使合成睾酮能力增强，血液睾酮水平升高。

2. 其他作用

（1）抗病原微生物作用：覆盆子煎剂对葡萄球菌、霍乱弧菌有抑制作用。

（2）免疫系统作用：覆盆子的 4 种提取组分水提取

液、醇提取液、粗多糖和正丁醇均有明显的促进淋巴细胞增强作用。无论有无丝裂原 ConA 酶辅助，覆盆子都具有激活淋巴细胞的作用。

桑螵蛸

【来源】为螳螂科昆虫大刀螂、小刀螂或巨斧螳螂的卵鞘。

【性味归经】甘、咸，平。归肝、肾经。

【中医功效】补肾助阳，固精缩尿。

功效	主治	应用
补肾助阳	肾虚阳痿	可单味用，也可入复方
固精缩尿	遗精，滑精，遗尿，尿频，白带过多	桑螵蛸散

【用法用量】煎服，6 ～ 10g。

【使用注意】桑螵蛸为昆虫螳螂的卵鞘，故入药前必须蒸熟以杀死；阴虚火旺或内有湿热之遗精、膀胱湿热、小便短数者禁用。

【西医药理】

1. 生殖系统作用

桑螵蛸可增加小鼠睾丸指数，提高生育力。

2. 其他作用

（1）血液系统作用：桑螵蛸含有 7 种磷脂成分。磷脂是红细胞及其他细胞膜的主要原料，并能促进红细胞的发育。

（2）免疫系统作用：3 种桑螵蛸均可增加小鼠胸腺指数。

（3）心血管系统作用：桑螵蛸所含磷脂具有减轻动脉粥样硬化的作用。

（4）其他：桑螵蛸具有一定的抗缺氧、耐疲劳、利尿、敛汗作用。

海螵蛸（乌贼骨）

【来源】为乌鲗科动物无针乌贼或金乌贼的内壳。

【性味归经】咸、涩，微温。归肝、肾经。

【中医功效】固精止带，收涩止血，制酸止痛，收湿敛疮。

【用法用量】煎服，6 ～ 12g。散剂酌减，研末吞服，每次 1.5 ～ 3g。外用适量。

【使用注意】本品性收涩，久服易致便秘，必要时宜适当配伍润肠药同用；性微温，能伤阴助热，阴虚多热者不宜多用。

功效	主治	应用
固精止带	遗精，带下	白芷散
收敛止血	崩漏、吐血、便血及外伤出血	固冲汤
制酸止痛	胃痛吐酸	乌贝散
收湿敛疮	湿疮，湿疹，溃疡不敛	外用收湿敛疮

【西医药理】

1. 生殖系统作用

本品对生殖系统无明显作用。

2. 其他作用

（1）消化系统作用：海螵蛸所含碳酸钙可中和胃酸，缓解呕酸及胃灼痛症状，又可促进溃疡面炎症吸收，阻止出血，减轻局部疼痛。

（2）骨骼系统作用：动物实验证明，乌贼骨具有细微孔结构，在填补骨缺损后，为骨组织形成提供网络格子桥，利于骨痂形成，同时钙盐可促进新生骨细胞钙化，以加强成骨作用。

（3）抗肿瘤作用：以乌贼骨为原料制成的乌贼墨在动物体内具有明显的肿瘤坏死因子诱生作用，乌贼墨喂养小鼠后采集的血清，对人类肿瘤胃癌和大肠癌细胞株有不同程度的杀伤作用。

（4）其他：海螵蛸还具有一定的抗放射性作用。

莲子（莲子肉、建莲肉、湘莲肉）

【来源】为睡莲科多年生水生草本植物莲的成熟种子。

【性味归经】甘、涩，平。归脾、肾、心经。

【中医功效】补脾止泻，益肾固精，养心安神。

功效	主治	应用
健脾止泻	脾虚久泻	参苓白术散
益肾固精	遗精、崩漏、带下	莲肉散，清心莲子饮
养心安神	阴血亏损，心神失养	清心莲子饮

【用法用量】煎服，6～15g。

【使用注意】大便燥结者不宜用。

【西医药理】

1. 生殖系统作用

本品对生殖系统无明显作用。

2. 其他作用

（1）免疫系统作用：莲子可使大鼠胸腺皮质T淋巴细胞增多，因而有增强免疫力的作用。

（2）心血管系统作用：能对抗心律不齐。

（3）其他：莲子能使血糖降低，还具有一定收敛镇静、抗衰老作用。

莲子心

【来源】为睡莲科多年生水生草本植物莲子的青嫩胚芽。

【性味归经】苦，寒。归心、肾经。

【中医功效】清心安神，交通心肾，涩精止血。

功效	主治	应用
清心安神，交通心肾	温病烦热神昏，失眠	清宫汤
涩精止血	血热吐血、崩漏	配伍生地黄、水牛角等

【用法用量】煎服，2 ～ 5g。

【使用注意】体质偏寒者不宜用。

【西医药理】

1. 生殖系统作用

本品对子宫平滑肌有松弛作用。

2. 其他作用

（1）心血管系统作用：从莲子心提出莲心碱结晶，有短暂降压之效。

（2）平滑肌的作用：本品对平滑肌有显著的松弛作用。

莲须（金樱草）

【来源】为睡莲科多年生水生草本植物莲花中的雄蕊。

【性味归经】甘、涩，平。归心、肾经。

【中医功效】清心固肾，涩精止血。

功效	主治	应用
清心固肾，涩精止血	梦遗滑精、遗尿、吐血、崩漏	金锁固精丸

【用法用量】煎服，2～5g。

【使用注意】体质偏寒者不宜用。

莲房（藕房）

【来源】为睡莲科多年生水生草本植物莲的成熟花托。

【性味归经】苦、涩，性温。

【中医功效】化瘀止血。

功效	主治	应用
化瘀止血	多种出血	炒炭用，即莲房炭

本药还治痔疮脱肛、皮肤湿疹。

【用法用量】煎服，5 ～ 10g。

【使用注意】体质偏寒者不宜用。

【西医药理】

1. 生殖系统作用

本品对生殖系统无明显作用。

2. 其他作用

（1）抗菌作用：体外抑菌试验结果表明，莲房提取物对金黄色葡萄球菌生长有抑制作用。

（2）调血脂作用：莲房中原花青素含量丰富，能显著减少高血脂兔的血清 TC、低密度脂蛋白胆固醇，同时升高血清 HDL–C，但对肝组织形态有一定的不良影响。

（3）心血管系统作用：对大鼠心肌缺血损伤有一定保护作用。

（4）抗癌作用：有促进人口腔表皮样癌细胞凋亡，抑制体内黑色素瘤 B_{16} 细胞的作用，可抑制人肝癌细胞 $HepG_2$，具有抗肿瘤的药理作用。

（5）改善记忆力作用：对记忆障碍小鼠的学习记忆功能有不同程度的改善，且可抑制小鼠大脑组织乙酰胆碱酯酶（AchE）活性，增加大脑组织 SOD 活性，具有一定的益智抗痴呆作用。

荷叶（藕叶）

【来源】为睡莲科多年生水生草本植物莲的叶片。

【性味归经】苦、涩，平。

【中医功效】清暑利湿，升阳止血。

功效	主治	应用
清暑利湿	暑湿证	配伍西瓜翠衣等
升阳止血	出血证	配伍止血药

【用法用量】煎服，3～10g。

【西医药理】

1. 生殖系统作用

本品对生殖系统无明显作用。

2. 其他作用

（1）抗炎、抗菌作用：荷叶生物碱液可抑制大肠杆菌的代谢作用，且该作用随药物质量浓度的增加而增强。荷叶超临界 CO_2 萃取物对细菌、酵母菌、霉菌等都具有一定的抑制作用，偏酸环境时抑菌作用较稳定，常温、低温及高温短时加热处理后抑菌效果较稳定，高温长时间加热后抑菌效果减弱。对牙周疾病相关菌种均有较好的抑制作用。荷叶的 95% 乙醇提取物具有抗 HIV

活性的作用。

（2）调脂作用：荷叶中的原花青素可以升高试验大鼠血清 HDL–C 含量和显著地降低 TG、TC 水平，具有调节动物血脂的作用。

（3）抗氧化作用：荷叶具有很强的清除自由基能力，自由基清除率为 93.2%，醇提液能力强于水提液。

荷梗（荷叶梗、莲蓬杆、藕杆）

【来源】为睡莲科多年生水生草本植物莲的叶柄或花柄。

【性味归经】苦，平。归脾、胃经。

【中医功效】解暑清热，理气化湿。

【主治】治疗暑湿胸闷、泄泻，配伍冬瓜皮、香薷、生薏苡仁等。

【用法用量】煎服，9 ～ 15g。

石莲子（甜石莲）

【来源】为莲子老熟坠于淤泥，经久坚黑如石。

【性味归经】苦，寒。归脾、胃经。

【中医功效】除湿热，开胃进食。

功效	主治	应用
除湿热，开胃进食	热毒噤口痢	开噤散

【用法用量】煎服，2～10g。

【西医药理】具有抗菌、解痉、抗感染、抗血小板聚集、抗变应性及植物毒性等活性。

芡实（鸡头实、鸡头、雁头）

【来源】为睡莲科一年生水生草本植物芡的成熟种仁。

【性味归经】甘、涩，平。归脾、肾经。

【中医功效】健脾止泻，益肾固精，除湿止带。

功效	主治	应用
健脾止泻	脾虚久陷	配伍党参、白术、山药、莲子
益肾固精，除湿止带	肾虚不固梦遗、滑精、小便不禁	水陆二仙丹
	白带过多	易黄汤

【用法用量】煎服，10～15g。

【使用注意】芡实性收涩，大小便不利者不宜用，凡肾虚有火、湿热为患所致之遗精白浊、尿频带下、泄痢者禁用。

【西医药理】

1. 生殖系统作用

本品对生殖系统无明显作用。

2. 其他作用

（1）抗氧化作用：芡实的水和乙醇提取物有较强的抗氧化功能。

（2）心血管系统作用：芡实水提取物对缺血心脏功能有改善作用，可提高心室功能并缩小心肌缺血面积。

（3）降血糖作用：从芡实种皮中获得的萜类物质能够使小鼠体重恢复、调节血糖水平并改善胰腺形态。

（4）泌尿系统作用：芡实能够通过降低尿蛋白改善肾损伤，延缓糖尿病性肾病的进程。

（5）抑菌作用：芡实多糖对于金黄色葡萄球菌、酿酒酵母、枯草芽孢杆菌、大肠杆菌具有抑制效果。

（6）消化系统作用：芡实原料药的醇、水提取物合并后具有保护胃黏膜的作用。

椿皮（椿根皮、樗皮、樗白皮、臭椿皮）

【来源】为苦木科落叶乔木植物臭椿的根皮或干皮。

【性味归经】苦、涩，寒。归大肠、胃、肝经。

【中医功效】清热燥湿，收敛止带，止泻，止血，杀虫。

功效	主治	应用
清热燥湿，收敛止带	湿热带下	樗树根丸
涩肠止泻	湿热泄痢、久泻、久痢	诃黎勒丸
固崩止血	月经过多，崩漏不止	固经丸
	痔漏便血	椿皮丸

【用法用量】煎服，6～9g，外用适量。

【使用注意】椿皮苦寒，脾胃虚弱者慎用。

【西医药理】

1. 生殖系统作用

本品对生殖系统无明显作用。

2. 其他作用

（1）抗病原微生物作用：体外对福氏痢疾杆菌、宋氏痢疾杆菌和大肠杆菌有抑制作用，臭椿酮对阿米巴原虫有强烈的抑制作用。

（2）抗肿瘤作用：臭椿酮和苦木素均有抗肿瘤作用，对人体鼻咽癌和小鼠白血病疗效较好。

（3）其他作用：臭椿皮所含鞣质尚有一定的收敛作用。

刺猬皮（猬皮）

【来源】为刺猬科动物刺猬或短刺猬的皮。

【性味归经】苦，平。归胃、大肠、肾经。

【中医功效】固精缩尿，收敛止血，化瘀止痛。

功效	主治	应用
固精缩尿	遗精，遗尿	单味炒炙研末服
收敛止血	痔漏下血	猬皮丸
化瘀止痛	胃痛	单味炒炙研末，温黄酒送服

【用法用量】煎服，3～10g，研末服，1.5～3g，外用适量，研末敷或调敷。

【西医药理】

刺猬皮有收敛、止血的作用。

金樱子

【来源】为蔷薇科常绿攀援植物金樱子的成熟假果或除去瘦果的成熟花托。

【性味归经】酸、涩，平。归肾、膀胱、大肠经。

【中医功效】固精缩尿止带，涩肠止泻。

【用法用量】煎服，6～18g。

【使用注意】功专收涩，故有实火、邪实者，不宜使用。

功效	主治	应用
固精缩尿止带	遗精，遗尿，尿频，崩漏，带下，子宫脱垂	金樱子膏，水陆二仙丹
涩肠止泻	久泻，久痢，脱肛	金樱子煎

【西医药理】

1. 生殖系统作用

本品对生殖系统无明显作用。

2. 其他作用

（1）心血管系统作用：金樱子能降低家兔的血清胆甾醇和 β 脂蛋白，减轻动脉粥样硬化的程度，达到降血压、降血脂作用。

（2）抗病原微生物作用：金樱子煎剂对流感病毒、金黄色葡萄球菌、大肠杆菌有较强的抑制作用，对绿脓杆菌也有效。

（3）消化系统作用：金樱子水煎液有较好的涩肠止泻作用。

（4）其他：金樱子有抑制膀胱、回肠、空肠平滑肌收缩的作用，有保护肝脏、肾脏的作用，还有调节免疫功能、抗氧化、预防阿尔茨海默病、排铅、抗结核、抗癌等作用。

第十九章　攻毒杀虫止痒药

凡以攻毒疗疮，杀虫止痒为主要作用的药物，称为攻毒杀虫止痒药。

攻毒杀虫止痒药以外用为主，兼可内服。攻毒杀虫止痒药作内服使用时，除无不良反应的药物外，宜作丸剂使用，以使其缓慢溶解吸收。主要适用于某些外科、皮肤科及五官科病症，如疮痈疔毒、疥癣、湿疹、麻风、梅毒及虫蛇咬伤、癌肿等。

攻毒杀虫止痒药的外用方法因病因药而异，如研末外敷，或煎汤洗渍及热敷、浴泡、含漱，或用油脂及水调敷，或制成软膏涂抹，或作成药捻、栓剂栓塞等。攻毒杀虫止痒药内服使用时，宜作丸、散剂应用，使其缓慢溶解吸收，且便于掌握剂量。本类药物多具不同程度的毒性，所谓“攻毒”即有以毒制毒之意。无论外用或内服，均应严格掌握剂量及用法，不可过量或持续使用，以防发生不良作用。制剂时应严格遵守炮制和制剂法度，以减低毒性而确保用药安全。

妇产科医生在使用本类药物时需注意，本类药物多具有毒性，妊娠期避免使用。

硫黄

【来源】为天然硫黄的提炼加工品。

【性味归经】酸，温，有毒。归肾、心包经。

【中医功效】外用解毒杀虫疗疮，内服补火助阳通便。

功效	主治	应用
解毒杀虫止痒	疥癣，阴蚀瘙痒	单用或配伍大风子、轻粉、黄丹等
助阳益火通便	虚喘	黑锡丹
	阳痿，腰膝冷痛	配伍鹿茸、补骨脂等
	虚冷便秘	半硫丸

【用法用量】外用适量，研末撒敷或香油调涂。内服研末，1～3g，入丸、散剂。

【使用注意】阴虚火旺者、**孕妇慎服**。不可过量和久服。畏朴硝。

【西医药理】

1. 生殖系统作用

本品对生殖系统无明显作用。

2. 其他作用

（1）对皮肤疾患的作用：硫与皮肤接触，产生硫化氢及五硫磺酸，从而有溶解角质和杀疥虫、细菌、真菌作用。

（2）呼吸系统作用：能使支气管慢性炎性细胞浸润减轻，并可促进支气管分泌增加而有祛痰作用。

（3）消化系统作用：一部分硫黄在肠内形成硫化氢，刺激肠壁增加蠕动，而起缓泻作用。

（4）神经系统作用：有中枢抑制作用。

（5）免疫系统作用：具有增强免疫功能。

白矾

【来源】为硫酸盐类矿物明矾石经加工提炼而成的结晶，主含含水硫酸铝钾。

【性味归经】酸、涩，寒。归肺、肝、脾、胃、大肠经。

【中医功效】外用解毒杀虫，燥湿止痒；内服止血止泻，祛痰开闭。

功效	主治	应用
解毒杀虫，燥湿止痒	痈肿，湿疹，疥癣，耳中流脓，口舌生疮	二味拔毒丸
止血止泻	外伤出血，便血、崩漏	配伍五倍子、血余炭等
	久泻	玉关丸
祛痰开闭	风痰壅盛	稀涎千缗汤
	癫痫痰盛	稀涎散

【用法用量】煎服，1～3g。或入丸、散剂。外用适量，研末撒或调敷或化水洗。

【使用注意】体虚胃弱及无湿热痰火者禁用。

【西医药理】

1. 生殖系统作用

动物实验证明，**本品具有抗早孕作用**。对人体可能也具有致突变性，对生殖有一定的影响。

2. 其他作用

（1）抗病原菌作用：可广谱抗菌，对多种革兰氏阳性菌和阴性杆菌以及某些厌氧菌、皮肤癣菌、白色念珠菌均有不同程度抑菌作用，对绿脓杆菌、大肠杆菌、金黄色葡萄球菌抑制明显，在体外有明显抗阴道滴虫作用。

（2）心血管系统作用：有降血脂作用。

（3）泌尿系统作用：白矾经尿道灌注有止血作用，泌尿道灌注明矾液对细胞的损伤短暂而可逆，不会增加血铝含量。

（4）其他：白矾还有收敛作用，内服刺激性很大，一般均外用，可以止汗；尚可用于白带过多、溃疡，亦可用于止血，有强烈凝固蛋白的作用。

蟾酥

【来源】为蟾蜍科动物中华大蟾蜍和黑框蟾蜍的耳后腺所分泌的白色浆液，经收集干燥而成。

【性味归经】甘、辛，温，有毒。归胃、心经。

【中医功效】开窍醒神，止痛，解毒。

功效	主治	应用
开窍醒神，止痛	吐泻腹痛、神志昏迷	蟾酥丸
解毒消肿	痈疽，疔疮，咽喉肿痛	蟾酥丸，六神丸

【用法用量】入丸、散剂，0.015～0.03g。外用适量。

【使用注意】孕妇慎用。内服勿过量，以防中毒。外用不可入目。

【西医药理】

1. 生殖系统作用

兴奋子宫：动物实验研究证明，本品具有兴奋子宫平滑肌的作用。

2. 其他作用

（1）心血管系统作用：蟾酥具有明显的强心、抗心肌缺血、抗凝作用，小剂量蟾酥可增强离体蟾蜍心脏的收缩力，大剂量则使麻醉猫等动物心跳变慢。不同剂量的蟾酥对血压具有双向作用。

（2）中枢神经系统作用：蟾酥对中枢神经系统主要表现为兴奋作用，使呼吸次数和深度增加。产生神经阻滞的麻醉作用，其调节作用呈现先增强后抑制的趋势。

（3）抗菌抗炎作用：对局部感染甲型溶血性链球菌、金黄色葡萄球菌、变形杆菌、绿脓杆菌、四联杆菌、白色葡萄球菌及奈瑟卡他球菌有抑制作用。

（4）免疫系统作用：蟾酥具有提高免疫功能的作用。

（5）消化系统作用：本品具有兴奋肠管平滑肌的作用。

（6）其他：蟾酥还有局部麻醉作用、抗肿瘤、抗辐射、镇咳等作用。

蛇床子

【来源】为伞形科一年生草本植物蛇床的干燥成熟果实。

【性味归经】辛、苦，温。有小毒。归肾经。

【中医功效】燥湿杀虫止痒，散寒祛风，温肾壮阳。

功效	主治	应用
燥湿杀虫，祛风止痒	湿疹，湿疮	单用外洗
	疥癣瘙痒	单用本品水煎汤洗
散寒祛风	寒湿带下	蛇床子散
	湿痹腰痛	配伍杜仲、续断等
温肾壮阳	阳痿、宫冷不孕	三子丸

【用法用量】煎服，3～9g，外用适量，多煎汤熏洗或研末调敷。

【使用注意】阴虚火旺或下焦湿热者不宜内服。

【西医药理】

1. 生殖系统作用

（1）雌激素样作用：动物实验证明，蛇床子素能改善多囊卵巢大鼠的卵巢功能。

（2）雄激素样作用：蛇床子素具有促进小鼠睾丸间

质细胞雄激素合成与分泌的药理作用。

（3）抗宫颈癌的作用：蛇床子素抑制人宫颈癌 Hela 细胞增殖并促进细胞凋亡。

2. 其他作用

（1）心血管系统作用：有抗心律失常、降压、抑制心脏作用。

（2）呼吸系统作用：有平喘、祛痰、扩张支气管作用。

（3）抗病原微生物作用：对耐药性金黄色葡萄球菌、绿脓杆菌及皮肤癣菌、滴虫有抑制作用。

（4）免疫系统作用：具有增强免疫功能、抗变态反应作用。

（5）神经系统作用：有镇痛、局部麻醉、镇静、催眠、改善脑功能、促进记忆作用。

（6）其他：蛇床子还有抗骨质疏松、抗炎、抗诱变、调血脂、抗血栓、抗过敏、保肝、抗肿瘤、抗瘢痕等作用。

蜂房（露蜂房）

【来源】为胡蜂科昆虫果马蜂、日本长脚胡蜂或异腹胡蜂的巢。

【性味归经】甘，平，有小毒。归胃、肝经。

【中医功效】攻毒杀虫，祛风止痛。

功效	主治	应用
攻毒杀虫	疮疡肿毒，乳痈，瘰疬，顽癣瘙痒，癌肿，蛔虫，绦虫	蜂房膏
祛风止痛	风湿痹痛，牙痛，风疹瘙痒	配伍全蝎、蜈蚣、土鳖虫等

此外，蜂房还可用治阳痿。

【用法用量】煎服，3～6g，或入丸散，每次 1～2g，每日 2 次。外用适量，研末酒调敷，或煎水漱、洗患处。

【使用注意】气血虚弱者慎用，肾功能差者禁用，口服散剂用量不宜过大，易引起中毒反应，表现为头痛、腰痛、面目及四肢浮肿、尿少、乏力倦怠、食欲不振及恶心呕吐。

【西医药理】

1. 生殖系统作用

本品具有雄性激素样作用，可以使幼年去势大鼠的副性器官的重量明显增加。

2. 其他作用

（1）心血管系统作用：有促进血液凝固作用，能使心脏运动增加，血压短时间下降，并有利尿作用。

（2）抗炎作用：有抗炎、镇痛作用。

（3）抗寄生虫作用：蜂房油可驱杀蛔虫、绦虫，但毒性强、故不宜应用。

（4）抗肿瘤作用：体外实验能抑制人肝癌细胞；对胃癌细胞有抑制作用。

第二十章 拔毒化腐生肌药

凡以拔毒化腐、生肌敛疮为主要作用的药物，称为拔毒化腐生肌药。

拔毒化腐生肌药主要用于外科的痈疽疮疡，且多用于溃后脓出不畅，或溃后腐肉不去，新肉难生，伤口难以愈合之证；亦可用于皮肤湿疹、疥癣瘙痒等；以及癌肿、梅毒；部分药物尚可用治五官科的口疮咽痛、目赤肿痛、目生翳障及耳疮等。

拔毒化腐生肌药外用为主，其使用方法，应根据病情和用途而定。内服则多入丸、散剂服。

拔毒化腐生肌药多数具有不良反应，有些药物毒性甚为剧烈。因此，应用本类药物时，应严格控制药物的剂量和注意使用方法。尤其是用作内服剂时，更应严格掌握。即使作为外用，有些药物，因其可经创面吸收，或产生积蓄现象，故亦不宜过量和持续使用。对疮面较大者，或患处生于险要部位者，尤须特别注意。一些重金属类剧毒药物，如升药、轻粉、砒石等，不宜在头面部位及黏膜上使用，以防发生不良反应。用作制剂时，亦应严格遵守炮制及制剂规程，以控制和减轻其毒性和烈性，而确保临床用药的安全。

妇产科医生在使用本类药物时要注意，由于本类药物多数具有剧烈的不良反应，故妊娠期禁用。

炉甘石（甘石、白甘石）

【来源】为天然产菱锌矿石。

【性味归经】甘，平。归肝、胃经。

【中医功效】解毒明目退翳，收湿生肌敛疮。

功效	主治	应用
明目退翳	眼缘赤烂，翳膜胬肉	白龙丹
收湿敛疮	皮肤湿痒，疮疡不敛	配伍黄柏、煅石膏、青黛等

【用法用量】外用适量。研末撒或油调敷；点眼需水飞过后用。

【使用注意】宜炮制后使用，专作外用，不作内服。

【西医药理】

有一定抑菌作用及收敛、防腐、保护创面的作用。

硼砂（蓬砂）

【来源】为矿石硼砂提炼出的结晶体。

【性味归经】甘、咸，凉。归肺、胃经。

【中医功效】外用清热解毒消肿，内服清肺化痰。

功效	主治	应用
清热解毒消肿	口舌生疮，咽喉肿痛	冰硼散，四宝丹
	目赤翳障	白龙丹
清肺化痰	痰热咳嗽	配伍天花粉、贝母、青黛等

【用法用量】入丸、散剂。每次 1.5 ～ 3g。外用适量，研细末撒布或调敷患处，或沸水溶解，待温后，冲洗创面；或配制眼科药剂外用。

【使用注意】多作外用，内服宜慎。化痰可生用，外敷宜煅用。

【西医药理】

1. 生殖系统作用

对生殖系统无明显作用。

2. 其他作用

（1）抗病原微生物作用：有一定抑菌作用，对大肠杆菌、绿脓杆菌、炭疽杆菌、福氏痢疾杆菌、伤寒杆菌、副伤寒杆菌、变形杆菌、葡萄球菌、白色念珠菌及白喉杆菌、牛型布氏杆菌、肺炎链球菌、溶血性链球菌等均有抑制作用。

（2）神经系统作用：本品具有抗惊厥和抗癫痫作用。

（3）其他：硼砂还有防腐及保护皮肤黏膜作用。

附　录

药名笔画索引

二画

人参……497
九香虫……283

三画

三七……322
三棱……390
干姜……258
土茯苓……129
土鳖虫……381
大血藤……120
大青叶……103
大枣……519
大黄……155
大蓟……312
大腹皮……287
小茴香……264
小蓟……310
山茱萸……627
山药……513
山楂……296
山慈菇……125
千年健……205
川木通……236
川贝母……409
川牛膝……375
川乌……174

川芎……348
川楝子……284
女贞子……602
马齿苋……107
马鞭草……134

四画

王不留行……378
天冬……595
天花粉……76
天竺黄……414
天南星……400
天麻……474
木瓜……177
木香……278
五加皮……202
五灵脂……360
五味子……614
五倍子……620
太子参……506
车前子……231
车前草……233
瓦楞子……424
牛黄……470
牛蒡子……51
牛膝……373
升麻……60
化橘红……273
月季花……379
丹参……362
乌药……282
乌梅……617
火麻仁……160
巴戟天……542
水蛭……391

五画

玉竹……588
玉米须……230
甘松……294
甘草……516
甘遂……162

艾叶……342
石韦……242
石决明……456
石莲子……639
石菖蒲……492
石斛……591
石楠叶……207
石榴皮……623
石膏……71
龙骨……442
龙胆……92
龙眼肉……580
北沙参……585
生地黄……136
生姜……29
生姜皮……32
代赭石……462
仙茅……538
仙鹤草……334
白及……332
白术……511
白芍……576
白芷……41
白花蛇舌草……116
白芥子……402
白茅根……319
白矾……647
白果……438
白前……407
白扁豆……515
白鲜皮……95
白薇……149
瓜蒌……411
冬虫夏草……562
冬葵子……243
玄参……138
半枝莲……114
半夏……398
丝瓜络……196

六画

地龙……477

地肤子……240
地骨皮……150
地榆……313
芒硝……158
西红花……366
西洋参……504
百合……596
百部……428
当归……573
肉苁蓉……554
肉豆蔻……622
肉桂……256
竹茹……413
延胡索……350
血余炭……331
血竭……384
全蝎……482
合欢皮……449
合欢皮……441
冰片……490
刘寄奴……387
决明子……80
羊红膻……567
灯心草……244
防己……190
防风……36
红花……364
红景天……529

七画

麦冬……593
麦芽……299
远志……447
赤小豆……229
赤石脂……624
赤芍……142
芫花……164
花椒……265
花蕊石……328
苍术……210
芡实……640
苎麻根……320

芦根……75
苏木……385
苏合香……493
苏梗……29
杜仲……543
豆蔻……218
连翘……100
吴茱萸……260
牡丹皮……140
牡蛎……460
何首乌……581
伸筋草……180
皂角刺……405
皂荚……404
佛手……288
谷芽……301
龟甲……607
龟甲胶……609
辛夷……46
羌活……38
沙苑子……552
沙棘……531
没药……358
诃子……618
补骨脂……546
灵芝……453
阿胶……578
陈皮……270
附子……254
忍冬藤……99
鸡内金……303
鸡血藤……376
鸡冠花……339

八画

青皮……273
青蒿……147
玫瑰花……291
苦杏仁……426
苦参……93
苦楝皮……305
枇杷叶……437

板蓝根……102
刺五加……524
刺猬皮……643
刺蒺藜……463
郁金……352
虎杖……250
昆布……420
罗布麻……466
败酱草……122
知母……72
侧柏叶……317
佩兰……215
金钱草……249
金银花……97
金樱子……643
乳香……356
鱼腥草……113
狗脊……204
饴糖……523
卷柏……340
炉甘石……656
泽兰……371
泽泻……225
降香……329
细辛……43
贯众……109

九画

珍珠……472
珍珠母……458
荆芥……34
茜草……324
荜茇……267
草豆蔻……219
茵陈……247
茯苓……222
茺蔚子……371
胡芦巴……560
荔枝核……275
南沙参……586
枳壳……278
枳实……276

柏子仁……446
栀子……81
枸杞子……601
柿蒂……293
威灵仙……172
厚朴……212
砂仁……217
牵牛子……166
韭菜子……558
虻虫……393
骨碎补……382
钩藤……476
香附……280
香橼……290
香薷……32
重楼……105
鬼箭羽……395
禹余粮……626
胆南星……402
胖大海……418
独活……170
姜黄……354
前胡……415
首乌藤……452
炮姜……344
穿心莲……130
神曲……298
络石藤……197
绞股蓝……527

十画

秦艽……189
蚕沙……178
莱菔子……301
莲子……634
莲子心……635
莲房……636
莲须……636
莪术……388
荷叶……638
荷梗……639
桂枝……24

桔梗……416
桃仁……366
核桃仁……557
夏枯草……78
柴胡……57
党参……501
透骨草……184
射干……126
徐长卿……181
凌霄花……380
高良姜……262
益母草……368
益智仁……549
浙贝母……410
海风藤……183
海金沙……241
海浮石……436
海蛤壳……423
海螵蛸……632
海藻……419
浮小麦……613
通草……235
桑叶……62
桑白皮……433
桑枝……193
桑寄生……200
桑椹……598
桑螵蛸……631

十一画

黄芩……84
黄芪……507
黄连……87
黄药子……421
黄柏……90
黄精……589
萆薢……246
菟丝子……550
菊花……64
雪莲花……185
野菊花……119
蛇床子……651

猪苓……224
麻黄……22
麻黄根……612
鹿角……536
鹿角胶……536
鹿角霜……537
鹿茸……533
鹿蹄草……206
旋覆花……406
羚羊角……468
淫羊藿……539
淡豆豉……68
续断……545
绿豆……132
绿萼梅……292

十二画

琥珀……443
款冬花……430
葛根……55
葶苈子……435
萹蓄……239
楮实子……583
棕榈炭……338
硫黄……646
紫贝齿……465
紫石英……559
紫花地丁……118
紫苏子……432
紫苏叶……26
紫草……145
紫珠……336
紫菀……429
蛤蚧……564
蛤蟆油……566
黑芝麻……599
锁阳……555
滑石……233

十三画

蒲公英……111
蒲黄……326

椿皮……641
槐花……315
硼砂……657
雷公藤……194
路路通……179
蜈蚣……484
蜂房……652
蜂蜜……521
锦灯笼……127

十四画

蔓荆子……66
槟榔……307
酸枣仁……445
磁石……441
豨莶草……198
蝉蜕……53
漏芦……123

十五画

墨旱莲……604
僵蚕……480
熟地黄……570

十六画

薤白……286
薏苡仁……227
薄荷……48
橘红……272
橘络……272
橘核……272

十七画及以上

藁本……39
藕节……337
覆盆子……629
礞石……425
瞿麦……237
藿香……214
蟾酥……649
鳖甲……606
麝香……488

药名拼音索引

A

艾叶……342

B

巴戟天……542
白扁豆……515
白矾……647
白果……438
白花蛇舌草……116
白及……332
白芥子……402
白茅根……319
白前……407
白芍……576
白术……511
白薇……149
白鲜皮……95
白芷……41
百部……428
百合……596
柏子仁……446
败酱草……122
板蓝根……102
半夏……398
半枝莲……114
薄荷……48
北沙参……585

荜茇……………………267
萆薢……………………246
萹蓄……………………239
鳖甲……………………606
槟榔……………………307
冰片……………………490
补骨脂…………………546

C

蚕沙……………………178
苍术……………………210
草豆蔻…………………219
侧柏叶…………………317
柴胡……………………57
蝉蜕……………………53
蟾酥……………………649
车前草…………………233
车前子…………………231
陈皮……………………270
赤芍……………………142
赤石脂…………………624
赤小豆…………………229
重楼……………………105
茺蔚子…………………371
楮实子…………………583
川贝母…………………409
川楝子…………………284
川木通…………………236
川牛膝…………………375
川乌……………………174
川芎……………………348
穿心莲…………………130
椿皮……………………641
磁石……………………441
刺蒺藜…………………463
刺猬皮…………………643
刺五加…………………524

D

大腹皮…………………287
大黄……………………155
大蓟……………………312

大青叶……103
大血藤……120
大枣……519
代赭石……462
丹参……362
胆南星……402
淡豆豉……68
当归……573
党参……501
地肤子……240
地骨皮……150
地龙……477
地榆……313
灯心草……244
冬虫夏草……562
冬葵子……243
豆蔻……218
独活……170
杜仲……543

E

阿胶……578
莪术……388

F

防风……36
防己……190
蜂房……652
蜂蜜……521
佛手……288
茯苓……222
浮小麦……613
附子……254
覆盆子……629

G

甘草……516
甘松……294
甘遂……162
干姜……258

高良姜……262
藁本……39
葛根……55
蛤蚧……564
钩藤……476
狗脊……204
枸杞子……601
谷芽……301
骨碎补……382
瓜蒌……411
贯众……109
龟甲……607
龟甲胶……609
鬼箭羽……395
桂枝……24

H

蛤蟆油……566
海风藤……183
海浮石……436
海蛤壳……423
海金沙……241
海螵蛸……632
海藻……419
诃子……618
合欢皮……449
合欢皮……441
何首乌……581
荷梗……639
荷叶……638
核桃仁……557
黑芝麻……599
红花……364
红景天……529
厚朴……212
胡芦巴……560
虎杖……250
琥珀……443
花椒……265
花蕊石……328
滑石……233
化橘红……273

槐花……315
黄柏……90
黄精……589
黄连……87
黄芪……507
黄芩……84
黄药子……421
火麻仁……160
藿香……214

J

鸡冠花……339
鸡内金……303
鸡血藤……376
姜黄……354
僵蚕……480
降香……329
绞股蓝……527
桔梗……416
金钱草……249
金银花……97
金樱子……643
锦灯笼……127
荆芥……34
九香虫……283
韭菜子……558
菊花……64
橘核……272
橘红……272
橘络……272
卷柏……340
决明子……80

K

苦参……93
苦楝皮……305
苦杏仁……426
款冬花……430
昆布……420

L

莱菔子……301

雷公藤……194
荔枝核……275
连翘……100
莲房……636
莲须……636
莲子……634
莲子心……635
灵芝……453
凌霄花……380
羚羊角……468
刘寄奴……387
硫黄……646
龙胆……92
龙骨……442
龙眼肉……580
漏芦……123
芦根……75
炉甘石……656
鹿角……536
鹿角胶……536
鹿角霜……537
鹿茸……533
鹿蹄草……206
路路通……179
罗布麻……466
络石藤……197
绿豆……132
绿萼梅……292

M

麻黄……22
麻黄根……612
马鞭草……134
马齿苋……107
麦门冬……593
麦芽……299
蔓荆子……66
芒硝……158
没药……358
玫瑰花……291
虻虫……393
礞石……425

墨旱莲……604
牡丹皮……140
牡蛎……460
木瓜……177
木香……278

N

南沙参……586
牛蒡子……51
牛黄……470
牛膝……373
女贞子……602

O

藕节……337

P

胖大海……418
炮姜……344
佩兰……215
硼砂……657
枇杷叶……437
蒲公英……111
蒲黄……326

Q

千年健……205
牵牛子……166
前胡……415
芡实……640
茜草……324
羌活……38
秦艽……189
青蒿……147
青皮……273
瞿麦……237
全蝎……482

R

人参……497
忍冬藤……99
肉苁蓉……554

肉豆蔻……622
肉桂……256
乳香……356

S

三棱……390
三七……322
桑白皮……433
桑寄生……200
桑螵蛸……631
桑椹……598
桑叶……62
桑枝……193
沙棘……531
沙苑子……552
砂仁……217
山慈菇……125
山药……513
山楂……296
山茱萸……627
蛇床子……651
射干……126
麝香……488
伸筋草……180
神曲……298
升麻……60
生地黄……136
生姜……29
生姜皮……32
石菖蒲……492
石膏……71
石斛……591
石决明……456
石莲子……639
石榴皮……623
石楠叶……207
石韦……242
柿蒂……293
首乌藤……452
熟地黄……570
水蛭……391
丝瓜络……196

苏梗……29
苏合香……493
苏木……385
酸枣仁……445
锁阳……555

T

太子参……506
桃仁……366
天冬……595
天花粉……76
天麻……474
天南星……400
天竺黄……414
葶苈子……435
通草……235
透骨草……184
土鳖虫……381
土茯苓……129
菟丝子……550

W

瓦楞子……424
王不留行……378
威灵仙……172
乌梅……617
乌药……282
吴茱萸……260
蜈蚣……484
五倍子……620
五加皮……202
五灵脂……360
五味子……614

X

西红花……366
西洋参……504
豨莶草……198
细辛……43
夏枯草……78
仙鹤草……334

仙茅……538
香附……280
香薷……32
香橼……290
小茴香……264
小蓟……310
薤白……286
辛夷……46
徐长卿……181
续断……545
玄参……138
旋覆花……406
雪莲花……185
血竭……384
血余炭……331

Y

延胡索……350
芫花……164
羊红膻……567
野菊花……119
饴糖……523
益母草……368
益智仁……549
薏苡仁……227
茵陈……247
淫羊藿……539
鱼腥草……113
禹余粮……626
玉米须……230
玉竹……588
郁金……352
远志……447
月季花……379

Z

皂荚……404
皂角刺……405
泽兰……371
泽泻……225
浙贝母……410
珍珠……472

珍珠母……………………458
知母……………………72
栀子……………………81
枳壳……………………278
枳实……………………276
猪苓……………………224
竹茹……………………413
苎麻根……………………320
紫贝齿……………………465
紫草……………………145
紫花地丁……………………118
紫石英……………………559
紫苏叶……………………26
紫苏子……………………432
紫菀……………………429
紫珠……………………336
棕榈炭……………………338